Medizin und Menschenrechte
Geschichte – Theorie – Ethik

Medicine and Human Rights
History – Theory – Ethics

Band / Volume 3

Herausgegeben von / edited by
Andreas Frewer, Stephan Kolb
Markus Rothhaar und Renate Wittern-Sterzel

Holger Furtmayr / Kerstin Krása /
Andreas Frewer (Hg.)

Folter und ärztliche Verantwortung

Das Istanbul-Protokoll und
Problemfelder in der Praxis

V&R unipress

Gedruckt mit freundlicher Unterstützung von

Professur für Ethik in der Medizin
Institut für Geschichte und Ethik der Medizin
Friedrich-Alexander-Universität Erlangen-Nürnberg

„Dieses Hardcover wurde
auf FSC-zertifiziertem
Papier gedruckt. FSC (Forest
Stewardship Council)
ist eine nichtstaatliche,
g e m e i n n ü t z i g e
Organisation, die sich
für eine ökologische und
sozialverantwortliche
Nutzung der Wälder
unserer Erde einsetzt."

FSC
Mix
Produktgruppe aus vorbildlich
bewirtschafteten Wäldern,
kontrollierten Herkünften und
Recycl ngholz oder -fasern
Zert.-Nr. GFA COC 1209
www.fsc.org
© 1996 Forest Stewardship Council

Bibliografische Information der Deutschen Nationalbibliothek

Die Deutsche Nationalbibliothek verzeichnet diese Publikation in der
Deutschen Nationalbibliografie; detaillierte bibliografische Daten sind
im Internet über http://dnb.d-nb.de abrufbar.

ISBN 978-3-89971-699-3

© 2009, V&R unipress in Göttingen / www.vr-unipress.de

INHALT

II. Folterandrohung und Folter im Rechtsstaat?

III. Spuren der Folter – das Istanbul-Protokoll

Vorwort

Mit Neubesetzung der Professur für Ethik in der Medizin an der Friedrich-Alexander-Universität Erlangen-Nürnberg im Jahr 2006 wurde das »Forum Medizin und Menschenrechte« eingerichtet. Erstmals ist das Thema »Human Rights and Medicine« auch in Deutschland an einer medizinischen Fakultät in Forschung und Lehre verankert. Während für die Ausbildung der Studierenden thematische Seminare – »Medizin und Menschenrechte«, »Krieg, Trauma, Gesundheit«, »Verratene Medizin« etc. – sowie übergreifende Ringvorlesungen zu Fragen humanitärer Hilfe und praktischer Menschenrechtsarbeit angeboten werden, war einer der Forschungsschwerpunkte in den ersten Jahren das Feld »Folter und ärztliche Verantwortung«.

Mit Förderung der Staedtler-Stiftung wurde das Projekt zum »Istanbul-Protokoll« durchgeführt: Als Band 2 der Reihe liegt seit Mai 2009 die erste deutsche Edition des UN-Standards zur Untersuchung und Dokumentation von Folter und unmenschlicher Behandlung vor. Mit dem hier erschienenen Buch sollen die aktuelle Anwendung und Probleme in der Praxis mit nationaler wie auch internationaler Perspektive vertiefend beleuchtet werden.

Für die beiden fachlichen Geleitworte möchten wir einem deutschen und einem türkischen Kollegen danken: Zum einen dem Vizepräsidenten der Bundesärztekammer, Dr. Frank Ulrich Montgomery, der als ihr Menschenrechtsbeauftragter bei der Erstellung des »Istanbul-Protokoll« beteiligt war; zum anderen Dr. Alp Ayan, der gleichermaßen nicht nur bei der Erarbeitung des UN-Textes mitgewirkt hat, sondern im Namen der Menschenrechtsstiftung der Türkei (Human Rights Foundation of Turkey) ein Geleitwort für den vorliegenden Band geschrieben hat und kontinuierlich zum Thema arbeitet.

Dank geht an alle Autoren, das Herausgebergremium der Schriftenreihe sowie die Leitung von Universität und medizinischer Fakultät für die gute Zusammenarbeit. Dem International Rehabilitation Council for Torture Victims in Kopenhagen (Dänemark) sei ebenso wie dem Berliner Zentrum für Folterofer für Fachhinweise und die Bereitstellung von Literatur gedankt. Sonja Huber danken wir herzlich für die Unterstützung bei der Formatierung der Texte und dem Mitarbeiterteam des Verlags V & R unipress für die gute wie auch schnelle Drucklegung. Außerdem möchten wir dem Zentrum für Folteropfer (CVICT) in Nepal für die Kooperation danken: Sushil Ihapa, der bereits das Titelbild der UN-Edition des Istanbul-Protokolls und von Band 2 dieser Reihe gestaltet hat, illustriert mit seinem Bild den dokumentarischen Aspekt der Menschenrechtsarbeit und das Schicksal der Betroffenen.

Erlangen-Nürnberg,
im Sommer
2009

Andreas Frewer
Holger Furtmayr
Kerstin Krása

Frank Ulrich Montgomery

Geleitwort für die Bundesärztekammer

Der Vorstand der Bundesärztekammer hat im Jahr 1996 beschlossen, das Amt des Beauftragten für Menschenrechte einzurichten. Viele Landesärztekammern haben ebenfalls Menschenrechtsbeauftragte berufen. Grundlage ihres Handelns ist es, einzuschreiten, wenn Ärzte im Zusammenhang mit ihrer Tätigkeit ein menschenrechtliches Problem haben oder aus menschenrechtlicher Sicht zum Problem werden.

Beide Aspekte finden wir auch im Titel des vorliegenden Bandes »Folter und ärztliche Verantwortung« wieder.

Ärzte beteiligen sich nach wie vor an Folterungen oder leisten Hilfestellung bei anderen grausamen, unmenschlichen oder entwürdigenden Handlungen. Die ethische Beurteilung durch die nationalen und internationalen Institutionen der Ärzteschaft ist eindeutig: »Ärzte sind nach den Grundsätzen ärztlicher Ethik verpflichtet, mit ihrer ärztlichen Tätigkeit dem Wohle der Patienten zu dienen. Die Mitwirkung eines Arztes an Folter, Kriegsverbrechen oder Verbrechen gegen die Menschlichkeit verstößt gegen die Grundsätze ärztlicher Ethik, die Menschenrechte und gegen das Völkerrecht. Ein Arzt, der sich dieser Verbrechen schuldig macht, darf den ärztlichen Beruf nicht ausüben« (Präambel der »Erklärung des Weltärztebundes zur Berufszulassung von Ärzten, die sich der Strafverfolgung wegen schwerwiegender strafbarer Handlungen entziehen«, 49. Generalversammlung des Weltärztebundes in Hamburg, 1997). Auch haben sich spezifische Deklarationen des Weltärztebundes in dieser Frage positioniert, beispielsweise die Deklaration von Tokio (1975) oder die Deklaration von Hamburg (1997). Auch die ethischen Grundsätze der ›Internationalen Konferenz der Ärztekammern‹ hat unter dem Kapitel »Humanitäre Prinzipien« eindeutig Position bezogen. Ebenso haben mehrere Entschließungen Deutscher Ärztetage die Beteiligung von Ärzten an Folterungen geächtet.

Auf der anderen Seite werden Ärztinnen und Ärzte mit den Auswirkungen von Folter beispielsweise in Asylverfahren konfrontiert. Und hier genau setzt das Istanbul-Protokoll an. Der Weltärztebund hat in seiner Entschließung »Verantwortung der Ärzte für die Dokumentation und Anzeige von Folter, unmenschlicher oder erniedrigender Behandlung« (Helsinki 2007, Kopenhagen 2007) den nationalen Ärzteorganisationen empfohlen, das Bewusstsein für das Istanbul-Protokoll und für seine Grundsätze zur effektiven

Untersuchung und Dokumentation von Folter und anderer grausamer, unmenschlicher oder erniedrigender Behandlung zu fördern.

Wir danken der Hans-Neuffer-Stiftung, die mit einem Druckkostenzuschuss für die deutsche Übersetzung Unterstützung geleistet hat.

Anregen möchte ich, die deutsche Übersetzung auch in Form einer Kitteltaschenversion zukünftig verfügbar zu machen, um vor Ort den betroffenen Ärzten eine wertvolle Hilfestellung sein zu können.

Hamburg	Dr. Frank Ulrich Montgomery
und	Menschenrechtsbeauftragter der Bundesärztekammer
Berlin,	Vize-Präsident der Bundesärztekammer
im Herbst 2009	Präsident der Ärztekammer Hamburg

Alp Ayan

Geleitwort für die Menschenrechtsstiftung der Türkei

Inzwischen sind genau zehn Jahre vergangen, seit die von der Menschenrechtsstiftung der Türkei, den Physicians for Human Rights und der Türkischen Ärztekammer initiierte und koordinierte Arbeit am Istanbul-Protokoll beendet und es den Vereinten Nationen vorgelegt wurde. Schnell erfuhr dieses *Handbuch zur Untersuchung und Dokumentation von Folter und anderer grausamer, unmenschlicher oder erniedrigender Behandlung oder Strafe* öffentliche internationale Anerkennung, sowohl durch die Vereinten Nationen, als auch beispielsweise durch den Europäischen Gerichtshof für Menschenrechte sowie weitere regionale Organisationen.

Derzeit läuft in der Türkei ein von den Gesundheits- und Justizministerien in Zusammenarbeit mit der EU getragenes Projekt: 4.000 Ärzte werden von der Türkischen Ärztevereinigung in Zusammenarbeit mit dem internationalen Partner IRCT im Rahmen des Istanbul-Protokolls mit großem Erfolg weitergebildet. Das Projekt wird im November dieses Jahres abgeschlossen. Die komplementäre Ausbildung von 1.000 Staatsanwälten und 500 Richtern wurde innerhalb des vergangenen Sommers abgeschlossen.

Trotz dieser Erfolge ist ein Ende des Kampfes gegen die Folter bisher leider nicht in Sicht. Vielmehr gleichen die Bemühungen einer »uphill battle« mit kleinen Fortschritten, aber auch Rückschlägen. Dabei sind Folter und Misshandlung auch in Demokratien ein Problem, wie sowohl aktuelle Diskussionen in den USA und Deutschland, als auch der Zustrom von Migranten und Migrantinnen mit spezifischen Erfahrungen zeigen.

Umso erfreulicher ist, dass das Istanbul-Protokoll seit Band 2 der Reihe »Medizin und Menschenrechte« auch in deutscher Sprache vorliegt und im vorliegenden Buch auf die Rolle hingewiesen wird, die es auch in den deutschsprachigen Ländern erhalten könnte und sollte. Hoffnung liegt auf der Verbreitung des im Istanbul-Protokoll zusammengetragenen Wissens und der Schaffung eines Bewusstseins für das Problem der Folter und die Leiden der Opfer, nicht ausschließlich, aber vorwiegend bei denjenigen Berufsgruppen, die am wahrscheinlichsten in Kontakt mit Betroffenen kommen, also Richtern und Anwälten, Ärzten und Psychologen. Wir wünschen dem Istanbul-Protokoll auch im deutschsprachigen Raum eine möglichst weite Rezeption!

Izmir,   Dr. Alp Ayan
im Herbst 2009   Menschenrechtsstiftung der Türkei (TIHV)

Holger Furtmayr, Kerstin Krása, Andreas Frewer

Folter und Verantwortung
Zur Einführung

>»Zuerst dachte ich, sie würden mich totschlagen. Darauf war ich gefasst, und hätten sie es doch getan. Aber das Schlimmste waren die Pausen; ich wusste nie genau, ob und wann sie mich wieder quälen würden. Statt dessen haben mich die Folterer langsam aufgesogen mit ihren Bemerkungen über mein Geschlecht, mit schlechten Witzen, grausamer als der Schmerz war auch das Alleinsein nach der Folter, da bin ich verrückt geworden. Ich habe mich gefühlt wie ein Tier, ein getretener Hund, der trotzdem immer abhängiger wird von der Gnade seines sadistischen Herren.«[1]

2009 wurden mit Band 2 der Reihe »Medizin und Menschenrechte« die international anerkannten Richtlinien des »Istanbul-Protokolls« erstmalig in deutscher Sprache veröffentlicht.[2] Obgleich dieses *Handbuch zur wirksamen Untersuchung und Dokumentation von Folter und anderer grausamer, unmenschlicher oder erniedrigender Behandlung oder Strafe*[3] in einer Vielzahl unterschiedlicher Kontexte und für eine Reihe verschiedener Ziele verwendet werden kann, liegt sein Hauptanliegen doch in der Ermöglichung einer strafrechtlichen Verfolgung der verantwortlichen Täter.[4] Auf den ersten Blick scheint dieses Motiv in denjenigen Ländern, auf die eine deutsche Übersetzung zielt und für die gilt, dass Folter und andere Misshandlung in ihnen zumindest nicht systematisch verübt werden, keine Rolle zu spielen. Allerdings gilt es hier zu beachten, dass gerade in den letzten Jahren eine Reihe von (inter)nationalen Rechtsinstrumenten entwickelt wurden, die es zumindest theoretisch erlauben, Verbrechen auch dann zu verfolgen, wenn

---

1   Zitat eines Überlebenden der Folter, aus Gurris (1996), S. 49-50.
2   Vgl. Frewer et al. (2009). Zum Hintergrund der Entstehung des Protokolls und verschiedener Implementations-Projekte siehe zusammenfassend und mit weiterer Literatur Furtmayr/Frewer (2008).
3   Der englische Titel des Istanbul-Protokolls lautet vollständig: »Manual for the effective Investigation and Documentation of Torture and other Cruel, Inhuman or Degrading Treatment or Punishment«. Istanbul Protocol (1999).
4   Vgl. Frewer et al. (2009), S. 48 und S. 90 bzw. Istanbul Protocol (1999), S. 1 und S. 17. Für den europäischen Kontext und hier insbesondere im Rahmen der Arbeit von psychosozialen Zentren siehe Mandel/Worm (2006) und (2007).

sie im Ausland verübt wurden und wenn sowohl Täter als auch Opfer keine eigenen Staatsbürger sind. Bisher war das Interesse hieran leider eher gering, nicht zuletzt wohl wegen zahlreicher praktischer Hürden. Der Ruf nach konsequenter Menschenrechtsarbeit wird aber auch hier immer lauter.

Wichtiger im Kontext deutschsprachiger wie auch anderer europäischer Länder ist deshalb zunächst die mögliche Anwendung der Prinzipien des Istanbul-Protokolls bei der Begutachtung von Flüchtlingen im Rahmen von Asylverfahren.[5] Wie auch Fronek und die Mitautoren in ihrem Beitrag betonen, kann das Ergebnis einer solchen Begutachtung und überhaupt der Frage nach möglicher Folter unter Umständen entscheidend für die weitere Zukunft und sogar das Überleben eines Asylbewerbers oder einer Asylbewerberin sein: Wird ein sicherer Aufenthaltsstatus gewährt oder muss der Antragsteller bzw. die Antragstellerin mit einer Ablehnung und Abschiebung in das Herkunftsland rechnen? Wenn im letzteren Fall die zuständigen Behörden oder Richter fälschlicherweise von einer »erfundenen« Foltergeschichte ausgehen oder es dem Asylbewerber oder der Asylbewerberin auf Grund der psychischen Konsequenzen extremer Gerwalterfahrung bzw. der Umstände des Asylverfahrens schlicht unmöglich war, ihre eigene Geschichte »plausibel« darzulegen, kann dies fatale Folen haben: Es droht ihnen eine zwangsweise Rückführung in die Arme ihrer Folterer, zumindest jedoch die ernste Gefahr einer schwerwiegenden Retraumatisierung.

Vollkommen zu Recht lautet deshalb das Fazit des Beitrags von Hans Jakober in diesem Band: »Die Behörden und Gerichte haben dabei die schwierige Aufgabe, zu entscheiden, wann die Schutzvoraussetzungen erfüllt sind und wann nicht.« Auf einem anderen Blatt steht allerdings, ob das Verfahren in seiner derzeitigen Form und die Entscheidungsfindung diesem Ziel gerecht werden oder nicht. Häufig wird von Psychologen und Menschenrechtsarbeitern, unter anderem auch von Gierlichs und Haenel in diesem Band, auf das Problem hingewiesen, dass es psychisch schwer traumatisierten Menschen praktisch unmöglich sein kann, ihre Fluchtgründe – wie gefordert – plausibel und widerspruchsfrei darzulegen. Dies trifft in besonderer Weise auf ein Verfahren zu, das zeitlich extrem knapp bemessen ist und zu einer Situation führt, die mutmaßliche Opfer stark an vergangene eigene Foltererlebnisse und Verhöre erinnern kann. Hinzu kommt, dass Richter und andere Beamte mit Entscheidungskompetenz zwar, wie Jakober schildert, von Rechts wegen verpflichtet sind, Fachgutachten einzuholen, wenn ihnen in bestimmten Punkten die eigene Sachkompetenz fehlt; wann genau dies der Fall ist, liegt allerdings in deren eigenem Ermessen. Hinzu kommt, dass es

---

5   Siehe u. a. Battjes (2006), Bruin et al. (2006), Haagensen (2007), Wenzel/Kjaer (2006) und Wijnkoop (2006). In den USA existiert bereits eine speziell auf die Bedürfnisse der Evaluation innerhalb von Asylverfahren zugeschnittene Version des Istanbul-Protokolls; siehe hierzu Physicians for Human Rights (2001).

bislang oft noch keine verbindlich vorgeschriebenen Kriterien gibt, wer beispielsweise die Begutachtung eines mutmaßlichen Folteropfers durchführen darf, nach welchen Richtlinien diese durchzuführen ist und welche Kompetenzen hierfür notwendig sind.[6] Angesichts der Sensibilität einer solchen Untersuchung wäre hier zumindest fundierte Erfahrung mit Traumaopfern zu erwarten sowie ausreichend kulturelle Hintergrundkenntnisse. Aber auch die rechtlichen Rahmenbedingungen, innerhalb derer sie sich zu bewegen haben, sind den eingesetzten Gutachtern nicht immer klar. Auf Seiten der Entscheidungsträger kommt verstärkend zu diesen Problemen hinzu, dass es wohl zumindest teilweise so etwas wie eine unterschwellige politische Tendenz gibt, die Zahl erfolgreicher Asylanträge eher gering zu halten. Dies alles ist einer sorgfältigen und genauen Prüfung, wie sie im Falle möglicher schwerer Menschenrechtsverletzungen unbedingt einzuhalten ist, abträglich. Dabei handelt es sich um weit mehr als nur ein individuelles oder gar formales Problem.

Eigentliches Ziel der Folter ist in den seltensten Fällen, vom Opfer tatsächlich eine bestimmte Information zu erlangen. Weitaus mehr geht es um Einschüchterung, nicht nur des betroffenen Individuums, sondern eines Personenkreises darüber hinaus, oft um die Erpressung eines Geständnisses und um die Brechung des Willens des Opfers und damit um die Zerstörung von dessen Persönlichkeit. Die absolute Gewalt, die Täter dabei über ihr Opfer ausüben, zerstört dessen Weltvertrauen grundlegend, wie bereits Jean Amery aus eigener leidvoller Erfahrung scharfsichtig bemerkt hatte.[7] Fortgeführt wird dies durch die Tatsache, dass Folter ein »offenes Geheimnis« ist: Obwohl zumindest dem näheren Umfeld häufig klar sein muss, was den Opfern widerfuhr, können sie, weil es offiziell eben keine Folter gibt und da sie, belastet mit Scham, oft nicht über ihr Schicksal berichten können, keine Anerkennung als Opfer und so natürlich auch keine Gerechtigkeit erfahren. Wird ihnen diese Anerkennung auch in dem Land verweigert, in dem sie Zuflucht und Schutz vor ihren Verfolgern suchen, beispielsweise indem Untersuchungsverfahren mangelhaft durchgeführt werden, obwohl bekannt ist, dass das Problem der Folter im Herkunftsland generell besteht, und wird den Opfern in der Folge dann weiterhin Gerechtigkeit, d. h. ihr Recht auf Asyl, verweigert, so stellt dies, wenn auch mit anderer Intention und indirekt, eine Fortsetzung des Werks der Folterer dar.[8] Jedes Verschweigen von Folter oder

---

6   Diesem Missstand abzuhelfen ist das Ziel der Projektgruppe »Standards zur Begutachtung psychotraumatisierter Menschen« (SBPM), die auch in mehreren Bundesländern das Fortbildungscurriculum »Begutachtung psychisch reaktiver Traumafolgen in aufenthaltsrechtlichen Verfahren bei Erwachsenen« anbietet. Weitere Informationen sind erhältlich unter www.sbpm.de (15.09.2009).

7   Améry (1966).

8   Umgekehrt kann dann bereits die Anerkennung als Asylberechtigter bzw. sogar schon die Begutachtung innerhalb eines Asylverfahrens unter Umständen eine

auch nur eine Haltung des »Es-nicht-genau-wissen-wollens« – aus welchen Gründen auch immer – ist eine Unterstützung für die Täter.

Eine sorgfältige Begutachtung mutmaßlicher Opfer ist deswegen nicht nur ein Beitrag, um dem jeweiligen Individuum wieder zu seinem Recht zu verhelfen, sondern auch Baustein im Kampf gegen die Folter generell. Weil zugleich höchst fraglich ist, ob der Prozess der Begutachtung den dadurch implizierten hohen Standards genügt, beleuchten die in diesem Band vereinten Beiträge jenen Prozess von unterschiedlichen Seiten. Zu klären ist dabei sowohl, was von juristischer Seite – siehe hierzu den Aufsatz von Jakober – als auch von gutachterlicher Seite – hierzu Gierlichs und Haenel – zu fordern ist, und inwiefern die internationalen Standards, wie sie durch das Istanbul-Protokoll geschaffen werden, eine Rolle in Asylverfahren spielen können (dazu Fronek et al. und Wenzel et al.).

Dass Folter aber bei weitem nicht nur ein Problem von Diktaturen oder schwachen Demokratien ist, zeigen die Ereignisse in US-amerikanischen Gefängnissen auf Guantanamo (Kuba), im Irak und in Afghanistan, deren ganzes Ausmaß erst durch einen vertraulichen Bericht des Roten Kreuzes bekannt wurde. Ergänzend wird in einem zweiten Teil dieses Bandes deshalb die Debatte um Folter im Rechtsstaat noch einmal aufgegriffen. Eine Antwort auf die Frage, wie es entgegen aller medizinethischen Kodizes geschehen konnte, dass an den Ereignissen in den USA auch Mediziner beteiligt waren, versucht Robert J. Lifton in seinem Beitrag, der hier erstmals auf deutsch vorliegt.

Aber auch durch Geschehnisse in Europa, insbesondere den sogenannten »Fall Daschner«, haben sich komplexe moraltheoretische und politische Debatten zum absoluten Verbot der Folter entwickelt. Reinhard Marx, Markus Rothhaar und Heiner Bielefeldt beleuchten hierfür den deutschen Diskurs. Dabei werden sowohl die Gefahren einer möglichen Aufweichung des absoluten Folterverbots vor Augen geführt als auch die Möglichkeit diskutiert, unter betimmten Umständen Folter als »Nothilfe« aus einem bestimmten Verständnis von Menschenwürde zu begründen.

Die Positionen der jeweiligen Autoren dieses Bandes dienen dabei der Darstellung des Meinungsspektrums und der Vielschichtigkeit der insbesondere zwischen Juristen, Menschenrechtsarbeitern und Philosophen geführten Debatten.

---

therapeutische Wirkung entfalten. Vgl. Gangsei/Deutsch (2007) sowie zu den Einflüssen eines erzwungenen Exils auf die Verarbeitung eines Traumas Wenk-Ansohn (2007).

Literatur

Améry, J. (1966): Jenseits von Schuld und Sühne. München.

Battjes, H. (2006): Legal effects of the Istanbul Protocol. In: Bruin et al. (2006), S. 16–29.

Bruin, R./Reneman, M. /Bloemen, E. (2006): CARE FULL. Medico-legal reports and the Istanbul Protocol in asylum procedures, Utrecht/Amsterdam. Vgl. www.pharos.nl/uploads/_site_1/Pdf/Documenten/Care%20Full%20PenR.pdf (15.09.2009).

Frewer, A./Furtmayr, H./Krása, K./Wenzel, T. (Hrsg.) (2009): Istanbul-Protokoll. Untersuchung und Dokumentation von Folter und Menschenrechtsverletzungen. Medizin und Menschenrechte, Band 2. Göttingen.

Furtmayr, H./Frewer, A. (2008): Das Istanbul-Protokoll und die Dokumentation von Folter. In: MenschenRechtsMagazin 2 (2008), S. 155–167.

Gangsei, D./Deutsch, A. C. (2007): Psychological evaluation of asylum seekers as a therapeutic process. In: Torture 17, 2 (2007), S. 79–87.

Graessner, S./Gurris, N./Pross, C. (Hrsg.) (1996): Folter. An der Seite der Überlebenden. Unterstützung und Therapien. München.

Gurris, N. (1996): Seelisches Trauma durch Folter – Heilung durch Psychotherapie? In: Graessner et al. (1996), S. 49–82.

Haagensen, J. (2007): The role of the Istanbul-Protocol in the uphill battle for torture survivors being granted asylum in Europe and ensuring the perpetrators pay. In: Torture 17, 3 (2007), S. 238.

Istanbul Protocol (1999): Manual on the Effective Investigation and Documentation of Torture and other Cruel, Inhuman and Degrading Punishment or Treatment. www.ohchr.org/Documents/Publications/training8Rev1en.pdf (17.08.2009).

Mandel, L./Worm, L. (2006): Implementing the Istanbul Protocol. In: Praxis Paper No. 3. Kopenhagen.

Mandel, L./Worm, L. (2007): Documentation of torture victims, assessment of the Start Procedure for Medico-Legal Documentation. In: Torture 17, 3 (2007), S. 196–202.

Physicians for Human Rights (2001): Examining Asylum Seekers. A Health Professional's Guide to Medical and Psychological Evaluations of torture. http://physiciansforhumanrights.org/library/documents/reports/examining-asylum-seekers-a.pdf (15.09.2009).

Wenk-Ansohn, M. (2007): Treatment of torture survivors – influences of the exile situation on the course of the traumatic process and therapeutic possibilities. In: Torture 17, 2 (2007), S. 88–95.

Wenzel, T./Kjaer, S. (2006): Aspects of the value and use of the Istanbul Protocol in asylum procedures. In: Bruin et al. (2006), S. 110–119

Wijnkoop, M. (2006): Country Assessments: how do EU Member States deal with medico-legal reports in asylum procedures? In: Bruin et al. (2006), S. 120–208.

I. Das Istanbul-Protokoll und die Begutachtung von Folter im Rahmen von Asylverfahren

Heinz Fronek, Thomas Wenzel, Roman Reindl-Schwaighofer, Wilfried Embacher

Das Istanbul-Protokoll – Überlegungen zur Anwendung und Begutachtung in Österreich

1. Zur Geschichte der Begutachtung am Beispiel psychischer Traumatisierung in Österreich

Die Begutachtung von Verfolgten hat in Österreich, wie auch in Deutschland, eine lange Geschichte, deren Verlauf besonders in den Jahren nach dem Zweiten Weltkrieg viele Ärzte beschäftigte – sowohl solche, die während des Regimes geblieben und sich meist mehr oder minder »arrangiert« hatten, wie auch Rückkehrer aus dem Exil oder Krieg. Opfer erlebten verständnisvolle oder – häufiger – abwertende und feindlich gesinnte Gutachter in Verfahren, in denen es meist um Renten, Entschädigung oder Arbeitsfähigkeit ging.[1] Ein Beispiel für die nach dem Krieg oft dominierende Gutachtergeneration ist Heinrich Gross. Gross, dessen Verwicklung in die Ermordung von Kindern an der Wiener »Anstalt am Spiegelgrund« in der Folge immer wieder Thema von Gerichten und Medien war, wurde zum meistbeschäftigten Gutachter der Republik.[2] Dem entgegen standen Experten wie Ludwig Popper, deren menschliche und fachliche Qualität über jedem Zweifel stand.[3]

Die widersprüchliche Prägung der medizinischen Expertenszene im Kontext der politischen und lebensgeschichtlichen Modelle unmittelbar nach dem Krieg, die – wahrscheinlich zumindest teilweise – bis heute auch die Begutachtung beeinflusst, spiegelte daher die Koexistenz von Tätern, Mitläufern und Verfolgten im Nachkriegsösterreich wider. Dies führte – analog ähnlicher Situationen in Deutschland in Bezug auf die Zeit nach dem NS- und später dem DDR-Regime – dazu, dass Opfer im »Extremfall« als besonders belastende Spätererfahrung auf ehemalige Täter als Gutachter trafen.[4]

Das Fehlen eindeutiger Modelle für eine psychologische Traumatisierung[5] und die häufig zu beobachtende Fokussierung auf Mangelernährung,

---

1   Greifeneder/Baumgartner (2004).
2   Niemann (1999), Gabriel/Neugebauer (2000).
3   Bailer-Galanda (2004).
4   Lehmann/Schmidt (2001), Czech (2008).
5   Greifeneder/Baumgartner (2004), Friedmann (2004).

Hirntraumata oder »Rentenneurosen«, führten dabei in den Jahren nach dem Krieg selbst bei offener eingestellten Gutachtern oft zu einer Vernachlässigung oder Infragestellung emotionalen Leidens.[6] Auch in aktuellen Gutachten wird dabei der durch aktuelle Standards[7] wie dem Istanbul-Protokoll[8] vorgegebene Rahmen bis heute nicht immer eingehalten. Einige, vor allem psychiatrische Gutachten benützen idiosynkratische und nicht standardgerechte Modelle und Diagnosen, was zumindest in Einzelfällen die beschriebene historische Entwicklung reflektieren kann.

Während Folter in Österreich heute sehr selten und unsystematisch angewandt wird[9] und Konzentrationslageropfer der ersten Generation heute fast nicht mehr zu begutachten sind, betreffen die meisten Gutachten Flüchtlinge und MigrantInnen im Asyl- oder in Sozialgerichtsverfahren. Obwohl prinzipiell dabei eine Begutachtung auch als Teil der Beweissicherungskette gegenüber Tätern in Drittländern dienen sollte (siehe hierzu an anderer Stelle in diesem Buch[10]), wird diese Möglichkeit bisher in der Regel nicht genutzt. Die Einleitung von Strafverfahren durch ein Aufnahmeland oder die Erstellung von Befunden für die (spätere) Verwendung in Verfahren der Internationalen Gerichtshöfe ist daher als vernachlässigte Überlegung in der Begutachtung in Österreich zu sehen. Es ist anzumerken, dass das österreichische Ärztegesetz – wie das vieler anderer EU-Staaten – eine Anzeigepflicht bei Verletzungen durch Dritte vorsieht.[11]

2. Asylverfahren und Begutachtung

Medizinische, psychiatrische und psychologische Gutachten, psychotherapeutische Stellungnahmen und Befundberichte spielen dagegen im Asylverfahren eine bedeutende, allerdings wechselnde Rolle. Das Istanbul-Protokoll als empfohlener UN-Standard[12] ist selbst in Fachkreisen in deutschsprachigen Ländern, einschließlich Österreich, noch kaum bekannt, was einerseits auf die lange Zeit fehlende Übersetzung,[13] andererseits auf fehlende Implementierungsstrategien, beispielsweise die verpflichtende Einbindung in

---

6   Friedmann (2004).
7   ICD-10: http://apps.who.int/classifications/apps/icd/icd10online/.
8   Frewer et al. (2009).
9   Bericht des Europäischen Komitees zur Verhütung von Folter und unmenschlicher oder erniedrigender Behandlung oder Strafe (CPT) an die österreichische Regierung über seinen Besuch in Österreich, vom 14. bis 23. April 2004; CPT/Inf (2005) 13.
10   Beitrag von Wenzel et al. in diesem Band.
11   Ärztegesetz 1998, § 54 (4).
12   Vgl. http://www.ohchr.org/Documents/Publications/training8Rev1en.pdf.
13   Jetzt vorliegend, siehe Frewer et al. (2009).

den Medizin- und Rechtsunterricht, zurückzuführen sein dürfte. Obwohl die Fragestellung einer (im Übrigen besser zu definierenden) »Traumatisierung« nur eine von mehreren relevanten Fragestellungen ist, soll auf diese Frage stellvertretend am konkreten Beispiel von einigen ausgewählten wichtigen Aspekten des Asylverfahrens in Österreich eingegangen werden. Eine ausführliche Ausarbeitung des komplexen Themas erfolgt dabei in einer separaten Analyse.[14]

3. Asylrechtliche Rahmenbedingungen

Das Asylverfahren ist ein antragsbedürftiges Verfahren, in dem vom Bundesasylamt als erstinstanzlicher Behörde geprüft wird, ob ein/e AsylwerberIn Flüchtling im Sinne der Genfer Flüchtlingskonvention[15] ist. Der inhaltlichen Auseinandersetzung mit den Fluchtgründen ist ein Zulassungsverfahren vorgeschalten, im Zuge dessen formale Voraussetzungen für die eigentliche Behandlung des Antrags, wie etwa die Zuständigkeit Österreichs, abgeklärt werden. Gegen Entscheidungen des Bundesasylamtes, sowohl im Zulassungsverfahren als auch im inhaltlichen Verfahren, kann Beschwerde an den Asylgerichtshof erhoben werden. Entscheidungen des Asylgerichtshofes können seit Juli 2008[16] nur mehr beim Verfassungsgerichtshof angefochten werden.

4. Das Beispiel der Zulassung zum Verfahren

In der Asylrechtsnovelle 2003[17] wurden Schutzbestimmungen für Folteropfer vom österreichischen Gesetzgeber noch recht großzügig umgesetzt. Konnten AsylwerberInnen ihre Traumatisierung durch Gutachten belegen, wurden sie zum Verfahren in Österreich zugelassen, auch dann, wenn aufgrund Europäi-

---

14 Für eine ausführliche Darstellung siehe Wenzel et al. (2009): WPA (im Druck).

15 »Abkommen über die Rechtsstellung der Flüchtlinge« vom 28. Juni 1951 und »Protokoll über die Rechtsstellung der Flüchtlinge« vom 31. Januar 1967.

16 Bundesgesetz, mit dem ein Asylgerichtshofgesetz erlassen wird und das Asylgesetz 2005, das Verwaltungsgerichtshofgesetz 1985, das Verfassungsgerichtshofgesetz 1953, das Bundesministeriengesetz 1986, das Einführungsgesetz zu den Verwaltungsverfahrensgesetzen 1991, das Allgemeine Verwaltungsverfahrensgesetz 1991, das Fremdenpolizeigesetz 2005, das Niederlassungs- und Aufenthaltsgesetz, das Grundversorgungsgesetz-Bund 2005, das Staatsbürgerschaftsgesetz 1985, das Sicherheitspolizeigesetz und das Waffengesetz 1996 geändert werden (Asylgerichtshof-Einrichtungsgesetz), BGBl. I Nr. 4/2008.

17 § 24b AsylG 1997 idF BGBl. I 101/2003.

scher Abkommen[18] ein anderer Staat dafür zuständig gewesen wäre. In der Regel ist jener Mitgliedsstaat für die Durchführung des Asylverfahrens zuständig, welchen der Flüchtling zuerst betritt. Die teilweise restriktive Auslegung der Gesetzesbestimmung durch die Asylbehörden wurde regelmäßig vom Verwaltungsgerichtshof aufgehoben.[19] Vor allem Flüchtlinge aus Tschetschenien, die über Polen nach Österreich kamen, profitierten von dieser Regelung, da sie in hohem Ausmaß Opfer von Folter und extremen Gewalterfahrungen waren. Renner, Salem und Ottomeyer weisen darauf hin, dass beispielsweise etwa 60% der Asylwerber aus Tschetschenien unter posttraumatischen Symptomen leiden.[20] Die Schutzbestimmung ermöglichte ihnen den Zugang zum Asylverfahren in Österreich und führte in vielen Fällen zur Anerkennung als Flüchtling.

Im derzeit geltenden Asylgesetz 2005 wurde der Umgang mit traumatisierten AsylwerberInnen neu definiert.[21] Die Diagnose einer Posttraumatischen Belastungsstörung führt nun nicht mehr generell zur Zulassung zum inhaltlichen Asylverfahren, sondern schließt nur eine inhaltliche negative Entscheidung im Zulassungsverfahren aus. Auch traumatisierte AsylwerberInnen werden aber nach der Dublin-II-Verordnung in den für das Asylverfahren zuständigen Mitgliedsstaat zurückgeschoben.

Gibt es Hinweise darauf, dass ein/e AsylwerberIn traumatisiert sein könnte, wird zur Abklärung eine gutachterliche Stellungnahme angeordnet. Die Stellungnahme im Zulassungsverfahren gemäß § 30 AsylG 2005[22] erfolgt in Form eines vom Arzt/von der Ärztin auszufüllenden Fragebogens.[23] Zunächst wird dabei die Frage nach einer »belastungsabhängigen krankheitswertigen psychischen Störung« gestellt. Wird diese bejaht, hat sich der Arzt/die Ärztin mit der Frage zu beschäftigen, ob im Falle einer Überstellung in den jeweiligen Mitgliedsstaat die reale Gefahr besteht, dass der Antragsteller aufgrund dieser psychischen Störung in einen lebensbedrohlichen Zustand gerät oder sich die Krankheit in lebensbedrohlichem Ausmaß verschlechtert.

---

18   Verordnung (EG) Nr. 343/2003 des Rates vom 18. Februar 2003 zur Festlegung der Kriterien und Verfahren zur Bestimmung des Unterzeichnerstaates, der für die Prüfung eines von einem Drittstaatsangehörigen in einem Unterzeichnerstaat gestellten Asylantrags zuständig ist; veröffentlicht im Amtsblatt der EG L 50/01 vom 25. Februar 2003. Die Verordnung trat im März 2003 in Kraft und ersetzt das Dubliner Übereinkommen.
19   VwGH 11.11.2008, 2006/19/0497 unter Hinweis auf die Erkenntnisse vom 30. Mai 2007, Zlen. 2006/19/0433 bis 0436, 20. Juni 2007, Zl. 2006/19/0018 sowie vom 17. April 2007, Zl. 2006/19/0442, Zl. 2006/19/0675, Zlen. 2006/19/0163 bis 0166 und Zl. 2006/19/0011.
20   Renner et al. (2008).
21   § 30 AsylG 2005 idStf BGBl. I Nr. 100/2005.
22   BGBl. I Nr. 100/2005.
23   Frank et al. (2005).

Es geht in der Stellungnahme somit nur noch um die Frage der Überstellungsfähigkeit und darum, ob die Abschiebung für den/die AsylwerberIn lebensbedrohlich sein könnte. Die mögliche gesundheitliche Gefährdung im zuständigen Staat bzw. im Rahmen einer erzwungenen Abschiebung ist im Rahmen dieses Gesetzes ausdrücklich nicht zu beurteilen, da der Gesetzgeber davon ausgeht, dass Staaten, welche die Aufnahmerichtlinie[24] ratifiziert haben, geeignete Strukturen zur Unterstützung von traumatisierten AsylwerberInnen bereitstellen. Artikel 20 der Aufnahmerichtlinie führt bezüglich Opfer von Folter und Gewalt aus:

»Die Mitgliedstaaten tragen dafür Sorge, dass Personen, die Folter, Vergewaltigung oder andere schwere Gewalttaten erlitten haben, im Bedarfsfall die Behandlung erhalten, die für Schäden, welche ihnen durch die genannten Handlungen zugefügt wurden, erforderlich ist.«[25]

Schon in Österreich ist es dabei schwierig, eine optimale psychotherapeutische und psychiatrische Versorgung in der Behandlung traumatisierter AsylwerberInnen sicherzustellen. Alle in diesem Bereich tätigen Institutionen und die Opfer klagen über lange Wartelisten, die aus einer deutlich unzureichenden Finanzierung der entsprechenden Einrichtungen bzw. TherapeutInnen resultiert. Eine Umsetzung erfolgt daher selbst in Österreich nur unzureichend und ist verbesserungsbedürftig, aber prinzipiell besser als in den meisten (süd-)osteuropäischen »Drittländern«. Im Jahr 2008 wurden 1.232 AsylwerberInnen[26] im Rahmen der Dublin-II-Verordnung von Österreich in andere Staaten überstellt. Die für Österreich bezüglich der Dublin-Zuständigkeit besonders relevanten Länder Polen und Griechenland verfügen dabei z. B. bis heute über so gut wie keine suffizienten Versorgungseinrichtungen oder Netzwerke, die traumatisierte AsylwerberInnen medizinisch und psychotherapeutisch behandeln könnten.[27]

---

24 Richtlinie 2003/9/EG des Rates vom 27. Januar 2003 zur Festlegung von Mindestnormen für die Aufnahme von Asylbewerbern in den Mitgliedstaaten; Amtsblatt Nr. L 031 vom 06/02/2003 S. 0018 – 0025; http://eur-lex.europa.eu: 32003L009.

25 Verordnung (EG) Nr. 343/2003 des Rates vom 18. Februar 2003; zur Festlegung der Kriterien und Verfahren zur Bestimmung des Mitgliedstaats, der für die Prüfung eines von einem Drittstaatsangehörigen in einem Mitgliedstaat gestellten Asylantrags zuständig ist;
http://www.unhcr.at/fileadmin/unhcr_data/pdfs/rechtsinformationen/2_EU/2_E U-Asyl/B.01_Dubliner_Uebereinkommen/B.1.03._dublin-II-de.pdf.

26 Siehe www.bmi.gv.at.

27 Bestehende Einrichtungen in Griechenland, die bereits zuvor unter Finanzierungsproblemen litten, wurden zum Zeitpunkt der Erstellung dieses Artikels aufgrund fehlender Mittel geschlossen.

Bereits am 15. April 2008 sprach sich der UNHCR in einem Positions-papier gegen die Überstellung von AsylwerberInnen nach Griechenland aus.[28] In einem aktuellen Bericht hält der Menschenrechtskommissar des Europa-rats, Thomas Hammarberg, fest, dass mehrere Staaten von der Zurückschie-bung von AsylwerberInnen nach Griechenland Abstand nehmen. »Norway has [...] suspended all returns to Greece; Finland has done the same with regard to vulnerable groups, such as families with children, and Sweden with regard to disabled asylum seekers.«[29]

An Polen wird bemängelt, dass es in der Praxis keine Möglichkeit gibt, traumatisierte AsylwerberInnen zu behandeln.[30] Zudem stößt der Umgang der österreichischen Behörden mit traumatisierten AsylwerberInnen im Falle einer geplanten Überstellung immer wieder auf Kritik von Experten.[31] Viele AsylwerberInnen werden, um die Abschiebung in Dritt- und Dublinstaaten sicherzustellen, in Schubhaft genommen. Im Jahr 2007 wurde über 1638 AsylwerberInnen Schubhaft verhängt, ca. 70 % der Schubhaftverhängungen – in der Regel ohne ausreichende Prüfung der Haftfähigkeit – erfolgten wäh-rend des Zulassungsverfahrens.[32] Für die Betroffenen bedeutet Schubhaft eine enorme psychische Belastung und in vielen Fällen eine Traumatisierung bzw. Retraumatisierung,[33] die unter anderem auch zu bleibenden gesundheitlichen Schäden einschließlich erhöhter Suizidalität führen kann.[34] Prinzipiell ist dabei auf die Notwendigkeit eines besonderen Schutzes und einer allfälligen Entschädigungspflicht hinzuweisen.

In weiteren Verfahrensschritten stellen sich weitere grundlegende Fra-gestellungen, auf die im Folgenden nur kurz eingegangen werden kann.[35] Eine medizinische und psychologische Begutachtung wird dabei häufig in Ermangelung anderer Kriterien eingesetzt, um Verfolgung im Herkunftsland nachzuweisen, aber auch in Bezug auf eine Reihe anderer Fragestellungen, die sich auch spezifisch z. B. auf die Glaubwürdigkeit, die Frage spezifischer vs. unspezifischer Verletzungen oder eine krankheitsbedingte Beeinträchti-gung im Verfahren beziehen können.

---

28 UNHCR-Positionspapier zur Überstellung von Asylsuchenden nach Griechen-land nach der »Dublin-II-Verordnung« vom 14. April 2008.
29 Report by Thomas Hammarberg, Commissioner for Human Rights of the Coun-cil of Europe, Strasbourg, 4 February 2009 CommDH (2009).
30 Workshop: »Flüchtlinge und Asyl in Polen« im Rahmen der Konferenz des »Forum Asyl« am 5. November 2008.
31 Siehe beispielsweise: http://aspis.uni-klu.ac.at/aktuell/abschiebung.html; http://www.eu-tg.org/de/story.asp?story_id=291&kat_nr=1.
32 Siehe www.bmi.gv.at.
33 Silove et al. (1993), Keller et al. (2003), Robjant et al. (2009), Steel (2006).
34 Cohen (2008).
35 Für eine ausführliche Darstellung siehe Wenzel et al. (2009).

Der medizinische oder psychologische Befund als »Verlegenheitslösung« zur Klärung der Frage nach erfolgter Verfolgung in einer Situation, in der sonst unzureichende Informationen oder Dokumentationen vorliegen, ist in diesem Zusammenhang mit besonderer Vorsicht zu sehen.

Prinzipiell verweist dabei auch bereits der Verdacht einer Traumatisierung auf den Bedarf der Berücksichtigung einer möglichen Beeinträchtigung im Verfahren und auf einen Behandlungsbedarf hin. Dieser wird durch die bereits angeführte Verantwortung des Aufnahmelandes unterstrichen, dient aber auch dem Schutz des Opfers vor einer Retraumatisierung[36] und der qualitativen Verbesserung des Verfahrens.

5. Zur Begutachtung

Die Behördenvertreter können aufgrund ihrer Ausbildung offensichtlich nicht in der Lage sein, eine medizinische Einschätzung zu treffen und die Diagnose einer Extremtraumatisierung zu stellen oder auszuschließen, sie können diese allerdings vermuten.

Es ist anzumerken, dass ExpertInnen in fundierten Studien nachgewiesen haben, dass Folter und Verfolgungserfahrung im Rahmen der Traumatisierung selbst mit ÄrztInnen des Vertrauens – wie etwa HausärztInnen – nur selten von Überlebenden spontan angesprochen und noch seltener rechtzeitig erkannt werden.[37] Bei widersprüchlichen oder unvollständigen Angaben wird Opfern z. B. oft zu Unrecht unterstellt, die Unwahrheit zu sagen.[38] Grundsätzlich ist somit die Beiziehung von Sachverständigen ein wichtiger Schritt, um die Verfahrensqualität sicherzustellen. Voraussetzung dafür ist jedoch, bei der Bestellung von GutachterInnen und der Interpretation der Befundlage mit Bedacht vorzugehen.[39]

Gierlichs stellt – in Übereinstimmung mit dem Istanbul-Protokoll – klar:

> »Nicht geschulte Gutachter neigen dazu, ein Trauma wegen der inneren Abkapselung, dem fragmentarischen Charakter traumatischer Erinnerung und dem Vermeidungsverhalten Traumatisierter nicht wahrzunehmen. Um schwer traumatisierten Menschen gerecht zu werden, bedarf es spezieller Gesprächstechniken und Untersuchungsmethoden. Standards zur Erstellung von Gutachten für psychisch Traumatisierte sind deshalb dringend erforderlich.«

---

36 Vgl. auch 2001/220/JI: Rahmenbeschluss des Rates vom 15. März 2001 über die Stellung des Opfers im Strafverfahren, Amtsblatt Nr. L 082 vom 22/03/2001, S. 0001–0004.

37 Eisenman et al. (2000) und (2003).

38 Was bei Traumatisierung und Bedrohung häufig besonders häufig ist; siehe Istanbul-Protokoll (IP, FN 13), §§ 140-143, 241, 253, 254.

39 IP: §§ 83, 90, 121, 122.

Gierlichs fordert, bei der Bestellung von Gutachtern die spezifischen fachlichen Qualifikationen zu beachten:

> »Jeder Gutachter sollte mit den aktuellen wissenschaftlichen Erkenntnissen über psychisch reaktive Traumafolgen vertraut sein, über eine gründliche klinische Erfahrung verfügen und gegebenenfalls auch seine eigene ›trauma history‹ bearbeitet haben. Ferner sollte er die kulturellen Besonderheiten und rechtlichen Probleme der Betroffenen kennen. Nur dann wird er in der Lage sein, sich verantwortungsbewusst gutachterlich zu betätigen.«[40]

Das Bundesministerium für Inneres (BMI) investiert dabei auf den ersten Blick erhebliche Ressourcen, um im Rahmen des Asylverfahrens medizinische Gutachten anfertigen zu lassen. In der Beantwortung einer Parlamentarischen Anfrage führt Innenministerin Fekter aus: »Im Jahr 2007 wurden im Auftrag des Bundesasylamtes 590 medizinische Gutachten in der Gesamthöhe von EUR 269.310,97 durchgeführt.«[41] Bezieht man diese Angaben jedoch auf die Anzahl der in Österreich eingebrachten Asylanträge – im Jahr 2007 waren das 11.912[42] – und bedenkt, dass der Studie von Masmas zufolge 45 % der zufällig ausgewählten AsylwerberInnen Opfer von Folter waren,[43] so zeigt sich, dass die überwiegende Mehrzahl der traumatisierten AsylwerberInnen nie von einem Gutachter gesehen werden.

Die Begutachtungspraxis der letzten Jahre hat dabei eine Reihe weiterer spezifischer und schwerwiegender Probleme aufgezeigt. Gutachten werden wie in den meisten »Aufnahmeländern« von (vereidigten, wie auch nicht vereidigten) GutachterInnen und ExpertInnen unterschiedlicher Berufsgruppen mit unterschiedlichem Hintergrund und Ausbildung erstellt, bei psychologischen Folgen sowohl von praktischen ÄrztInnen oder FachärztInnen, als auch von PsychologInnen und – derzeit noch ein in Entwicklung stehender Prozess – PsychotherapeutInnen.[44] Ähnlich zu Verfahren in anderen Bereichen haben dabei im Auftrag der Behörde oder des Gerichts erstellte Gutachten meist eine stärkere Position in Bezug auf die Berücksichtigung im

---

40 Gierlichs (2005).
41 Anfragebeantwortung 4922/AB XXIII. GP vom 10. November 2008. Laut Anfrage an das BMI ist es nicht möglich, anzugeben, welche Kosten auf Traumabegutachtungen entfallen und wie viel für Altersbegutachtungen ausgegeben wurde.
42 Siehe www.bmi.gv.at.
43 Masmas et al. (2008).
44 Das in letzter Zeit zusätzlich entstandene Modell der psychotherapeutischen Begutachtung oder Stellungnahme bietet hier offenbar Vor- und Nachteile. Der Möglichkeit einer komplexen und tiefgehenden Erfassung von Traumatisierungsformen, die nur unzureichend durch die relativ eng gefassten Kriterien der Standarddiagnosesysteme erfasst werden, und der kultursensitiven und einfühlsamen Diagnostik stehen unter Umständen subjektive und heterogene Modelle verschiedener psychotherapeutischer Schulen entgegen.

Verfahren und stehen oft Befundberichten und Gutachten, die vom Betroffenen oder seinen Betreuern vorgelegt werden, gegenüber. Beide Seiten reflektieren ein Spektrum sowohl in Umfang und Fragestellung, wie in Intention und Objektivität sehr unterschiedlicher Befunde, die oft widersprüchliche Ergebnisse erbringen und in wechselndem Ausmaß nach Ermessen der Behörde oder des Gerichts Berücksichtigung finden. Medizinische oder psychologische Befunde können dabei in vielen Fällen, besonders unter den im Folgenden angeführten erschwerten Bedingungen und bei mangelnder Qualität, oft nur sehr eingeschränkt geeignet erscheinen, die an sie gestellten Fragestellungen zu beantworten. In Österreich gibt es noch kaum eine kritische Auseinandersetzung mit der Qualität von Gutachten in Asylverfahren.[45] Oft sind medizinische, psychiatrische oder psychologische Gutachten aber entscheidend dafür, ob am Ende eines Asylverfahrens Asyl, subsidiärer Schutz oder die Ausweisung und möglicherweise Tod oder Folter steht.

Es ist zu berücksichtigen, dass in der alltäglichen Realität der Befundungs- bzw. Begutachtungspraxis in der Mehrheit der Fälle kaum ausreichende finanzielle, kultursensitive und fachliche Ressourcen zur Verfügung stehen, um eine wirklich zuverlässige Diagnostik zu gewährleisten. Die komplexe Interaktion psychologischer Faktoren im Rahmen von psychischer Belastung oder Traumatisierung, kulturspezifischer Verarbeitung und Ausdrucksformen und unterschiedlicher, oft »exotischer« Foltertechniken kann leicht zu falschen und insbesondere zu falsch-negativen Befunden führen.[46] Folter wird weltweit in unterschiedlichsten Formen angewandt, die oft zu sehr ungewöhnlichen Verletzungen führen oder darauf abzielen, schwer nachweisbar zu sein und zu Widersprüchen zu führen. Der unterschiedliche, oft ungewöhnlich lange Zeitraum, der bei geflüchteten Menschen bis zur Begutachtung vergeht sowie die atypischen Formen der medizinischen Versorgung und Wundheilung, die nicht europäischen Bedingungen entsprechen, erschweren die Situation weiter.[47] Entsprechende spezielle Kenntnisse könne daher selbst bei den meisten mit Untersuchungen befassten MedizinerInnen oder PsychologInnen nur in den seltensten Fällen vorausgesetzt werden und sind auch nicht Teil der üblichen Ausbildung. Die Problematik von DolmetschernInnen, die oft in einer geforderten Sprache entweder fehlen, nicht finanzierbar sind, nicht das nötige Vertrauen der Betroffenen finden oder sogar entweder unabsichtlich oder sogar absichtlich unvollständige oder fehlerhafte

---

45   International wurde der Versuch einer Qualitätssicherung schon von verschiedenen Seiten unternommen. Bezüglich der Absicherung der Qualifikation von Gutachtern und der Verantwortung bei deren Bestellung, siehe z. B.: Gierlichs (2006), Lösel/Bender (2001), Rafailovic et al. (2006). Siehe auch Projektgruppe »Standards zur Begutachtung psychotraumatisierter Menschen«; www.sbpm.de.

46   IP: §§ 140-143, 236, 240, 262.

47   IP: §§ 157, 158, 172.

Übersetzungen erstellen, ist nicht zu unterschätzen.[48] Eine fachlich kompetente Integration »körperlicher« und psychologischer Befunde ist dabei ein ebenfalls erforderlicher, aber selten umgesetzter Schritt. Die von Behörden und Gerichten erwartete und aufgrund der potenziell schwerwiegenden Konsequenzen eines falschen Befundes auch zu fordernde Sicherheit kann daher, wenn überhaupt, nur von erfahrenen und unvoreingenommenen ExpertInnen erzielt werden, im Zweifelsfall ist auf die Unsicherheit der Befundbasis hinzuweisen.[49]

Entgegen der durch sie erhofften Klarheit, tragen unvermeidlich auftretende Widersprüche zwischen erhobenen Befunden und Gutachten daher auch eher zur bestehenden Polarisierung zwischen unterstützenden und kritischen Positionen zwischen den beteiligten Seiten im Verfahren bei. In diesem Spannungsfeld kommt es in der Praxis immer wieder zu Kontroversen zwischen Behörden, Flüchtlings-NGOs und Gutachtern. NGOs haben häufig den Eindruck, dass vom Bundesasylamt jene GutachterInnen bestellt werden, die möglichst alle AsylwerberInnen für »gesund« erklären. Umgekehrt werden Sachverständige, die von NGOs angefordert werden, vom Bundesasylamt bzw. von Behörden immer wieder als »Gefälligkeitsgutachter« tituliert und bewertet.[50]

Auf allgemeine Probleme, die sich durch Konflikte in der Rolle besonders angestellter GutachterInnen mit den – unter anderem auch durch die World Medical Association[51] und das Istanbul-Protokoll[52] klar definierten – ethischen Berufsrichtlinien[53, 54, 55] ergeben, und weitere derzeit problematische Fragestellungen – so z. B. die Beurteilung von Suizidalität und Haftfähigkeit – wurde ebenfalls separat eingegangen.[56]

Dass zumindest grundlegende und zuverlässige Kenntnisse, die den derzeitigen Kenntnisstand medizinischen und psychologischen Wissens widerspiegeln, auch bei denjenigen JuristenInnen und BeamtInnen erforderlich sind, die in den Verfahren bei Entscheidungen eine aktive Rolle innehaben, ist in diesem Zusammenhang offensichtlich.

---

48   IP: §§ 150-153, 274.
49   IP: § 255.
50   Fronek (2007), Gierlichs (2006).
51   Siehe www.wma.net.
52   IP: §§ 66-73, 162.
53   World Medical Association, Resolution on Medical Care for Refugees and Internally Displaced Persons.
54   World Medical Association, International Code of Medical Ethics.
55   World Medical Association, Resolution on the responsibility of physicians in the documentation and denunciation of acts of torture or cruel or inhuman or degrading.
56   Wenzel et al. in diesem Band.

6. Lösungsansätze

Eine naheliegende Strategie und ein erster Schritt wäre in Österreich die konsequente Umsetzung des empfohlenen UN-Standards – des Istanbul-Protokolls – in Form strukturierter Implementierungsprogramme nach dem Modell bestehender und erfolgreicher Konzepte der EU und der Berufsdachorganisationen, wie der World Psychiatric Association[57] und des »International Rehabilitation Councils for Torture Survivors«,[58] die auf international bewährten Strategien und relativ zuverlässigem Wissen beruhen. Diese Programme sollten für im Bereich der Begutachtung von Folter- und Misshandlungsopfern – sowohl in Asylverfahren wie auch in allen anderen relevanten Verfahren, z. B. der Sozialgerichte – tätige ExpertInnen unabhängig vom beruflichen Hintergrund obligat gefordert werden. Ergänzende Trainingsprogramme für ÜbersetzerInnen[59] wurden dabei bereits durch spezialisierte Organisationen wie Zebra (Graz)[60, 61] entwickelt, aber bisher in der Praxis noch zu wenig genutzt.

In der Vergangenheit gab es zaghafte Versuche, Bewegung in die verhärteten Fronten zu bringen, beispielsweise während gemeinsamer Trainingsveranstaltungen des UNHCR und der Universität Wien.

Im Januar 2007 erstellte der vom Innenministerium eingerichtete Menschenrechtsbeirat eine Liste empfohlener TraumagutachterInnen. Diese Liste wurde dem Bundesministerium für Inneres und der Fremdenpolizei mit der Empfehlung übermittelt, zukünftig nur noch auf die in der Liste genannten GutachterInnen zurückzugreifen. In der Begutachtungspraxis fand diese Initiative jedoch keinen messbaren Niederschlag. Im Dezember 2007 organisierte der Menschenrechtsbeirat einen weiteren Erfahrungsaustausch zur Thematik der Traumabegutachtung im Asylverfahren. Hochrangige Vertreter des unabhängigen Bundesasylsenats,[62] des Bundesasylamtes, der Fremdenpolizei und namhafte ExpertInnen nahmen an diesem Treffen teil. Alle Parteien zeigten Interesse daran die Qualität der Begutachtungen zu verbessern. Einig war man sich, dass bindende Qualitätsstandards formuliert werden sollten und dass künftig auf das spezifische Fachwissen der Gutachter mehr Wert gelegt werden müsste. Auch der respektvolle Umgang mit dem/der zu Begutachtenden wurde als unabdingbare Voraussetzung genannt, obwohl eine weitgreifende Umsetzung keineswegs beobachtet werden konnte. In einem

---

57 Siehe www.wpatrauma.de.
58 Siehe www.irct.org.
59 Pöllabauer (2004), Grach (2008).
60 Siehe www.zebra.or.at.
61 Siehe z. B.: Universitätslehrgang »Kommunaldolmetschen« der Universität Graz.
62 Der Unabhängige Bundesasylsenat wurde 2008 durch den Asylgerichtshof ersetzt.

weiteren Symposium der Universität Wien in Zusammenarbeit mit dem Weltverband für Psychiatrie im Juni 2009 und unter Einbeziehung u. a. des UNHCR und von Vertretern des Bundesasylamtes sowie des UN Sonderberichterstatters über Folter wurde die Problematik anhand der neu erschienen deutschen Übersetzung des Istanbul-Protokolls der Vereinten Nationen erneut aufgegriffen.

Ohne eine Änderung sowohl der rechtlichen und finanziellen Rahmenbedingungen als auch der Umsetzung des Istanbul-Protokolls durch geeignete praktische Maßnahmen – einschließlich der bereits angesprochenen interdisziplinären Fortbildung der entsprechenden Berufsgruppen und Einbindung in die Curricula – ist keine wesentliche Besserung zu erwarten.

Literatur

Bailer-Galanda, B. (2004): Entschädigung für seelisches Leid? Verfolgungsbedingte Gesundheitsschäden. In: Psychotrauma: Die Posttraumatische Belastungsstörung. Ed. Friedmann, A., S. 213.

Cohen, J. (2008): Safe in our hands? A study of suicide and self-harm in asylum seekers. In: Journal of Forensic and Legal Medicine 15 (4), S. 235–244.

Czech, H. (2008): Der Krieg gegen die »Minderwertigen«. Neueröffnung der Dauerausstellung zur Geschichte der NS-Medizin im Otto-Wagner-Spital in Wien. In: DÖW Dokumentationsarchiv des Österreichischen Widerstandes, Mitteilungen 18, S. 1–4.

Eisenman, D. P./Keller, A. S./Kim, G. (2000): Survivors of torture in a general medical setting: how often have patients been tortured, and how often is it missed? In: Western Journal of Medicine 172 (5), S. 301–304.

Eisenman, D. P. et al. (2003): Mental health and health-related quality of life among adult Latino primary care patients living in the United States with previous exposure to political violence. In: JAMA 290 (5), S. 627–634.

Frank, M./Anerinhof, P./Filzwieser, C. (2008): AsylG 2005, 4. Auflage. Wien, Graz.

Frewer, A./Furtmayr, H./Krása, K./Wenzel, T. (Hrsg.) (2009): Istanbul-Protokoll. Untersuchung und Dokumentation von Folter und Menschenrechtsverletzungen. Medizin und Menschenrechte, Band 2. Göttingen.

Friedmann, A. (2004): Die Posttraumatische Belastungsstörung im psychiatrischen Gutachten. In: Psychotrauma: Die Posttraumatische Belastungsstörung. Ed. Friedmann, A. Heidelberg, S. 75.

Fronek, H. (2007): Umstrittene Experten. In: asyl aktuell 4, S. 12–15.

Gabriel, E./Neugebauer, W. (2000): NS-Euthanasie in Wien; Teil 1. Wien.

Gierlichs, H. W. (2005): Psychologische Gutachten: Wissen über Traumata mangelhaft. In: Deutsches Ärzteblatt 99 (33), A–2148/B–1824/C–1716.

Gierlichs, H. W. (2005): Grenzen und Möglichkeiten klinischer Gutachten im Ausländerrecht. In: Zeitschrift für Ausländerrecht 5 (2005), S. 158.

Gierlichs, H. W. (2006): Beziehungen in der Gutachtersituation. In: Praxis der Begutachtung traumatisierter Flüchtlinge. Karlsruhe.

Gierlichs, H. W. (2006): Standards für die Begutachtung psychisch traumatisierter Menschen. In: Neuro date aktuell 2.

Grach, K. (2008): Recht auf Sprache – eine Frage der Finanzierung? In: Zebratl 4.

Greifeneder, H./Baumgartner, G. (2004): Vermögensentzug, Restitution und Entschädigung der Roma und Sinti. Oldenburg.

Keller, A. S. et al. (2003): Mental health of detained asylum seekers. In: Lancet 362, S. 1721–1723.

Lehmann, O./Schmidt, T. (2001): In den Fängen des Dr. Gross: Das misshandelte Leben des Friedrich Zawrel. Czernin.

Lösel, F./Bender, D. (2001): Anforderungen an Psychologische Gutachten. In: Asylpraxis. Schriftreihe des Bundesamtes für Anerkennung ausländischer Flüchtlinge. Band 7, S. 175–210.

Masmas, T. N. et al. (2008): Asylum seekers in Denmark: A study of health status and grade of traumatization of newly arrived asylum seekers. In: Torture 18 (2), S. 77–86.

Niemann, H. (1999): Kinder-»Euthanasie«: Endstation Spiegelgrund. In: Deutsches Ärzteblatt 96 (5), A–250/B–196/C–184.

Pöllabauer, S. (2004): Community interpreters lost in translation. In: Interpreting 6 (2), S. 143–180.

Rafailovic, K./Gierlichs, H. W./Bittenbinder, E. (2006): Möglichkeiten und Probleme in der Begutachtung von Flüchtlingen. In: Zeitschrift für Politische Psychologie 14 (1), S. 255–271.

Renner, W./Salem, I./Ottomeyer, K. (2008): Cross-cultural validation of psychometric measures of trauma in groups of asylum seekers from Chechnya, Afghanistan and West Africa. In: Social Behavior and Personality 35 (5), S. 1101–1114.

Robjant, K./Robbins, I./Senior, V. (2009): Psychological distress amongst imigration detainees: A cross-sectional questionnaire study. In: British Journal of Clinical Psychology 48 (Pt. 3), S. 275–286.

Silove, D./McIntosh, P./Becker, R. (1993): Risk of Retraumatisation of Asylum-Seekers in Australia. In: Australian and New Zealand Journal of Psychiatry 27 (4), S. 606–612.

Steel, Z. (2006): Impact of immigration detention and temporary protection on the mental health of refugees. In: The British Journal of Psychiatry 188, S. 58–64.

Wenzel, T. (2007): Torture. In: Current Opinion in Psychiatry 20 (5), S. 491–496.

Wenzel, T./Friedrich, F./Coskun, B. (2009): Das Istanbul-Protokoll – ein zu wenig genutztes Instrument. Ziele, Implikationen und mögliche Anwendungen [in diesem Band]

.

Hans Wolfgang Gierlichs

Begutachtung psychisch reaktiver Traumafolgen bei Flüchtlingen

1. Zusammenfassung

Der Artikel beschreibt die Geschichte der Begutachtung psychisch reaktiver Traumastörungen in aufenthaltsrechtlichen Verfahren, die aktuelle Diskussion zu diesem Thema sowie spezielle Problemfelder in der Begutachtungspraxis. In den vergangenen 10–15 Jahren kam es aus verschiedenen Gründen häufiger zur Attestierung von Traumastörungen bei Asylsuchenden als zuvor, was bei den Behörden zu einem zunehmenden Misstrauen führte. Obwohl immer deutlicher wurde, dass Traumastörungen die häufigste Erkrankung von Asylsuchenden darstellen und oft zu erheblichen Mitteilungsproblemen führen, wurden erforderliche Modifikationen des Asylanhörungsverfahrens nicht eingeführt. Attestierte Traumastörungen wurden häufig als vorgeschobene Mittel, einen Aufenthalt zu erreichen, betrachtet. GutachterInnen müssen in dieser Situation – neben krankheitsspezifischen Problemen wie Gedächtnisstörungen und Misstrauen – mit Akzeptanzproblemen ihrer Expertisen rechnen. Sie sollten juristische Denkweisen und Begrifflichkeiten kennen und in der Lage sein, heilberufliche Erkenntnisse so zu formulieren, dass sie für Juristen nachvollziehbar sind. Ihre Arbeit erfolgt in einem von diffusen Überfremdungs- und Verlustängsten bestimmten gesellschaftlichen Umfeld, in dem eine humanitäre Offenheit für Asylsuchende oft als Bedrohung staatlicher Integrität wahrgenommen und abgelehnt wird.

2. Vorgeschichte

Viele der Flüchtlinge und Folteropfer, die in Deutschland um Asyl nachsuchen, leiden unter erheblichen Folgestörungen ihrer Traumatisierung. Bis Mitte der neunziger Jahre führte ein eher liberales Asylrecht zur Anerkennung vieler kranker Flüchtlinge, ohne dass ihre Traumatisierungen Gegenstand von Auseinandersetzungen wurden. Die Betroffenen fühlten sich sicher, ihre Beschwerden gingen daher zurück, manche stabilisierten sich ohne weitere Hilfe, viele andere suchten die seit ca. 1980 bestehenden spezialisierten Behandlungszentren für Folteropfer auf. Traumatisierung war zu der Zeit noch kein medizinisches oder gesellschaftliches Thema.

Das Wissen über psychische Traumafolgestörungen breitete sich erst etwa Mitte der neunziger Jahre in Deutschland unter Heilberuflern, später auch unter Laien aus. Zeitgleich kam es in Deutschland und Europa zu einer erheblichen Verschärfung des Asylrechts.[1] Nur Flüchtlinge, die nicht über sichere Nachbarstaaten (von denen Deutschland eingekreist ist) eingereist waren, hatten noch eine Chance, anerkannt zu werden, zusätzlich stiegen die Anforderungen an die Darlegungen der Asylsuchenden über ihre Flucht-gründe erheblich an. Die Asylanträge einer großen Zahl von Flüchtlingen wurden abgelehnt, ihnen drohte die Abschiebung. Diese Situation führte dazu, dass viele der Betroffenen – meist als Zunahme schon vorbestehender psychischer Symptome – oft schwere Schlafstörungen, Alpträume, Zustände von dissoziativer Abwesenheit, Betäubtsein oder Übererregbarkeit hatten. Ihre Beschwerden wurden von Fachleuten als Symptome von Traumafol-gestörungen, von Behörden oft als Simulation eingeordnet.

Dass schwere seelische oder körperliche Gewalterfahrungen zu Erkran-kungen führen, ist keine neue Erkenntnis. Traumafolgestörungen wurden schon im 19. Jahrhundert u. a. von Janet und Freud beschrieben, sie fielen aber, selbst nach dem Holocaust, immer wieder der kollektiven Verdrängung anheim.[2] Erst der Vietnamkrieg, das Erstarken der Frauenbewegung und die Enttabuisierung familiärer Gewalt führten Anfang der 80er Jahre zu ihrer Enttabuisierung und zur Aufnahme der »Posttraumatischen Belastungsstö-rung«[3] in die offiziellen Diagnosemanuale (DSM, ICD[4]). Bevor Traumastö-rungen auch in Deutschland bekannter wurden dauerte es noch einmal 10-15 Jahre. Für viele FlüchtlingsbetreuerInnen bedeutete die Verbreitung des Wis-sens über Traumatisierung eine Erleichterung. Sie wussten schon lange, dass verfolgte Flüchtlinge oft seelisch schwer verletzt waren und erheblich litten, und sahen nun endlich eine Chance, den immer rigider werdenden Behörden etwas entgegenzusetzen. Sie berichteten den Behörden über die Erkrankun-gen und versuchten, mit Hilfe von Attesten und Stellungnahmen einen Ab-schiebeschutz zu erreichen.

PsychologInnen und ÄrztInnen, die Flüchtlinge behandelten, wurden daher zunehmend gebeten, Stellungnahmen und Atteste zum physischen und psychischen Gesundheitszustand ihrer PatientInnen bzw. KlientInnen zu verfassen. »Tatsächlich konnten und können durch gutachterliche Stellung-

---

1 06.12.1992 »Asylkompromiss«: Änderung des Grundgesetzes durch Einfügung eines neuen Art. 16a Abs. 2: Beschränkung des Grundrechts auf Asyl auf Perso-nen die nicht durch sichere »Drittstaaten« eingereist sind, de facto auf per Flug-zeug eingereiste Personen. Inkrafttreten am 30.06.1993, Bestätigung durch Bundesverfassungsgericht 1996. http://de.wikipedia.org/wiki/Asylkompromiss (25.02.2008).
2 Baeyer et al. (1964).
3 Becker (2006), Heckl (2003).
4 DSM-IV (1994), ICD-10 (1993).

nahmen der behandelnden Psychotherapeuten/Ärzte Entscheidungen des Bundesamtes für Migration und Flüchtlinge in Einzelfällen revidiert werden. Entscheidend hierfür waren/sind die Zusatzinformationen, die erst im therapeutischen Prozess zugänglich wurden.«[5]

Das zunehmend häufigere Vorbringen von traumabedingten »Erkrankungen«, die den Behörden unbekannt waren und sich aus Laiensicht so wenig überprüfen ließen, löste bei staatlichen Stellen aber bald Misstrauen und Abwehr aus.

Die gesellschaftliche Konfrontation mit psychischer Traumatisierung führte in Deutschlands Geschichte immer wieder zu starker gesellschaftlicher Abwehr. Im Ersten Weltkrieg wurden traumatisierte Soldaten einer schmerzhaften Aversivtherapie unterzogen, im »Dritten Reich« wurden Traumatisierte zu Kriegsneurotikern erklärt:

> »Unter den Persönlichkeiten mit gleichzeitiger abnormer seelischer und körperlicher Veranlagung ist die für den Heeresdienst praktisch wichtigste Gruppe die der Hypochondrischen, der Erwartungsängstlichen und der leicht beschränkten Willensschwachen. Sie neigt zu zweckbestimmten Konfliktreaktionen, d.h. zur sogenannten Flucht in die Krankheit, um sich dadurch einer als unerträglich empfundenen Belastungsreaktion mehr oder minder bewusst zu entziehen und zugleich das Mitleid der Umgebung zu erregen und auszunutzen.«[6]

In den 60er und 70er Jahren, im Rahmen der Entschädigungsverfahren für NS-Opfer, wurden die Opfer des menschenverachtenden Terrors der Nazis von manchen deutschen Psychiatern als »Rentenjäger«[7] bezichtigt.

> »Nach allen psychiatrischen Erfahrungen ist nicht anzunehmen, dass äußere Einwirkungen, seien sie auch der allerschlimmsten Art, bei einem Menschen [...], der bis dahin eine normale Charakteranlage hatte, zu einer dauernden angstneurotischen Einstellung führen kann.«[8]

Ein in die USA emigrierter Psychiater fragte damals verzweifelt:

> »Die Ermordung von wievielen seiner Kinder muss ein Mensch symptomfrei ertragen können, um eine normale Konstitution zu haben?«[9]

---

5   BAFF (2006), S. 14.
6   Auszug aus den Richtlinien des Deutschen Instituts für Psychologische Forschung und Psychotherapie in Berlin für den Umgang mit so genannten Kriegsneurotikern vom 19. Mai 1942; Leitung: Göring Kernper.
7   Pross (2006), S. 87.
8   Baeyer et al. (1964).
9   Eissler (1963), S. 261.

3. Der heutige politische Rahmen

Asylsuchende, die nach Deutschland kommen, werden zeitnah nach ihrer Ankunft von MitarbeiterInnen des Bundesamtes für Migration und Flüchtlinge (BAMF) »angehört«. Sie müssen ihr Verfolgungsschicksal in dieser Anhörung schlüssig vortragen, spätere Ergänzungen werden häufig nicht mehr anerkannt. Nach der Anhörung werden sie auf Städte und Kreise verteilt, die nun für den Alltag der Flüchtlinge zuständig sind. Sie werden – meist in Sammelunterkünften – untergebracht und erhalten eine geringe Unterstützung. Das Bundesamt entscheidet in den Folgemonaten, manchmal auch -jahren, über die Anerkennung ihrer Anträge und über die Frage, ob »zielstaatsbezogene« Abschiebehindernisse bestehen, beispielsweise weil dort Gefahren für Leib und Leben bestehen.

4. Bedeutung und Akzeptanz der Begutachtung im Asylverfahren

Vor zehn Jahren waren Traumastörungen bei Laien weitgehend unbekannt. Als Flüchtlingsorganisationen das Bundesamt darauf hinwiesen, dass viele Asylsuchende erkrankt und nur eingeschränkt aussagefähig seien und entsprechende Bescheinigungen vorlegten, zeigte sich die Behörde skeptisch. Sie entwickelte immer neue Argumentationen, um die Atteste abzulehnen, und forderte schließlich, die Betroffenen sollten in wissenschaftlich fundierten psychologischen oder ärztlichen Gutachten oder gutachterlichen Stellungnahmen ihre Aussagen ›glaubhaft‹ untermauern und ihr Leiden dokumentieren.[10]

Um ÄrztInnen und PsychologInnen darin fortzubilden, Traumastörungen qualifiziert zu attestieren, entwickelte der Bundesverband der Psychosozialen Zentren für Flüchtlinge und Folteropfer Richtlinien für die Untersuchung von traumatisierten Flüchtlingen und Folteropfern.[11] Etwa zur gleichen Zeit formulierte die Projektgruppe »Standards für die Begutachtung psychotraumatisierter Menschen« (SBPM) ihre Gutachtenstandards und erarbeitete ein Fortbildungscurriculum »Begutachtung psychisch reaktiver Traumafolgen in aufenthaltsrechtlichen Verfahren«,[12] das von der Bundesärztekammer als offizielles Fortbildungsmaterial übernommen wurde und seit mehreren Jahren in regelmäßigen Fortbildungen im Bereich vieler Landesärzte- und Psychotherapeutenkammern umgesetzt wird.[13]

Die zunehmend verbreitete Erkenntnis, dass viele Asylsuchende traumatisiert waren, führte dazu, dass die für das Asylverfahren zuständige Be-

---

10 BAFF (2006).
11 BAFF (2001).
12 Gierlichs et al. (2004).
13 Siehe www.sbpm.de.

hörde, die sich inzwischen in Bundesamt für Migration und Flüchtlinge umbenannte, aufgefordert wurde, mehr heilberuflichen Sachverstand in das Asylverfahren einzuführen. Fachleute wiesen darauf hin, dass Traumastörungen keineswegs selten seien, häufig auf Verfolgung hinwiesen und gleichzeitig zu einer Unfähigkeit führten, das Erlebte, also die Verfolgungsgeschichte, mitzuteilen.[14] Die Anhörer der Asylbehörde seien als verwaltungsjuristisch ausgebildete Personen auch bei gewisser Fortbildung nicht in der Lage, Traumastörungen zu erkennen. Eine Befragung in einem heilberuflichen Kontext sei notwendig, um Vertrauen zu den Betroffenen herzustellen, ggf. Missverständnisse in der Verfolgungsgeschichte auszuräumen, verdrängte, belastende Erfahrungen wiederzubeleben und Erinnerungslücken deutlich zu machen bzw. wieder zu füllen. Eine gemeinsam mit der Behörde durchgeführte und 2004 publizierte Studie[15] bestätigte dies eindrücklich. Sie kam zu dem Ergebnis, dass etwa 40% der Asylsuchenden in Deutschland unter PTSD litten und dass EntscheiderInnen des Bundesamtes, auch wenn sie hierzu fortgebildet waren, die Erkrankung nicht erkannten.

Bedauerlicherweise entschloss sich die Behörde bis heute nicht, diesem Rat zu folgen. Sie argumentierte, die Diagnose von Krankheiten sei nicht Inhalt des Asylverfahrens. Dabei übersah sie, dass die Klärung von Traumafolgestörungen für das Verfahren bedeutsam ist, weil Traumastörungen in vielen Fällen infolge gravierender Beeinträchtigungen der Aussagefähigkeit, beispielsweise infolge Gedächtnisstörungen, die Klärung der asylrelevanten Verfolgungsgeschichte ernsthaft beeinträchtigen und daneben auf mögliche Verfolgung hinweisen.[16] Eine heilberufliche Untersuchung oder Begutachtung ist bisher also im Asylverfahren nicht vorgesehen. Das Schicksal psychisch kranker und traumatisierter Flüchtlinge hängt immer noch vom sehr unterschiedlichen Einfühlungsvermögen der AnhörerInnen ab, die meisten Anträge werden abgelehnt. Erst in letzter Zeit deutet sich hier ein Wandel in der Haltung der Behörde an.

Nach der Ablehnung der Asylanträge kommt es häufig zu langwierigen Prozessen vor den Verwaltungsgerichten, in denen die Flüchtlinge Atteste einreichen, in denen ihnen Traumastörungen bescheinigt werden. Der Umgang mit diesen Bescheinigungen ist – ebenso wie ihre Qualität – sehr unterschiedlich, die Schwelle für die Erteilung von Gutachtenaufträgen durch die Verwaltungsgerichte liegt sehr hoch, die meisten Bescheinigungen müssen von den KlägerInnen finanziert werden.

---

14   Gierlichs (2003), S. A-2198ff und Gierlichs (2007), S. A-1730ff.
15   Gäbel et al. (2005).
16   Gierlichs et al. (2005a), S. 158.

5. Fachliche und ethische Probleme

Für eine qualifizierte Begutachtung psychisch reaktiver Traumafolgen gibt es zusammenfassend also weder einen zuträglichen institutionellen Rahmen noch finanzielle und zeitliche Ressourcen.[17] Viele TherapeutInnen fühlen sich mit der Aufgabe, neben ihrer eigentlichen Tätigkeit zusätzlich Stellungnahmen zu schreiben, zeitlich überfordert. Sie haben das Gefühl, in einem Prozess zunehmend restriktiver Asylgewährung, in dem humanitäres Asyl durch oft zeitlich befristete Abschiebeverbote infolge »nachgewiesener« Erkrankungen ersetzt wird, in eine »Beweisaufnahme« mit immer höheren Anforderungen getrieben zu werden, was sie ethisch in einen Zwiespalt bringt und ihrem Berufsverständnis widerspricht.

ÄrztInnen und PsychologInnen, die sich in diesem schwierigen Rahmen daran machen, Expertisen zu schreiben, stehen zusätzlich vielen fachlichen Problemen gegenüber.

Bei der Begutachtung Asylsuchender durchdringen sich die beschriebenen Probleme des Rahmens, die sich aus der Einbettung der Begutachtung in die ausländerrechtliche und politische Situation ergeben[18] intensiv mit Faktoren, die sich aus kulturellen Differenzen[19] und der Traumatisierung selbst ergeben.[20] Alle Faktoren beeinflussen die Stabilität der Betroffenen, die Beziehung während der Exploration und die Sicherheit des Begutachtungsrahmens, die für die Überwindung traumabedingter Explorationshemmnisse und eine sorgsame und behutsame Exploration entscheidend sind.

Unter »Zwang« befragt zu werden, kann schon für gesunde Personen eine erhebliche Belastung darstellen, die ihr Schutz- und Abgrenzungsbedürfnis sehr beansprucht. Traumatisierte Menschen, deren Grenzen extrem überschritten wurden, fühlen sich durch die Begutachtungssituation noch erheblich stärker belastet und gefährdet. Sie sind in ihrer Kooperationsfähigkeit oft infolge von Übererregbarkeit, Intrusionen, Vermeidungsverhalten sowie Konzentrations- und Gedächtnisstörungen erheblich eingeschränkt. Komplexe chronische Traumatisierungen[21] durch andere Menschen, sogenannte »man made disasters«, führen oft zu einer »feindlichen und misstrauischen Haltung gegenüber der Welt, zu sozialem Rückzug, einem Gefühle der Leere oder Hoffnungslosigkeit, einem chronischen Gefühl von Nervosität wie bei ständigem Bedrohtsein und Entfremdung«[22] und zu einem tiefen Misstrauen in zwischenmenschliche Beziehungen, dessen Überwindung sorgsame Unterstützung benötigt. Scham-, Schuldgefühle und Tabus behin-

---

17 BAFF (2006), S. 9.
18 Gierlichs (2002) und (2003).
19 Mehari (2001) und (2002).
20 Leonhardt/Foerster (2003) und Leonhardt (2004).
21 Lennertz (2006).
22 ICD-10, F 62.0.

dern den Prozess. Darüber hinaus besteht immer eine Reaktualisierungsgefahr. Die Betroffenen fühlen sich in der Begutachtungssituation zu Erinnerungen gedrängt, die sie auch in einem geschützten Therapieprozess nur langsam und oft unvollständig offenbaren und verarbeiten können und die für sie im zugespitzten, meist kurzzeitigen Setting der Exploration eine Bedrohung darstellen können, die sie zu überfluten droht. Behutsamkeit und Sorgfalt sind notwendig, um die notwendigen Informationen zu erhalten, ohne dabei die Untersuchten zu schädigen.

Bei Opfern von extremen Gewalterfahrungen findet sich häufig eine Fragmentierung der Erinnerungen. Dies erschwert es den Betroffenen oft erheblich, ihre Geschichte als etwas zu erinnern, was ihre Gegenwart mitkonstituiert. Bereits die GutachterInnen der Opfer der Shoa beschrieben dies. Sie sprachen von einer Abkapselung extremtraumatischer Erfahrungen von der Umwelt, da sie nicht »kommunikationsfähig« seien.[23] Asylantragsteller, die im Herkunftsland verhört und gefoltert worden waren und die Anhörung beim Bundesamt für Migration und Flüchtlinge als bedrohliches Verhör empfunden haben, gehen entsprechend sensibilisiert in die Begutachtungssituation. Sie können unruhig oder auch aggressiv reagieren oder sich verschließen und teilnahmslos, schweigsam und »unkooperativ« wirken.[24] Die gemeinsame Auseinandersetzung mit extremen Ereignissen menschlicher Destruktivität ist für beide Beteiligten, also auch für den Untersucher, belastend. Sie konfrontiert mit meist verleugneten Seiten menschlicher Existenz. Dies bewirkt eine Labilisierung der psychischen Struktur, kann eigene erlittene Traumatisierungen aktivieren und zu einer Atmosphäre diffuser Unruhe und Aggression führen. Um die Spannung zu mildern, kann es zu einer Rollenumverteilung (Flüchtling emotionslos, Gutachter voll heftiger Gefühle), zu gemeinsamer Leugnung mit Emotionslosigkeit und Distanz oder zu gemeinsamer Überflutung durch die Belastung kommen.[25] Häufige Folgen sind Überidentifikation oder Distanz und mangelnde Empathie. Letztere beruht häufig zusätzlich auf mangelhaften Kenntnissen der Symptomatik von Traumastörungen und der gesellschaftlichen Verhältnisse in den Herkunftsländern.

Die Begutachtung von Opfern von »man-made disasters«, von Menschen, die absichtlich durch andere Menschen gequält und entmenschlicht wurden, ist also krankheitsbedingt schon sehr belastend.

Hinzu kommen kulturelle Missverständnisse verschiedenster Art, beispielsweise über individualistische bzw. kollektivistische Grundeinstellungen, Rollenverteilung, Kommunikationsstil und Verhalten während der Untersuchung sowie Krankheitsverständnis. Kulturtypische traumareaktive

---

23   Baeyer et al. (1964).
24   Haenel/Wenk-Ansohn (2004).
25   Wilson/Lindy (1994).

Krankheitsbilder sind uns häufig in ihren Ausprägungen wenig vertraut. Fremde Kommunikationsstile führen zu unzutreffenden Interpretationen. Unterschiedliche Rollenerwartungen bewirken, dass GutachterInnen, die sich im europäischen Sinne unreflektiert »partnerschaftlich« verhalten, nicht selten eine zu geringe Autorität zuerkannt wird; dies beunruhigt die Flüchtlinge und verstärkt ihr Misstrauen. Die Betroffenen haben Erklärungsmodelle für das Erlittene, die Europäern oft wenig vertraut sind. Sie erleben es beispielsweise als Bestimmung oder Strafe, die zu ertragen ist, und nicht als individuelles Schicksal, das mit individueller Anstrengung gemeistert werden muss. Ohne Kenntnisse der unterschiedlichen Erlebens- und Verarbeitungsweisen können GutachterInnen den berichteten Verlauf und die Symptomatik nur eingeschränkt nachvollziehen, einordnen und bewerten.

6. Juristische und heilberufliche Denkweisen, Methodenstreit

Juristische und heilberufliche Herangehensweisen an die Begutachtung unterscheiden sich insofern, als medizinische und psychologische Untersuchungen sich ihrem Wesen nach mit der Subjektivität der Untersuchten befassen, während Juristen nach objektiven Fakten suchen. HeilberuflerInnen beschreiben subjektives Kranksein und den Zusammenhang zwischen der subjektiven Realität und den Beschwerden der Untersuchten.[26] Wenn sie Erkrankungen als Reaktionen auf äußere traumatische Ereignisse beschreiben, beschäftigen sie sich mit den individuellen Auswirkungen des subjektiven Erlebens und der subjektiven Verarbeitung dieser Ereignisse auf der psychischen, psychosomatischen und psychosozialen Ebene. Sie beschreiben diese Auswirkungen als Erkrankungen, als Diagnose und liefern indizienhaft wichtige Hinweise auf eine traumatische Ursache der beschriebenen Störung. Sie überprüfen immer auch die Möglichkeit der Simulation.[27] Es ist aber weder ihre Aufgabe noch ihr Anliegen, objektive Beweise der Vorgeschichte im Sinne von Außenkriterien zu liefern.

Der Versuch der Klärung dessen, was sich »in Wahrheit« ereignet hat, obliegt einzig den Richtern. Ihr Wunsch, die juristische Wahrheitsfindung unter Zuhilfenahme »eindeutiger und klarer« psychologischer Methoden zu betreiben, geht häufig einerseits von einem vereinfachten Modell von Gedächtnis als Wahrnehmung, Abspeicherung und Abrufbarkeit des Erinnerten, und andererseits von einem vereinfachten Krankheitsmodell als lineare Beziehung zwischen Ursache und Wirkung aus, wie es dem Bedürfnis juristischen, klassisch-logischen Denkens entspricht. Juristen neigen dazu, den Erlebnisbezug einer Aussage ohne die Überprüfung durch eine »sichere«, juristisch nachvollziehbare Untersuchungstechnik anzuzweifeln. Sie fordern,

---

26 Gierlichs et al. (2005a), S. 158.
27 Birck (2002) und Birck/Greve (2005).

die Berichte der Flüchtlinge über Verfolgung zunächst mit Hilfe der kriterienorientierten Aussagepsychologie zu untersuchen. Erst nach einem objektiven Beweis traumatischer Ereignisse sei die Diagnose einer »post«-traumatischen Störung möglich.

Die geforderte aussagepsychologische Methode wurde entwickelt, um mit Hilfe der Inhaltsanalyse einer Aussage und unter Berücksichtigung der Genese, der Kompetenz und der Motivation des Untersuchten sowie mit Hilfe des Vergleichs verschiedener Aussagen einer Person zu unterschiedlichen Zeiten (Konstanzanalyse) die Frage zu klären, inwieweit die Schilderungen glaubhaft und zuverlässig sind. Die Untersuchungsmethodik wurde ausschließlich für die Anforderungen im Strafverfahren entwickelt. Sie ist in dessen Rahmen dafür geeignet, zu klären, ob die Zuverlässigkeit eines Vorwurfs so sicher zu belegen ist, dass die Aussage im definierten Sinn als sicheres und eindeutiges Beweismittel anerkannt wird und eine Verurteilung auf dieser Grundlage erfolgen kann. Die Methodik ist nicht darauf fokussiert, »Unglaubhaftigkeit« zu erkennen[28] und daher nicht auf Asylverfahren übertragbar, in denen es in der Regel darum geht, ob eine Aussage unglaubhaft ist. Sie ist bei Flüchtlingen auch deshalb noch nicht anwendbar, weil sie zurzeit nicht über seriöse, validierte Kriterien bei der Auswertung von Aussagen kulturfremder Personen (anderer Mitteilungs-, Erlebens- und Beziehungsstil) oder möglicherweise traumatisierter Personen (ggf. Vermeidung, veränderte Gedächtnisleistung) verfügt.[29] Infolge der Verdolmetschung im Asylverfahren ergeben sich unvermeidlich Verfälschungen des Mitteilungsstils und des Inhalts.[30] Die methodisch unverzichtbare Inhaltsanalyse des wörtlichen freien Berichts über das fragliche Geschehen ist nicht mehr zuverlässig möglich.

Erst seit einigen Monaten wird – nach heftigen Auseinandersetzungen und einem richtungweisenden Beschluss des Bundesverwaltungsgerichts aus dem Jahre 2006[31] – die Aussageanalyse von Gerichten und Behörden »zähneknirschend« weniger häufig gefordert und, wenn auch häufig noch mit deutlichen Vorbehalten, ein von HeilberuflerInnen propagiertes klinisches Vorgehen akzeptiert.

Was bedeutet nun klinische Methodik? Sie entspricht der vertrauten diagnostischen Vorgehensweise: einen Menschen gründlich zu untersuchen und eine Diagnose zu erstellen. Zunächst steht nicht die Klärung der Vorgeschichte, sondern der gegenwärtige gesundheitliche Zustand im Mittelpunkt der Untersuchung. Aufgrund der Diagnostik, hier einer ausführlichen Verhaltensbobachtung in der Untersuchungssituation, wird ein psychischer Be-

---

28   Volbert (2007).
29   Koch (2001).
30   Birck (2002a), Volbert (2004).
31   24.05.2006, BVerwG 1 B 118.05.

fund erstellt. Enthält dieser eine Symptomkonstellation, die neben unspezifi-
scheren Symptomen wie Depressivität und Angst ausreichend viele sicher zu
erkennende traumatypische Symptome wie Vermeiden, Affektabspaltungen,
Übererregung, intrusive Zustände oder dissoziative Symptome zeigt, wird die
Diagnose einer Traumastörung gestellt. Zusätzlich werden die geschilderten
Beschwerden und die mitgeteilte Vorgeschichte berücksichtigt, wobei darauf
geachtet wird, wie sie geschildert werden und ob sich hierbei traumatypische
Symptome zeigen. Die Gutachter beschreiben Schweregrad der Erkrankung,
Chronizität, Behandlungsbedarf sowie Prognose und Risiko von Gesund-
heitsschäden und Suizidalität in Stresssituationen (Abschiebung), ferner
krankheitsbedingte spezifische oder allgemeine Einschränkungen des Aussagevermögens.[32]

In aufenthaltsrechtlichen Verfahren muss immer mit simuliertem Verhalten oder fingierten Berichten gerechnet werden, da starke Außenreize
hierzu bestehen. Erfahrene UntersucherInnen können Simulation oder Aggravation aber recht gut erkennen.[33] Sie überprüfen ihre Diagnose nach Kriterien für authentisches Verhalten bzw. Simulation oder Aggravation, wie sie
beispielsweise von Birck beschrieben wurden,[34] und nach den dort erwähnten
Hinweisen auf einen Erlebnisbezug von Berichten über traumatische Ereignisse und schließlich deren Bedeutung für die Entstehung des vorliegenden
Krankheitsbildes.

Es fiel und fällt Juristen und Behörden weiterhin oft schwer zu akzeptieren, dass die bei HeilberuflerInnen übliche Vorgehensweise eine ausreichend
abgesicherte Diagnose ermöglicht. Sie argumentieren häufig, man habe die
Mitteilungen der Untersuchten kritiklos übernommen und in eine Diagnose
umgesetzt. Diese Skepsis hängt unter anderem damit zusammen, dass Juristen die Bedeutung nonverbaler Phänomene, die bei der Klärung von Simula-
tion/Aggravation bedeutsam sind, unterschätzen. Ein bekannter Psychotrau-
matologe aus den USA formulierte es, speziell auf Kinder bezogen, so:

> »Der wesentliche Konflikt besteht darin, dass die Rechtsprechung eine primär
> verbale Domäne darstellt, während [...] Kommunikation vornehmlich non-ver-
> bal ist – insbesondere, wenn es sich um die Mitteilung eines traumatischen Er-
> eignisses handelt. Die Rechtsprechung bezieht sich auf das gesprochene Wort
> als dem einzig wesentlichen Element eines Narrativs. Im Falle eines traumati-
> sierten Kindes ist die wörtliche Narrative ein bloßer Schatten dessen, was das
> Kind mitteilt, während es das Ereignis erinnert. Die Vergegenwärtigung des
> traumatischen Geschehens beinhaltet [...] nicht nur die kognitiv abgerufenen,
> narrativen Sprengstücke, sondern ebenso die heftige Angst emotionalen Erin-
> nerns sowie die im Erinnern aktualisierte Erregungsmotilität, schließlich die mit

---

32   Gierlichs et al. (2005a), S. 158.
33   Leonhardt (2004), Birck (2002) und (2002a).
34   Birck (2002), S. 68ff.

der State-Erinnerung legierte physiologische Erregung (oder die dissoziative Reaktion).«[35]

Das Bundesamt für Migration und Flüchtlinge, das den Vorschlag, sich eigene medizinische Fachleute zuzulegen, bisher abgelehnt hat, bemüht sich bis heute, das ihm fremde Territorium medizinischer Diagnostik durch »Plausibilitätsprüfungen« zu kontrollieren. Das Amt erklärte, ohne eigene medizinische Kompetenz zu besitzen, die Erkrankung »Posttraumatische Belastungsstörung« sei ein »innerpsychisches Erlebnis, welches sich einer Erhebung äußerlich-objektiver Befundtatsachen weitestgehend entziehe. Es komme deshalb auf die Glaubhaftigkeit und Nachvollziehbarkeit des geschilderten inneren Erlebens und der zu Grunde liegenden äußeren faktischen Erlebnistatsachen an.«[36] Nun ist die Posttraumatische Belastungsstörung (PTBS oder PTSD) ein in den beiden internationalen Diagnose-Manualen ICD und DSM weitgehend ähnlich beschriebenes Krankheitsbild. Beide Manuale beschreiben die Krankheitsbilder anhand der vorliegenden Symptomatik, also anhand von Befundtatsachen. Dies wird auch auf Behördenfortbildungen des BAMF so referiert.[37] Dennoch wird immer wieder verlangt, zunächst die Glaubhaftigkeit der Aussagen der Flüchtlinge zu »beweisen«.

Die restriktive Haltung führt zu vielen verwaltungsgerichtlichen Verfahren, in denen höchst unterschiedliche Tendenzen verschiedener Gerichte erkennbar sind. Die Anforderungen an ärztlich-psychologische Expertisen schwankten lange Zeit erheblich und wurden, nach vorherigen Beschlüssen, die Anforderungen nicht zu hoch anzusetzen, im September 2007 durch ein Urteil des Bundesverwaltungsgerichts vereinheitlicht.[38] Auch die Fragen, bei welcher Sachlage die Amtsermittlungspflicht der Gerichte einsetzt und ob bei komplizierten Fragestellungen wie Suizidalität Sachverstand in Form von Gutachten einzubeziehen ist, waren und sind strittig, obwohl es auch hierzu wegweisende Beschlüsse des Bundesverwaltungsgerichts gibt.[39] Ebenso strittig ist, welche gesundheitlichen Folgen nach Abschiebungen bei der Durchsetzung der gesetzlichen Ausreisepflicht abgelehnter AsylbewerberInnen in Kauf zu nehmen sind.[40]

---

35 Perry (1999).
36 Gierlichs (2007a), S. 33f.
37 Schneider, W.: Wissenschaftliche Anforderungen an die Begutachtung der posttraumatischen Belastungsstörung, Vortrag 12.10.2006, Elbert, T.: PTSD – Prognose und Therapie, Vortrag 12.10.2006. Morgan, S.: Welche Anforderungen sind an die Diagnose einer Posttraumatischen Belastungsstörung zu stellen? Kurzvortrag BAMF 2007.
38 BVerwG vom 28.03.2006 – 1 B 91.05, BVerwG vom 11.09.2007 – BVerwG 10 C 8.07.
39 BVerwG 1 B 118.05, BVerwG 10 B 85/07.
40 OVG Münster 13 A 1138/04.A.

Wie Asylverfahren ausgehen, hängt daher – neben der oft wechselnden Qualität heilberuflicher Expertisen – erheblich davon ab, welcher Einzelentscheider des Bundesamtes und welcher Verwaltungsgerichtssenat letztendlich entscheidet. Teure Gerichtsgutachten werden, wie schon erwähnt, – noch – eher selten in Auftrag gegeben. Die von den betroffenen Flüchtlingen selbst finanzierten »Parteigutachten« werden häufig als Beweismittel eher gering eingeschätzt.[41]

7. Bedeutung und Akzeptanz der Begutachtung nach Abschluss des Asylverfahrens

Nach endgültigem Scheitern des Asylbegehrens sind die Kommunen, in denen die Flüchtlinge während der langen Asylverfahren leben, nun für die oft schwierige Passbeschaffung und Abschiebung zuständig. Sie haben häufig wenig Handlungsspielraum. Die Flüchtlinge erhalten eine Duldung (Aussetzung der Abschiebung), mit der sie dann oft jahrelang in steter Angst leben. Sie erhalten als Ausreisepflichtige keine Integrationshilfen und keine Arbeitserlaubnis, belasten die Etats der Städte und Gemeinden, ihre Störungsbilder verschlimmern sich und chronifizieren. Sie erleben ihre oft erheblichen Beschwerden als Schicksal und wenden sich oft erst spät an die überlasteten Behandlungszentren für Flüchtlinge oder die wenigen niedergelassenen ausreichend erfahrenen ÄrztInnen und PsychologInnen, die bereit sind, psychisch erkrankte Flüchtlinge zu behandeln. Niedergelassene TherapeutInnen können infolge der Einschränkungen des Asylbewerberleistungsgesetzes (nur akute Erkrankungen und Schmerzzustände sind behandelbar) keine stützenden Gespräche durchführen, sondern nur Medikamente verschreiben. In ihrer Angst vor erzwungener Rückkehr bitten viele Flüchtlinge um Gutachten und Stellungnahmen, die sie, obwohl sie nur eine deutlich geringere finanzielle Unterstützung als Sozialhilfeempfänger erhalten, selbst finanzieren müssen.

Die Mitarbeiter der zuständigen Ausländerbehörden, die meist negative Erfahrungen mit missbräuchlichen Angaben von AusländerInnen haben, erlebten und erleben häufig, ebenso wie das Bundesamt, die zunehmende Attestierung von Traumastörungen in erster Linie als eine mögliche neue Missbrauchsmöglichkeit. Sie zweifeln die Häufigkeit der Diagnose »Posttraumatische Belastungsstörung«[42] an, glauben in vielen Fällen nicht, dass Traumafolgestörungen, die manchmal Jahre nach den abgelehnten Asylanträgen und Verwaltungsgerichtsprozessen attestiert werden, wirklich existieren und nicht simuliert waren und bezweifeln, dass die erst spät berichteten Ver-

---

41   Siehe z. B. Gierlichs (2006).
42   Sie wurde politisch erstmals erwähnt im sog. Bosnier-Erlass der IMK Ende 2000.

folgungsereignisse und Gewalterfahrungen wirklich stattgefunden hatten und aus krankheitsspezifischen Gründen im Asylverfahren zunächst nicht mitteilbar gewesen waren. Sie weisen darauf hin, dass Verfolgungsschicksal und Abschiebehindernisse bereits geprüft seien.

Die Behörden sind nicht gehalten, den Gesundheitszustand der bei ihnen lebenden ausreisepflichtigen Ausländer zu überprüfen, sie müssen nur, nach verschiedenen Zwischenfällen und Suizidversuchen bei Abschiebungen, auf Wunsch der auf den Flughäfen zuständigen Bundespolizeibehörden, untersuchen, ob die Betroffenen im Zusammenhang mit den »Rückführungen« »flugreisetauglich« (transportfähig) sind. Diese Fragestellung ist meist zu bejahen, da heute selbst IntensivpatientInnen »flugreisetauglich« gemacht werden können. Die Frage, welche Auswirkungen die mit der Flugreise verbundene Abschiebung auf die Gesundheit haben könnte, ist nicht Gegenstand dieser Untersuchung. Die Behörden argumentieren, mögliche Abschiebehindernisse seien bereits vom Bundesamt überprüft worden. Die Lücken des Asylverfahrens werden hierbei nicht berücksichtigt. Viele ÄrztInnen in den von den Ausländerämtern beauftragten Gesundheitsämtern weigerten sich zunehmend, ihre Untersuchungen und Bescheinigungen entsprechend einzuengen. Bundesärztekammer und Ärztetage bestärkten[43] sie hierin, es kam zu einem offenen Konflikt, die Behörden beklagten sich über die mangelnde Kooperation der Ärzte und kündigten an, eigene Medizinerkontingente zu rekrutieren, die entsprechend ihren Forderungen besser »kooperierten«. Nach langen und mühsamen Verhandlungen zwischen Bundesärztekammer und Innenministerien wurde Ende 2004 als Kompromiss ein Indikations- und Kriterienkatalog[44] entwickelt, der umstritten blieb und nur in Nordrhein-Westfalen als Erlass verbindlich wurde. Er sieht vor, in Untersuchungen vor Abschiebungen alle diagnostizierten Gesundheitsgefahren zu beschreiben, relativiert dies aber gleichzeitig, indem er beschreibt, dass nur wenige Erkrankungen zu »inlandsbezogenen« Abschiebehindernissen (»Flugreiseuntauglichkeit«) führten und auch »PTSD« in der Regel kein Abschiebehindernis sei, wenn ein Arzt die »Rückführung« begleite. Über diese Frage besteht ein bis heute ungelöster Konflikt zwischen Behörden und HeilberuflerInnen. Viele AmtsärztInnen sehen sich erheblichem Druck ausgesetzt und kommen in ihren Attesten zu Schlussfolgerungen, in denen sie die gesundheitlichen Gefahren einer zwangsweisen Rückführung ausführlich beschreiben und gleichzeitig Transportfähigkeit attestieren. Dies reicht vielen Ausländerbehörden aus, um Abschiebungen durchzuführen. Leider gibt es auch eine Reihe von KollegInnen, die als herumreisende Gutachter durchgehend Reisefähigkeit attestieren, unkritisch im Sinne der Behörden arbeiten und diese in

---

43   Beschlüsse siehe www.bundesaerztekammer.de.
44   Vgl. Ärztekammer Nordrhein (2004).

ihrer Ansicht, Traumastörungen seien selten und die Flüchtlinge »nur« hysterisch oder ängstlich, bestärken.

8. Voraussetzungen für eine hilfreiche gutachterliche Tätigkeit

GutachterInnen müssen Fortbildungen besuchen, wenn sie sich in die Lage versetzen wollen, in dem beschriebenen schwierigen Umfeld durch eine Begutachtung dazu beizutragen, die oft endlose Kette von zeitaufwändigen Widerspruchs- und Klageverfahren zu verkürzen.

ÄrztInnen und PsychologInnen, die erkennbar – oft ohne eigene Diagnostik – unzureichende und unkritische Krankheitsbescheinigungen nach den Angaben der Flüchtlinge ausstellen, leisten dem Misstrauen der Behörden Vorschub.

Voraussetzung für eine hilfreiche Begutachtung ist zunächst, dass GutachterInnen über gute fachliche Kenntnisse verfügen: zum einen über das junge Fach der Psychotraumatologie, mit dem psychologische und ärztliche PsychotherapeutInnen bis Mitte der 90er Jahre während ihrer Ausbildung nicht vertraut gemacht wurden, zum andern über die Methodik der Erarbeitung von Diagnose und Prognose[45] in der klinischen Begutachtung. Notwendig sind ausreichende Kenntnisse in kulturellen Differenzen und Besonderheiten.

Wichtig ist es für GutachterInnen, die eigene Rolle zu reflektieren. Die Begutachtung stellt im Zusammenhang mit der asylpolitischen Entwicklung durchaus ein »fragwürdiges Mitwirken« dar. Die zunehmend erhöhten Anforderungen an die Begutachtung können unerfüllbare Ansprüche an die eigene Perfektion mit Versagensängsten auslösen. Gutachten werden häufig in der zugespitzten Situation gegen Ende eines gescheiterten Asylbegehrens erbeten, dies löst erheblichen Druck aus. Unverständnis über das behördliche Verhalten im Verfahren kann die notwendige empathische Neutraliät belasten oder auch zu Rivalität mit Behörden und Gerichten führen. All diese Faktoren müssen bedacht werden. Es ist unumgänglich, in dieser angespannten und verworrenen Lage die eigene Haltung zu klären und sich der Einschränkungen eigener Möglichkeiten bewusst zu sein, um der Aufgabe als GutachterIn gerecht werden zu können, ohne sich zu sehr zu belasten.

Es ist wichtig, als GutachterIn auch bei inhaltlichen Differenzen eine möglichst produktive Arbeitsbeziehung zu den umliegenden Behörden aufzubauen. Unterschiedliche Denkweisen von JuristInnen und HeilberuflerInnen sollten angesprochen werden. Wenn beispielsweise in gutachterlichen Stellungnahmen eine Störung mit Krankheitswert festgestellt wird, verlangt die Behörde in der Regel den Nachweis eines Behandlungsplatzes und eines

---

45   Gierlichs/Wenk-Ansohn (2005b).

Behandlungsplans. Unter »Behandlung« wird oft eine Art Reparaturprozess der »Krankheit PTSD« verstanden, nach dessen Gelingen Abschiebefähigkeit besteht. Viele Behörden warten dieses »positive« Ergebnis der Behandlung oft nur ungern und ungeduldig ab, erteilen während der Therapiedauer knapp bemessene Duldungen und verstehen oft nicht, dass äußere (Aufenthalts-) Sicherheit das wichtigste Heilmittel darstellt, ohne das stabile Besserung kaum möglich ist, und dass die Therapie unter den Bedingungen einer Duldung wenig erfolgreich ist. Für die Lebensperspektive Traumatisierter und den Prozess der Exploration ist äußere Sicherheit, speziell ein sicherer Aufenthaltsstatus entscheidend.[46] Behörden deuten mangelnde Therapieerfolge unter unsicheren Aufenthaltsbedingungen häufig so um, dass die Betroffenen nicht gesund werden wollen, um nicht abgeschoben zu werden. Es ist dann notwendig, Überzeugungsarbeit zu leisten, psychodynamische Prozesse zu erläutern und darzulegen, dass chronische Traumastörungen in der Regel stabilisiert, aber nicht geheilt werden können und dass fehlende Besserungen bei fortbestehender unterschwelliger Triggerung durch Duldungen mit dem Vermerk »Aussetzung der Abschiebung« nicht auf »bösem Willen« oder »mangelnder Kooperation« beruhen, sondern infolge des Erlebens der Betroffenen unvermeidbar sind. Oft gelingt es nicht, Nicht-Heilberuflern zu verdeutlichen, warum die Abkoppelung der Therapie vom aufenthaltsrechtlichen Aspekt so unerlässlich ist.

GutachterInnen müssen die juristische Begrifflichkeit berücksichtigen. Die Gefahren einer gesundheitlichen Verschlechterung im Zusammenhang mit einer Abschiebung werden juristisch nur berücksichtigt, wenn sie »erheblich« und »konkret«[47] sind; hierauf muss Bezug genommen werden, da die Empfänger der Stellungnahmen/Gutachten sich oft nach dem wortgetreuen Vorhandensein oder Fehlen dieser Begriffe richten.

Der rechtliche Rahmen und die genaue juristische Fragestellung müssen beachtet werden. Dezidierte Ausführungen zur Notwendigkeit juristischer Entscheidungen (Herr/Frau X muss ein Aufenthalt gewährt werden) oder zur gesundheitlichen Versorgung im Herkunftsland (kann in Bosnien nicht behandelt werden) überschreiten in der Regel heilberufliche Kompetenzen und sind meist kontraproduktiv. Es reicht, zu beschreiben, was aus heilberuflicher Sicht an medizinischer Versorgung notwendig ist. Da die Behörden meist aufgrund gesetzlicher Vorgaben nicht eine möglichst gute, sondern nur die zur Vermeidung von erheblichen konkreten gesundheitlichen Gefahren erforderliche Minimalbehandlung als Maßstab ansehen, sollte man neben dem heilberuflich Richtigen auch das unumgänglich Notwendige beschreiben. Die

---

46 Rössel-Čunović (1999).
47 AufenthG § 60 Abs. 7: »Von der Abschiebung eines Ausländers in einen anderen Staat soll abgesehen werden, wenn dort für diesen Ausländer eine erhebliche konkrete Gefahr für Leib, Leben oder Freiheit besteht […].«

Forderung nach einer Änderung der gesetzlichen Vorgaben, so dringend sie notwendig erscheint, gehört nicht in ein Gutachten.

Das Bundesverwaltungsgericht hat im September 2007 Mindestanforderungen für Bescheinigungen formuliert, die die Amtsermittlungspflicht der Gerichte auslösen: Erforderlich sei »[...] angesichts der Unschärfen des Krankheitsbildes sowie seiner vielfältigen Symptome regelmäßig die Vorlage eines gewissen Mindestanforderungen genügenden fachärztlichen Attests. Aus diesem muss sich nachvollziehbar ergeben, auf welcher Grundlage der Facharzt seine Diagnose gestellt hat und wie sich die Krankheit im konkreten Fall darstellt. Dazu gehören etwa Angaben darüber, seit wann und wie häufig sich der Patient in ärztlicher Behandlung befunden hat und ob die von ihm geschilderten Beschwerden durch die erhobenen Befunde bestätigt werden. Des Weiteren sollte das Attest Aufschluss über die Schwere der Krankheit, deren Behandlungsbedürftigkeit sowie den bisherigen Behandlungsverlauf (Medikation und Therapie) geben. Wird das Vorliegen einer PTBS auf traumatisierende Erlebnisse im Heimatland gestützt und werden die Symptome erst längere Zeit nach der Ausreise aus dem Heimatland vorgetragen, so ist in der Regel auch eine Begründung dafür erforderlich, warum die Erkrankung nicht früher geltend gemacht worden ist. [...] Die Beibringung einer detaillierteren, an den Forschungskriterien F 43.1 des ICD-10 (International Classification of Diseases, World Health Organisation 1992) orientierten gutachtlichen fachärztlichen Stellungnahme [...] mag zwar für die Überzeugungsbildung des Gerichts hilfreich sein, ist aber nicht Voraussetzung für einen substantiierten Beweisantrag. Denn damit würden die Anforderungen an die Darlegungspflicht der Beteiligten überspannt.«[48]

9. Zusammenfassung

HeilberuflerInnen, die in aufenthaltsrechtlichen Anerkennungsverfahren zur physischen und psychischen Verfassung von Flüchtlingen Stellung nehmen, stehen vor vielen Aufgaben. Sie müssen über fachliches Wissen und Handwerkszeug verfügen, das sie durch entsprechende Weiterbildung erlangen können. Dazu gehören das Erkennen der unterschiedlichen Krankheitsbilder und ihrer kulturtypischen Ausformungen, die Vertrautheit mit unterschiedlichen kulturellen Kommunikationsstilen, die Arbeit mit Sprach- und KulturmittlerInnen und vor allem das Herstellen eines Vertrauensverhältnisses, damit die Opfer von Verfolgung und Gewalt ihre Erlebnisse und die damit verbundenen physischen und psychischen Probleme erzählen können. Ihre Arbeit erfolgt in einem überwiegend als repressiv erlebten behördlichen und gesellschaftlichen Umfeld, mit dem Konsens nur schwer herstellbar ist. Dies hat viele Ursachen, die hier nur angedeutet werden können. Eine der wich-

---

48   BVerwG 10 C 8.07 vom 11.09.2007.

tigsten scheint darin zu liegen, dass zwei zentrale, keineswegs unvereinbare soziale und gesellschaftliche Anliegen offensichtlich zu unüberbrückbaren Gegensätzen geworden sind: das Bedürfnis, sich und seinen Raum zu schützen, und das Bedürfnis, sich zu öffnen und zu helfen. Bei nüchterner Betrachtung sind beide Ziele nicht konträr. Jeder Staat muss seine hoheitlichen Aufgaben einschließlich der Entscheidung über Immigration erfüllen können, gleichzeitig hat er essenzielle humanitäre Verpflichtungen. Beide Aufgaben sollten verbunden werden. In der augenblicklichen Situation vertreten manche Behörden und Flüchtlingshelfer isoliert und fundamentalistisch jeweils nur eine dieser beiden Positionen, manche Behörden akzentuieren ausschließlich ihre Pflicht zur Eindämmung der Zuwanderung wegen »Asylmissbrauchs« und beschuldigen Heilberufler der Komplizenschaft. Manche Flüchtlingsunterstützer verstärken diese Haltung der behördlichen Abwehr, indem sie eine grenzenlose humanitäre Verpflichtung fordern, ohne gesellschaftliche Dynamiken zu berücksichtigen. Im Hintergrund mancher Aufschaukelungsprozesse stehen Gruppen mit genuin fremdenfeindlichen Haltungen, die auf Informationsmangel beruhende Überfremdungsängste benutzen, um ihre Ansichten durchzusetzen. Es erscheint daher dringend notwendig, in einen – sicherlich schwierigen – Dialog einzutreten und Ängste, die auf fehlender Information beruhen, abzubauen sowie Missverständnisse zu klären. Die Notwendigkeit staatlicher Schutz- und Steuerungsfunktion könnte mit den für das Überleben zivilgesellschaftlicher Ordnungen unumgänglich notwendigen humanitären Belangen leichter in Einklang gebracht werden, wenn der Umfang des Schutzes verfolgter und traumatisierter Flüchtlinge klarer gesetzlich definiert würde und der Ermessensspielraum der Entscheider durch eindeutigere Formulierungen in Ausführungsbestimmungen und -erlassen geringer wäre. Dies würde Konflikte begrenzen und vielen Entscheidungen einzelner Entscheidungsträger den Charakter der Willkürlichkeit nehmen. Behörden und Heilberufler sollten sich auf verbindliche Standards für klinische Begutachtungen einigen und diese transparent machen. Die Zeugnisse nachweislich entsprechend ausgebildeter und supervidierter Gutachterinnen und Gutachter würden so nicht in Frage gestellt, die Klärung von strittigen Einzelfällen würde in einem strukturell festgelegten Ablauf erfolgen.

Literatur

Aycha, A. (2001a): Vorwort. In: BAFF (2001), S. 3–4.

Aycha, A. (2001b): Erstellung von Psychologischen Gutachten/Stellungnahmen bei Flüchtlingen. In: BAFF (2001), S. 89–108.

Ärztekammer Nordrhein (AEKNO) (2004): Informations- und Kriterienkatalog. www.aekno.de/downloads/aekno/kriterienkatalog_nrw.pdf (15.09.2009).

Baeyer, W. v./Häfner, H./Kisker, K.P. (1964): Psychiatrie der Verfolgten. Berlin, Göttingen, Heidelberg.

Bundesweite Arbeitsgemeinschaft der Psychosozialen Zentren für Flüchtlinge und Folteropfer (BAFF) (Hrsg.) (2001): Richtlinien für die psychologische und medizinische Untersuchung von traumatisierten Flüchtlingen und Folteropfern. 3. überarbeitete Auflage. Bonn.

Bundesweite Arbeitsgemeinschaft der Psychosozialen Zentren für Flüchtlinge und Folteropfer (BAFF) (Hrsg.) (2006): Begutachtung traumatisierter Flüchtlinge: Eine kritische Reflexion der Praxis. Karlsruhe.

Becker, D. (2001): Dealing with the Consequences of Organized Violence in Trauma Work. In: Berghof Research Center for Constructive Conflict-Management (2001), S. 2–16.

Becker, D. (2006): Die Erfindung des Traumas: Verflochtene Geschichten. Berlin.

Berghof Research Center for Constructive Conflict-Management (Hrsg.) (2001): Berghof Handbook for Conflict Transformation. www.berghof-handbook.net/articles/becker_handbook.pdf (15.09.2009).

Bittenbinder, E. (2000): Trauma und extreme Gewalt: Systemische Psychotherapie mit Überlebenden von Folter und die Bedeutung »innerer Bilder«. In: Zeitschrift Psychotherapie im Dialog 1, S. 38–44.

Bittenbinder, E. (2005): Traumatisierte Helfer im Hilfesystem: Burnout oder stellvertretende Traumatisierung. www.kinderschutz-zentrum.de/pdf/doku_stutt03.pdf (15.09.2009).

Birck, A. (2002): Traumatisierte Flüchtlinge: Wie glaubhaft sind ihre Aussagen? Heidelberg.

Birck, A. (2002a): Echte und vorgetäuschte Posttraumatische Belastungsstörungen, Psychotraumatologie 2002; 26 DOI: 10.1055/s-2001-20177. www.angelika-birck.info/Publications.html (15.09.2009).

Birck, A./Greve, C. (2005): Begutachtung der Glaubhaftigkeit von Aussagen zu traumatischen Ereignissen. In: Hartmann/Therapiezentrum für Folteropfer Köln (2005), S. 15–22.

DSM-IV (1996): Diagnostisches und Statistisches Manual Psychischer Störungen. Übersetzt nach der vierten Auflage des Diagnostic and Statistical Manual of Mental Disorders. Forth Edition. American Psychiatic Association, 1994. Deutsche Bearbeitung und Einführung: Saß, H./Wittchen, H. U./Zaudig, M. Göttingen.

Eissler, K. R. (1963): Die Ermordung von wie vielen seiner Kinder muss ein Mensch symptomfrei ertragen können, um eine normale Konstitution zu haben? Psyche 17, S. 241–291.

Gäbel, U./Ruf, M./Schauer, M./Odenwald, M./Neuner, F. (2005): Prävalenz der Posttraumatischen Belastungsstörung (PTSD) und Möglichkeiten der Ermittlung in der Asylverfahrenspraxis. In: Zeitschrift für Klinische Psychologie und Psychotherapie 35 (1), S. 12–20.

Gierlichs, H. W. (2002): Psychologische Gutachten: Wissen über Traumata mangelhaft. In: Deutsches Ärzteblatt 99, Heft 33, S. 403–404.

Gierlichs, H. W. (2003): Begutachtung psychotraumatisierter Flüchtlinge, Konflikte mit ethischen Belangen. In: Deutsches Ärzteblatt 100, Heft 34–35, S. A–2198–2199.

Gierlichs, H. W./Haenel, F./Hennigsen, F./Spranger, H./Schaeffer, E./Wenk-Ansohn, M./Wirtgen, W. (2004): Standards zur Begutachtung psychisch reaktiver Traumafolgen (SBPM). In: Haenel/Wenk-Ansohn (2004), S. 243–256.

Gierlichs, H. W./van Keuk, E./Greve, C./Wenk-Ansohn, M./Flatten, G./Hartmann, C./Liebermann, P./Rottländer, M./Weber, T./Wirtgen, W. (2005a): Grenzen und Möglichkeiten klinischer Gutachten im Ausländerrecht. In: Zeitschrift für Ausländerrecht (ZAR), Heft 5, S. 158–163.

Gierlichs, H. W./Wenk-Ansohn, M. (2005b): Behandlungsbedarf, Prognose und Suizidalität bei komplexen chronischen Traumastörungen. In: Zeitschrift für Ausländerrecht (ZAR), Heft 12, S. 405–410.

Gierlichs, H. W. (2006): Die Lebenserfahrung des OVG Münster. In: Zeitschrift für Ausländerrecht (ZAR), Heft 11/12, S. 405–413.

Gierlichs, H. W. (2007a): Missbrauch medizinischer Begriffe durch das BAMF, ANA-ZAR (Anwaltsnachrichten Ausländer- und Asylrecht), Heft 5, S. 33–34.

Gierlichs, H. W. (2007b): Traumatisierung bei Flüchtlingen. Antrag abgelehnt. Deutsches Ärzteblatt 104, Heft 24, S. A–1730–1731.

Haenel, F./Wenk-Ansohn, M. (2004): Begutachtung psychisch reaktiver Traumafolgen in aufenthaltsrechtlichen Verfahren. Weinheim, Basel.

Hartmann, C./Therapiezentrum für Folteropfer Köln (2005): Psychologische Gutachten in aufenthaltsrechtlichen Verfahren von Flüchtlingen. Therapiezentrum Köln.

Heckl, U. (2003): Trauma und Traumatisierung: Einige Überlegungen zu der Tauglichkeit dieses Begriffs für die psychosoziale Arbeit mit Kriegsgeschädigten Menschen und Flüchtlingen. In: Report Psychologie, Jg. 28 (1), S. 1–5.

Herman, J. L. (1994): Die Narben der Gewalt: Traumatische Erfahrungen verstehen und überwinden. München.

ICD-10 (1993): Internationale Klassifikation psychischer Störungen: Klinisch-diagnostische Leitlinie. Übersetzt und herausgegeben: Dilling, H./Mombour, W./Schmidt M. H.: Internationale Klassifikationen psychischer Störungen: Klinisch-diagnostische Leitlinien: ICD-10. Bern.

Innenministerkonferenz (2004): Regelungen für Bürgerkriegsflüchtlinge aus Bosnien-Herzegowina und Kosovo, insbesondere für Traumatisierte aus Bosnien-Herzegowina. Beschlussniederschrift vom 23./24.11.2000. In: Pressemappe zum Appell für eine Berliner Bleiberechtsregelung für Kriegsflüchtlinge aus dem ehemaligen Jugoslawien (unveröffentlicht).

Keilson, H. (1979): Sequentielle Traumatisierung bei Kindern: Deskriptiv-klinische und quantifizierend-statistische follow-up Untersuchung zum Schicksal der jüdischen Kriegswaisen in den Niederlanden. Forum der Psychiatrie. Neue Folge 5. Stuttgart.

Koch, D. (2001): Stand des Wissens über Traumatisierungen bei Flüchtlingen. In: Flüchtlingsrat Schleswig Holstein, Innenministerium Schleswig Holstein, Refugio Kiel (Hrsg.): Tagungsreader zur Fachtagung »Umgang mit traumatisierten Flüchtlingen« vom 14.02.2001. Kiel.

Koch, D./Winter, D. (2001): Einleitung. In: BAFF (2001), S. 11ff.

Lennertz, I. (2006): Trauma-Modelle in Psychoanalyse und klinischer Psychologie. TRN-Newsletter Special Issue 2006. www.traumaresearch.net/fr_special2006.htm (04.12.2006).

Leonhardt M./Foerster, K. (2003): Probleme bei der Begutachtung der posttraumatischen Belastungsstörung. In: Der Medizinische Sachverständige 5, S. 150.

Leonhardt M. (2004): Psychiatrische Begutachtung bei asyl- und ausländerrechtlichen Verfahren. In: Venzlaff et al. (2004), S. 748–755.

Mehari, F. (2001): Der kulturelle Kontext als Bezugsrahmen des Erlebens und als Ausdruck von Leiden. In: BAFF (2001), S. 79ff.

Mehari, F. (2002): Trauma im interkulturellen Kontext, Asylpraxis 9, BAMF.

Perry, B. D. (1999): Memories of Fear. How the Brain Stores and Retrieves Physiologic States, Feelings, Behaviors and Thoughts from Traumatic Events. Web Version (Trauma Academy). Urspr. ersch. in: Goodwin, J./Attias, R. (Hrsg.): Splintered Reflections: Images of the Body in Trauma. New York.

Pross, C. (2006): »Objektiver Befund« versus »subjektives Erleben« – die psychosomatische Medizin in der Begutachtung von NS-Verfolgten. In: Zeitschrift für Psychotraumatologie und Psychologische Medizin 2, S. 87–94.

Rafailovic, K. (2005): Problemfeld Begutachtung »traumatisierter« Flüchtlinge: Eine empirische Studie zur Praxisreflexion. Skeuditz.

Rössel-Čunović, M. (1999): Kurz-Therapien für Flüchtlinge mit befristeter Duldung? Probleme und ausländerrechtliche Restriktionen der psychotherapeutischen Grundversorgung traumatisierter Flüchtlinge: Erfahrungen mit bosnischen Flüchtlingen. In: Zeitschrift für Politische Psychologie 7, 1–2 (1999), S. 143–150.

Rückführungsabkommen (1997): Abkommen zwischen der Regierung der Bundesrepublik Deutschland und der Regierung von Bosnien und Herzegowina über die Rückführung und Rückübernahme von Personen. In: Bundesgesetzblatt, Jahrgang 1997, Teil II, Nr. 12, S. 742–745, ausgegeben zu Bonn am 02. April 1997.

Venzlaff, U./Foerster, K./Diederichsen, U. (Hrsg.) (2004): Psychiatrische Begutachtung. 4. überarbeitete Auflage. München.

Volbert, R. (2004): Beurteilung von Aussagen über Traumata. Bern.

Volbert, R. (2006): Vortrag auf der Behördentagung des Bundesamtes Oktober 2006: Beurteilung von Angaben über Traumata: Schnittstelle zwischen klinischer und aussagepsychologischer Begutachtung.

Wilson, J. P./Lindy J. D. (1994): Countertransference in the Treatment of PTSD. New York.

Zuwanderungsgesetz (2004): Gesetz zur Steuerung und Begrenzung der Zuwanderung und zur Regelung des Aufenthalts und der Integration von Unionsbürgern und Ausländern vom 30. Juli 2004. In: Bundesgesetzblatt, Jahrgang 2004, Teil I, Nr. 41, S. 1950–2011, ausgegeben zu Bonn am 05. August 2004.

Ferdinand Haenel

Anforderungen an klinische medizinisch-psychologische Gutachten in ausländerrechtlichen Verfahren

1. Einleitung

Die Erstellung klinischer Kausalitätsgutachten bei Personen mit psychisch reaktiven Folter- und Bürgerkriegsfolgen ist seit langem ein bedeutsamer Aufgabenschwerpunkt im Behandlungszentrum für Folteropfer Berlin. Diese gutachterliche Tätigkeit bezieht sich sowohl auf Verfahren im sozialen Entschädigungsrecht[1] als auch auf aufenthaltsrechtliche Klageverfahren bei Verwaltungsgerichten.[2] In den aufenthaltsrechtlichen Verfahren geht es zum einen um die Frage, ob psychische oder physische Gesundheitsstörungen vorliegen, welche die Angaben der Antragsteller oder Kläger zu ihrem Asylbegehren auf Grundlage von Art. 16a GG oder § 60 Abs. 1 AufenthG stützen, zum anderen darum, ob – wie z. B. bei den bosnischen Kriegsflüchtlingen – psychisch reaktive Traumafolgen bestehen und inwieweit diese sich im Kontext einer Rückführung tiefgreifend und lebensbedrohlich verschlechtern können, sodass ein Abschiebehindernis nach § 60 Abs 7 AufenthG besteht.

Übersicht möglicher klinischer Fragestellungen an den Gutachter:

1. Leidet der Kläger an einer körperlichen oder seelischen Gesundheitsstörung?

2. Wenn ja, kann/können diese Störung(en) ursächlich auf traumatische Erlebnisse zurückzuführen sein?

3. Leidet der Kläger an einer Posttraumatischen Belastungsstörung?

4. Wenn ja, gibt es psychische oder auch medizinisch-körperliche Befunde, die darauf hinweisen, dass die Posttraumatische Belastungsstörung durch äußere Gewalteinwirkung hervorgerufen sein kann?

---

1   Nach dem SED-Unrechtsbereinigungs-/Opferentschädigungsgesetz.
2   Graessner/Wenk-Ansohn (2000), Haenel (1998).

5. Wenn ja, kann oder können die Gesundheitsstörung(en) des Klägers ursächlich auf den von ihm angegebenen Haft- und Foltererlebnissen beruhen? Oder gibt es andere, mindestens ebenso wahrscheinliche Ereignisse in der Vorgeschichte des Klägers, die als Ursache für die bestehende(n) Gesundheitsstörung(en) in Frage kommen können?

6. Ist der Kläger nicht oder nur eingeschränkt in der Lage, Selbsterlebtes zu schildern? Falls ja, beruht diese Unfähigkeit zur Schilderung von Selbsterlebtem auf einem in seinem Herkunftsland staatlich verursachten Trauma (ggf. welches?) oder ist der Kläger in einer Weise psychisch erkrankt, die nicht ursächlich auf ein solches Verfolgungserlebnis zurückzuführen ist?

7. Ist beim Kläger zur Vermeidung einer tiefgreifenden und lebensbedrohlichen Verschlechterung seines Gesundheitszustandes im oben genannten Zusammenhang eine psychiatrisch-neurologische, medizinische oder psychologische Behandlung erforderlich? Wenn ja, welche?

8. Ist der Kläger suizidgefährdet?

9. Inwieweit besteht die Möglichkeit, dass sich die Gesundheitsstörung(en) des Klägers im Kontext einer Rückführung tiefgreifend oder gar lebensbedrohlich verschlechtern kann/können?

Häufig wird von juristischer Seite auch gefragt, »wie lange eine evtl. vorzunehmende psychiatrische Behandlung mit dem Ziel der gesundheitlich gefahrlosen Rückführung in die Heimat benötigen würde.« Hierzu ist festzustellen, dass bei Patienten mit erlebnisbegründeten, psychisch reaktiven Traumafolgen eine lebenslange Vulnerabilität besteht, mit der Gefahr symptomverstärkender Reaktualisierung bei Ereignissen, die in einem Zusammenhang mit den damaligen traumatischen Erfahrungen stehen.[3] Eine Verknüpfung eines erfolgreichen Therapieausgangs mit einer späteren Rückkehr in das Land, wo die traumatischen Ereignisse stattgefunden haben, ist sinnlos, insofern als sich Vertrauen und Offenheit des Patienten zum Therapeuten als eine Grundbedingung jeder psychotherapeutischen Beziehung schwerlich entwickeln kann, wenn mit ihr zugleich die möglicherweise retraumatisierende und als Bedrohung erlebte Rückkehr in das Herkunftsland am Ende einer Behandlung in Aussicht steht. Eine unter solchen Vorzeichen begonnene Psychotherapie bietet grundsätzlich wenig Aussicht auf Erfolg.

Bei Behörden bestehen mitunter Unklarheiten, was von einem fachgerecht ausgeführten klinischen Gutachten zu erwarten ist und welche fachli-

---

3   Spranger (2002).

chen Voraussetzungen die Gutachter hierfür mitbringen müssen.[4] Bei obigen Fragen handelt es sich um klinische Fragestellungen, die von in diesem Bereich erfahrenen Medizinern, Psychologen und Psychotherapeuten beantwortet werden müssen. Hierin mit eingeschlossen können auch Beurteilungen über eine mögliche symptombedingte Einschränkung des Aussagevermögens sein. Jedoch kann die Beantwortung von Fragen nach der Glaubhaftigkeit von Aussagen, wie sie bei Zeugen in Strafprozessen gestellt werden, und der Einschätzung, inwieweit diese Aussagen zu vergangenen Ereignissen durch Erlebnisbezug und nicht anderweitig begründet werden können, keinesfalls Aufgabe eines klinischen Gutachtens zur gesundheitlichen Verfassung von Asylbewerbern sein, sondern kann am ehesten mit der Methode der kriteriumsorientierten Aussageanalyse der forensischen Aussagepsychologie durchgeführt werden, in welcher allerdings zur Zeit keine standardisierten und wissenschaftlich validierten Verfahren zur Überprüfung der Glaubhaftigkeit von Angaben psychisch traumatisierter Personen aus anderen als den mitteleuropäischen und nordamerikanischen Kulturkreisen zur Verfügung stehen. Die Erstellung aussagepsychologischer Gutachten liegt in der Regel außerhalb des Kompetenzbereichs eines Facharztes oder ärztlichen bzw. psychologischen Psychotherapeuten, wie auch ein in aussagepsychologischen Gutachten versierter forensischer Psychologe in der Regel nicht in der Lage ist, klinische Gutachten zu erstellen. Darüber hinaus sind die Untersuchungsmethoden grundverschieden, sodass man auch nicht beides zugleich durchführen kann.[5]

Im Asyl- und Ausländerrecht, aber ganz besonders auch im sozialen Entschädigungsrecht[6] musste in der Vergangenheit nicht selten festgestellt werden, dass klinische Gutachter oft zu extrem unterschiedlichen Ergebnissen in der Kausalitätsbeurteilung psychisch reaktiver Traumafolgen gelangen. Dies hat sich in der jüngsten Zeit bei der Begutachtungspraxis bosnischer Kriegsflüchtlinge[7] oder der Abschiebungspraxis von Asylbewerbern[8] erneut bestätigt.

Wie kommt es zu diesen hohen Divergenzen in der Beurteilung psychisch reaktiver Extremtraumafolgen selbst unter Fachkollegen? Mangelnder Kenntnis- und Erfahrungsstand des Arztes oder Psychologen mag sich im Einzelfall, aber heute nicht mehr generell als Erklärung anführen lassen. In der Tat hat der Verfasser während seiner Facharztweiterbildung in der zweiten Hälfte der 80er Jahre in einer psychiatrischen Abteilung eines großen städtischen Krankenhauses in Berlin-Kreuzberg, wo es wirklich keinen Man-

---

4   Wenk-Ansohn et al. (2002).
5   Birck (2002).
6   Denis et al. (2000), Bundessozialgericht (1995).
7   Henningsen (2002).
8   Gierlichs (2002).

gel an Personen mit unterschiedlichsten psychopathologischen Zustandsbildern gegeben hat, nichts von den Diagnosen »Posttraumatische Belastungsstörung« (PTBS) oder »Andauernde Persönlichkeitsänderung nach Extrembelastung«, geschweige denn von ihren geschichtlichen Vorläufern wie »Kriegsneurose«, »traumatischer Neurose«, »erlebnisbedingter Persönlichkeitswandel«[9] oder »KZ-Überlebendensyndrom«[10] vernommen.

Nun, das hat sich geändert. Der Wissensstand der Fachkollegen hat sich beträchtlich erweitert, man spricht sogar schon von PTBS als einer »Mode«-Diagnose, und der Begriff des hierzu geforderten traumatischen Ereignisses läuft mittlerweile Gefahr, weit jenseits existenzieller Bedrohung auf leichtere, weniger bedrohliche Begebenheiten ausgeweitet zu werden. PTBS als Mode? Diese Charakterisierung der Posttraumatischen Belastungsstörung als psychisch reaktive Folge auf existenzielle Extrembelastung – einmal ganz besonnen und unpolemisch betrachtet – birgt tatsächlich eine Kernwahrheit. Denn: psychiatriehistorisch gesehen war die Anerkennung einer solchen Störung immer abhängig gewesen von den gesellschaftlichen und politischen Umständen Mitteleuropas und der Vereinigten Staaten von Nordamerika. So war in Deutschland in der Zeit nach dem Ersten Weltkrieg die Psychiatrie von der Lehrmeinung bestimmt, dass abnorme Erlebnisreaktionen – also seelische Reaktionen nach psychotraumatischen Einwirkungen – grundsätzlich nach Wochen bis Monaten abklingen. Und auch nach dem Zweiten Weltkrieg galt noch die Lehrmeinung, dass die Belastbarkeit der menschlichen Seele im Unendlichen liege.[11]

In den 1950er Jahren hatte dies für die Begutachtungspraxis bei Überlebenden der nationalsozialistischen Konzentrationslager im Rahmen des Bundesentschädigungsgesetzes die Folge, dass viele deutsche Psychiater, die zum Teil selbst in die Verbrechen innerhalb der deutschen Psychiatrie im »Dritten Reich« involviert gewesen waren, erlebnisreaktive psychische Störungen von KZ-Überlebenden als erblich oder entwicklungsbedingt auf die Zeit vor der Lagerinternierung ursächlich zurückgeführt hatten.[12] Im Gegenzug hat es damals eine Reihe von Psychiatern gegeben, die genau gegensätzlicher Auffassung waren, wie W. G. Niederland, U. Venzlaff, W. v. Baeyer, H. Häfner, K. Kisker, K. Hoppe und K. Eissler, deren wissenschaftliche Arbeiten ganz entscheidend zum heutigen Verständnis psychisch reaktiver Folter- und Bürgerkriegsfolgen beigetragen haben.[13] So war es schon in den 1950er Jahren zu heftigen und sehr polemischen Auseinandersetzungen unter den Fachkollegen gekommen, die zu einer extremen Polarisierung führten. Der Titel, mit

---

9   Venzlaff (1963).
10   Niederland (1968).
11   Venzlaff (1963).
12   Pross (1993).
13   Baeyer et al. (1964), Hoppe (1967), Niederland (1968), Venzlaff (1963).

welchem Eissler seine in der Zeitschrift *Psyche* erschienene Veröffentlichung zu diesem Thema versehen hat, spricht Bände:

> »Die Ermordung von wievielen seiner Kinder muß ein Mensch symptomfrei ertragen können, um eine normale Konstitution zu haben.«[14]

Dieser kleine Exkurs in die Historie soll illustrieren, wie abhängig von politischen und gesellschaftlichen Umständen die Anerkennung des Vorkommens psychisch reaktiver Traumafolgen in der Fachwelt ist. Es ist eine Geschichte des Vergessens und Wiederfindens. Viele Symptome, die zur Klassifizierung der Posttraumatischen Belastungsstörung bei Vietnam-Kriegsveteranen in den USA geführt haben, waren auch schon 100 Jahre zuvor bei Opfern von Eisenbahnunfällen beobachtet worden. Und auch der Streit des »Für« und »Wider« mit allen Divergenzen in der Kausalitätsbeurteilung unter Fachkollegen ist kein neues Phänomen, sondern dürfte so alt sein wie die Diagnose selbst.

Mangelnder Ausbildungs-, Erfahrungs- und Kenntnisstand von Fachkollegen bezüglich der traumaspezifischen Diagnosen mag daher lediglich einer von weiteren Gründen für die unterschiedliche Beurteilungspraxis sein. Was nämlich Begutachtungen nach dem so genannten SED-Unrechtsbereinigungsgesetz angeht, haben in den vergangenen zehn Jahren für Kollegen innerhalb und außerhalb der Versorgungsämter – auch vom Bundesministerium für Arbeit und Soziales eingerichtete – viele spezielle Fortbildungsveranstaltungen stattgefunden, ohne dass in der Begutachtungspraxis dieses Bereiches im sozialen Entschädigungsrecht bis heute eine tiefgreifende Veränderung eingetreten wäre.

Es stellt sich daher die Frage, welche anderen, weiteren Gründe zu derartigen Unterschieden in der Beurteilungspraxis führen. Für den Bereich der Begutachtung psychisch reaktiver Traumafolgen in aufenthaltsrechtlichen Verfahren sind es folgende:

– Symptombezogene Hindernisse
– Traumaspezifische Beziehungsaspekte
– Schwierigkeiten bei der Abgrenzung schädigungsabhängiger von schädigungsunabhängigen Störungen
– Sprachlich und kulturell bedingte Erschwernisse in aufenthaltsrechtlichen Verfahren
– Unzureichende Kenntnisse im Asyl- und Ausländerrecht

---

14   Eissler (1958).

2. Symptombezogene Hindernisse bei der Exploration

Die Definitionen der Posttraumatischen Belastungsstörung (PTBS) sowie der Persönlichkeitsänderung nach Extremtrauma, wie sie im DSM IV (APA 1994) und nach ICD–10 (WHO 1992) definiert sind, bergen Symptombestandteile, die eine gutachterliche Exploration in entscheidendem Maße beeinflussen können: Danach ist für Personen mit einer Posttraumatischen Belastungsstörung typisch, dass sie eine intensive psychische Belastung bis zu körperlichen, vegetativen Reaktionen erleben, wenn sie mit inneren oder äußeren Hinweisreizen konfrontiert werden, die einen Aspekt des traumatischen Ereignisses symbolisieren oder mit ihm assoziativ verknüpft sind. Dies hat zur Folge, dass Gedanken, Gefühle oder Gespräche, die mit dem Trauma in Verbindung stehen, bewusst vermieden werden, ebenso wie Aktivitäten, Orte oder Personen, die Erinnerungen an das Trauma wachrufen. Diese Vermeidung kann bis zur Unfähigkeit gehen, einen wichtigen Aspekt des Traumas zu erinnern. Weitere, solcherart die Exploration behindernde psychisch reaktive posttraumatische Symptome finden sich in der unten aufgeführten Auflistung. Alle sind sie auch als Teilsymptome in der Definition der Posttraumatischen Belastungsstörung des DSM-IV der *American Psychiatric Association* aufgeführt:

- C-1: bewusstes Vermeiden von Gedanken, Gefühlen oder Gesprächen, die mit dem Trauma in Verbindung stehen;
- C-2: bewusstes Vermeiden von Aktivitäten, Orten oder Menschen, die Erinnerungen an das Trauma wachrufen;
- C-3: Unfähigkeit, einen wichtigen Aspekt des Traumas zu erinnern;
- C-4: deutlich vermindertes Interesse oder verminderte Teilnahme an wichtigen Aktivitäten;
- C-5: Gefühl der Losgelöstheit oder Entfremdung von anderen;
- C-6: eingeschränkte Bandbreite des Affekts (z. B. Unfähigkeit, zärtliche Gefühle zu empfinden);
- D-2: Reizbarkeit oder Wutausbrüche;
- D-3: Konzentrationsstörungen.

Es wird auch für den medizinischen Laien leicht nachvollziehbar sein, dass diese Symptome nicht gerade dazu geeignet sind, einer psychiatrischen oder psychologischen Exploration entgegenzukommen. Im Gegenteil: Die Begutachtung von Folterüberlebenden mit psychischen Folterfolgen unterscheidet sich von der Begutachtung von unter anderen psychischen Erkrankungen Leidenden ganz entscheidend darin, dass es ein Bestandteil der Symptomatik selbst ist, welcher die gutachterliche Exploration behindern und damit zu Fehlbeurteilungen führen kann. Das ist keineswegs eine neue Entdeckung, sondern ein Phänomen, das früher schon in Untersuchungen über psychisch reaktive Folter- und Traumafolgen von Konzentrationslageropfern im Nationalsozialismus festgestellt worden ist.[15] Die Störungsbilder dieser letzteren Gruppe von Traumatisierten wären nach heutiger Diagnoseklassifikation am ehesten als »Andauernde Persönlichkeitsänderung nach Extrembelastung« (früher: Erlebnisbedingter Persönlichkeitswandel) unter ICD F62.0 einzuordnen. Auch hier, wie unten aufgeführt, findet man Symptome vor, die der gutachterlichen Exploration entgegenstehen:

–   eine feindliche und misstrauische Haltung gegenüber der Welt
–   sozialer Rückzug
–   Gefühle der Leere oder Hoffnungslosigkeit
–   ein chronisches Gefühl von Nervosität wie bei ständigem Bedroht-Sein
–   Entfremdung

Nicht mit aufgeführt in den voranstehenden Übersichten sind Scham- und Schuldgefühle, weil sie nicht mehr in die Definition der Diagnosen der Posttraumatischen Belastungsstörung oder Persönlichkeitsveränderung nach Extrembelastung mit aufgenommen worden sind. Sie müssen aber in unserem Zusammenhang besonders hervorgehoben werden. Denn die genaue Zahl der Opfer, die aus diesen Gründen es vorziehen, lieber zu schweigen – man denke vor allem an Opfer sexualisierter Gewalt – werden wir nie erfahren.[16]

Kasuistik: Herr C. aus Südostanatolien/Türkei[17]

Herr C., kurdischer Landwirt aus der Türkei, lebt seit zwei Jahren als Asylantragsteller in Deutschland. Er klagt über Schlaf- und Konzentrationsstörungen, Angstzustände und Albträume, allgemeine Freudlosigkeit und fehlende Vitalität. Seinem Bericht zufolge sei er im Frühsommer 1995 nach Deutschland geflohen, da er in den beiden vorangegangenen Jahren jeweils für etwa 20 Tage von der türkischen Sicherheitspolizei inhaftiert, verhört und gefoltert worden sei und erneut mit Verhaftung und Folterung habe rechnen müssen. Als Landwirt eines freistehenden, vier Kilometer vom nächsten Ort entfernten Bauernhauses, sei er der Unterstützung von PKK-Angehörigen mit Nahrungsmitteln verdächtigt worden. Anlässlich seiner ersten Verhaftung

---

15   »Abkapslung extremtraumatischer Erfahrungen von der Umwelt, weil sie nicht ›kommunikationsfähig‹ sind«; »Widerstand gegen die Exploration!«, Baeyer et al. (1964).
16   Schaeffer (1999), Wenk-Ansohn (2002).
17   In dieser wie in der folgenden Falldarstellung wurden die Abkürzungen der Nachnamen und Ortsnamen geändert. Soweit es für den politischen Kontext nicht wichtig war, ist auf nähere Orts- und Zeitangaben ganz verzichtet worden.

hätten Angehörige der Spezialeinheiten sein Haus niedergebrannt und ihn mit seiner Familie in den Nachbarort umgesiedelt.

Nach der Art der Folter befragt, berichtet Herr C. von Schlägen mit Knüppeln auf den ganzen Körper, von Schlägen auf die Fußsohlen, von Faustschlägen ins Gesicht, von hartem Kaltwasserstrahl auf den unbekleideten Körper, von Elektroschocks und unzureichender Nahrung in einer Einzelzelle.

Es handelt sich bei Herrn C. um einen um bestimmt zehn Jahre vorgealtert wirkenden 44-jährigen, freundlichen und kooperativen Mann. Nach anfänglicher Zurückhaltung versucht er sichtlich bemüht, bescheiden und mit leiser, schneller Stimme, alle Fragen prompt zu beantworten. Darunter aber wirkt er atemlos und erregt, was sich bei der Erhebung seiner Verfolgungsgeschichte noch verstärkt. Er schwitzt sehr stark. Er beginnt Daten und die zeitliche Ereignisfolge durcheinander zu bringen, was beim Dolmetscher Irritation auslöst und beim Untersucher Zweifel an der Richtigkeit seiner Angaben weckt. Anhand von Gegenfragen oder anhand schlichter Wiederholungen seiner unstimmigen Angaben, verbunden mit der Zusicherung, dass für die Untersuchung genug Zeit zur Verfügung stehe, kommt Herr C. in die Lage, das in seiner Darstellung erneut auseinander geratene Gefüge der Ereignis- und Zeitenfolge wieder in einen inhaltlich plausiblen und nachvollziehbaren Zusammenhang zusammenzusetzen.

Bei einem zweiten und dritten Untersuchungstermin zur Anamneseerhebung wiederholt sich jeweils das beschriebene Phänomen des Auseinanderfallens der Ereignis- und Zeitfolge in eben derselben Weise wie beim ersten Mal, und ebenso wie beim ersten Mal gelingt es Herrn C., auf der Grundlage ruhiger Gegenfragen mit Geduld und Zeit alles stimmig und plausibel wieder zusammenzusetzen und durch weitere Einzelheiten zu ergänzen, ohne dass trotz der mehrfach gewechselten Ereignis- und Handlungsperspektiven Widersprüche in seiner Darstellung bestehen blieben.

Herrn C.s Grundstimmung ist depressiv. Im Affekt wirkt er eingeengt und schwingungsarm. Bei herabgesetztem äußerem Antrieb zeigt er deutliche vegetative Zeichen eines angehobenen inneren Erregungspegels. Bei einer unbedachten Handbewegung des Untersuchers während der körperlichen Untersuchung schrickt Herr C. jäh zusammen und er zieht seinen Kopf zwischen die Schultern ein.

Bei der körperlichen Untersuchung fällt eine große Zahl kleinerer, über den ganzen Rücken verteilter Narben auf, deren Herkunft Herr C. nicht angeben kann. Als Ursache einer weiteren, etwa 6 cm langen, sichelförmigen und chirurgisch sehr notdürftig mit wenigen groben Nähten versorgten Narbe über der linken Schulter nennt er einen Gewehrkolbenschlag anlässlich der ersten Verhaftung. Als Ursache einer zweiten größeren, quer an der Innenseite des rechten Oberschenkels verlaufenden, 4 cm langen und 2 cm breiten Narbe, die unter dem Hautniveau liegt und keine Zeichen einer chirurgischen

Nahtversorgung aufweist, gibt Herr C. eine unbehandelte Stichverletzung während der zweiten Haft an. Die nach längeren Gehstrecken schmerzhaften Fußsohlen mit reduzierten und weichen, bis auf die Fußknochen leicht eindrückbaren Fußballen sowie die breit aufliegenden Fußflächen mit fehlendem Abrollen der Zehen beim Gehen geben einen Hinweis auf Folter durch Falanga, d. h. durch Schläge auf die Fußsohlen.[18]

Allen Quellen zur politischen Situation in Ostanatolien zufolge (amnesty international, Auswärtiges Amt, Presseberichte sowie übereinstimmende Berichte anderer Betroffener aus derselben Region) besteht Übereinstimmung darin, dass im Rahmen des Bürgerkrieges der Türkei gegen die PKK Druck auf die Landbevölkerung ausgeübt wird, sich entweder dem so genannten »Dorfschützersystem« der türkischen Behörden anzuschließen oder der PKK medizinische Hilfe, Lebensmittel oder logistische Unterstützung zukommen zu lassen. Eine Position der Unparteilichkeit innerhalb dieser beiden, die Gesellschaft dort stark polarisierenden Kräfte, gibt es für die Landbevölkerung nicht. »Übergriffe der Sicherheitskräfte in Form von Eigentumszerstörung, Freiheitsberaubung, Misshandlung oder Tötung gegenüber Unbeteiligten kommen in diesem Gebiet verbreitet vor.«[19]

Vorgeschichte, psychische Beschwerden und Untersuchungsbefunde ergaben die Diagnose einer ausgeprägten Form einer Posttraumatischen Belastungsstörung (ICD-10, F43.1). Zusammen mit den Ergebnissen der körperlichen Untersuchung und dem, was dem Autor über die damalige politische Situation seiner Herkunftsregion bekannt war, war mit fast zweifelsfreier Sicherheit festzustellen, dass Herrn C.s Angaben zu seinem Asylantrag erlebnisbezogen waren. Doch nur für den Autor, nicht für das zuständige Bundesamt. Herrn C.s Asylantrag war bereits abgelehnt worden. Laut Anhörungsprotokoll hatte Herr C. exakt *eine* Stunde Zeit, mit Hilfe eines Dolmetschers seine Asylgründe »widerspruchsfrei und glaubhaft« vorzutragen; eine Aufgabe, die Herrn C. angesichts seiner psychischen Verfassung nicht gelingen konnte.[20]

3. Dissoziative Symptome bei komplexer Posttraumatischer Belastungsstörung

Bei psychisch reaktiven Traumafolgen kommen in der Regel auch dissoziative Symptome in unterschiedlicher Ausprägung vor. Laut Definition ist das

18 Skylv (1993).
19 Auswärtiges Amt (1994), (1995).
20 Zum Zeitpunkt der Untersuchung war Herrn C.s Klage auf Asyl vom Verwaltungsgericht bereits zurückgewiesen worden. Die oben beschriebenen Befunde des Verfassers hat eine andere Verwaltungsgerichtskammer als neue Erkenntnisse und bislang unberücksichtigt gebliebene Beweismittel angesehen.

Hauptmerkmal einer Dissoziation die Unterbrechung der integrativen Funktionen des Bewusstseins, des Gedächtnisses, der Identität oder der Wahrnehmung der Umwelt.[21] Dementsprechend kann die intrusive Symptomatik – mit unkontrollierbarem Wiedererleben von szenischen Abfolgen vergangener extremtraumatischer Erlebnisse bei Tage und nachts in Albträumen sowie mit situativ auftretenden, von entsprechenden Affekten und vegetativen Erscheinungen begleiteten Anmutungen, derlei Erfahrungen könnten sich im gegenwärtigen Alltag wiederholen – als dissoziative Symptomatik angesehen werden. Ebenso ist die Unfähigkeit, einen wichtigen Aspekt des Traumas zu erinnern (Symptom C 3 nach DSM IV), eine dissoziative Amnesie.

Dissoziative Phänomene sind weit verbreitet. Sie können bei psychisch Gesunden auftreten und sie sind im gesamten psychopathologischen Spektrum als Begleitsymptom zu beobachten, ähnlich wie das Fieber bei somatischen Erkrankungen. Eine schwere, komplexe und chronische Posttraumatische Belastungsstörung mit einem ausgeprägten Grad an dissoziativen Symptomen kann ein ähnliches klinisches Beschwerdebild wie das einer chronischen Schizophrenie entwickeln.[22] Gemäß den Definitionen des DSM und der ICD schließt aber eine bestehende, mit dissoziativen Anteilen behaftete Erkrankung wie Schizophrenie oder Posttraumatische Belastungsstörung die Diagnose einer dissoziativen Störung aus. Dennoch: Besonders bei komplexen Traumafolgen können die dissoziativen Symptome das bei einer PTBS normalerweise anzutreffende Ausmaß bei weitem übersteigen und bei der Exploration zu besonderen Schwierigkeiten führen, wie die folgende Kasuistik zeigt.

Kasuistik: Herr Z.

Herr Z., ein wacher, bewusstseinsklarer, für seine 27 Jahre etwas jünger wirkender Kurde aus Südostanatolien kam in Begleitung eines Landsmannes zur Begutachtung. Bei der Überprüfung seiner Orientierung zeigte er sich über Sinn und Zweck der Untersuchung nicht unterrichtet. Man habe ihm lediglich gesagt, hier gäbe es einen Arzt, zu dem er gehen solle. Zur Person war er vollständig, zeitlich jedoch unscharf orientiert. Das aktuelle Datum gab er um einen Tag später an. Herr Z. wirkte anfangs äußerst zurückhaltend, etwas misstrauisch, verschlossen und im Affekt etwas angespannt und kontrolliert. Spontan bat er den Dolmetscher, jede Frage des Untersuchers ein zweites Mal zu wiederholen und erklärte auf Nachfrage, dass er sehr aufgeregt sei und »Angst in ihm hochkomme«. Jedes Mal, wenn er zu seiner Vorgeschichte befragt werde, kämen ihm viele Erinnerungen an Erlebnisse aus Haftzeiten im »Karakol« (Polizeigefängnis). Herrn Z.s Blick war zunächst vorwiegend

---

21 APA (1994), WHO (1992).
22 Haenel et al. (2002).

auf den Dolmetscher gerichtet, den Untersucher sprach er über den Dolmetscher indirekt in der dritten Person an, indem er seine Antworten begann mit: »Sag ihm doch, ob...« oder »frag ihn doch, ob er das Gefühl kennt, wenn man seine Eltern und Geschwister verlassen muss?« Im Affekt wirkte Herr Z. sehr kontrolliert, etwas hilf- und ratlos sowie ängstlich, misstrauisch und eingeschränkt schwingungsfähig. An manchen Stellen seiner Schilderung, z. B. als von seiner Mutter die Rede war, wurde die Affektkontrolle kurzzeitig durchbrochen und er begann kurz zu weinen. Während der Untersuchung bat Herr Z. mehrfach, möglichst wenig zu seiner familiären Vorgeschichte sowie Verfolgungsgeschichte mit den Erlebnissen im Polizeigefängnis befragt zu werden, weil dann die Erinnerungen kämen und er sich »verlieren« würde. Parallel hierzu war auch zu beobachten, wie manche Fragen aufgrund offensichtlicher passagerer Abwesenheit Herrn Z.s wiederholt werden mussten. Später, nachdem er längere Abschnitte seiner Verfolgungsgeschichte schließlich doch dargelegt hatte, starrte Herr Z. über Minuten hin abwesend vor sich hin und war nur unter fortgesetzter Ansprache wieder in die Gegenwart zurück zu holen. Danach befragt, erklärte er, dass es die Erinnerung an die Heimat und die Erlebnisse im Karakol seien, die seine Aufmerksamkeit hier, wie auch im Alltag unterwegs auf der Straße abzögen. Diese träte vor allem dann ein, wenn er – wie während der Untersuchung – nach seinen Erlebnissen in der Heimat befragt werde. Soweit über den Dolmetscher zu eruieren, waren Satzbau und formale Gedankengänge Herrn Z.s einfach strukturiert. Manchmal fielen auch zunächst unverständliche und nur aus dem Kontext zu entschlüsselnde Sätze, wie z. B.: »Ich bin hinter meinem Brot«, womit er meinte, dass er zwecks Broterwerbes und nicht aus politischen Motiven in den Bergen weilte. Hinweise auf inhaltliche Denkstörungen, Wahrnehmungsstörungen oder Störungen im Ich-Erleben als Ausdruck einer Erkrankung psychotischer Genese fanden sich weder anamnestisch noch aktuell. Durchweg war eine leichte, untergründige psychomotorische Unruhe und erhöhte vegetative Erregtheit festzustellen.

Bedeutsam an der Kasuistik des Herrn Z. ist die Erschwernis der Exploration aufgrund dissoziativer Zustände, die eintraten, sobald sich die Untersuchung auf mögliche traumatische Erlebnisse richtete, und den Untersucher wiederholt veranlassten, auf weniger belastende, auch positiv stützende Lebensumstände in der Biographie des Klägers zurückzukommen. Derartige dissoziative Phänomene, die von psychomotorischer Unruhe und affektiver Angespanntheit begleitet waren, wiederholten sich bei Herrn Z. während der Untersuchung mehrfach, sobald Hafterlebnisse angesprochen worden waren.

Für den Gutachter, der in einem begrenzten Zeitrahmen möglichst viele Informationen braucht, können solche dissoziativen Phänomene erhebliche Erschwernisse in der Erhebung der speziellen Vorgeschichte mit sich bringen. Ist er aus Schonung dem Probanden gegenüber zu zaghaft, wird er selbst sich kein überzeugendes Bild von der Vorgeschichte des Probanden machen oder der Auftrageber ihm eine unzulängliche Untersuchung vorwerfen können. Ist er zu forsch, kann es vorkommen, dass der Proband in einen ausgedehnten, über längere Zeit anhaltenden dissoziativen Status gerät, in welchem er nach Art eines so genannten »Flash Back« erlittene Foltertraumata szenisch wiedererlebt, dabei z. B. vom Stuhl zu Boden gleitend mit Händen und Armen den Kopf schützt und zu schluchzen und zu schreien beginnt, man möge mit dem Schlagen aufhören, und dabei ganz offensichtlich den anwesenden Gutacher und den Dolmetscher illusionär als Folterer verkennt, was stützende und stabilisierende therapeutische Interventionen sowie eine Unterbrechung der Begutachtung erforderlich macht. Zwischen diesen beiden Extremen befindet sich der Gutachter, wie übrigens jeder Therapeut auch, der mit Bürgerkriegs- und Folterüberlebenden arbeitet. Jedoch hat der Gutachter seine Untersuchung innerhalb eines begrenzten Zeitrahmens durchzuführen und am Schluss eine klare und dezidierte Aussage zu treffen, was ein hohes Maß an Erfahrung und Geschick erfordert. Andererseits sind es gerade solche, während der Untersuchung beobachtbaren und reproduzierbaren dissoziativen Zustände, welche über die subjektiven Angaben der Betroffenen hinaus für den Gutachter die Diagnose einer komplexen psychisch reaktiven Posttraumatischen Störung[23] objektivierbar werden lassen. Auch kann der thematische Zusammenhang, bei welchem derartige dissoziative Phänomene während der Untersuchung auftreten, Hinweise auf die Ursache der Traumatisierung geben. *Wichtig ist, diese Phänomene, wie auch alle weiteren die Exploration behindernden Symptome, konkret und detailliert als Untersuchungsbefunde zu dokumentieren und später in der Diskussion und Beurteilung für jeden nachvollziehbar mit einzubeziehen!*

Übersicht symptomspezifischer Hindernisse der Exploration:[24]

- Misstrauen, Rückzugs- und Isolationstendenzen
- Mangelnde Kommunizierbarkeit extremtraumatischer Erfahrungen
- Tendenz zur Abkapselung der extremtraumatischen Erfahrungen von der Umwelt
- Schamgefühle
- Schuldgefühle
- Vermeidung der Thematisierung traumatischer Erfahrungen aus Furcht vor affektivem Kontrollverlust
- Assoziative Verknüpfung der gutachterlichen Exploration mit vergangenen Verhör- und Foltererfahrungen
- Dissoziativ bedingte Gedächtnisstörungen

---

23   Herman (1994).
24   Baeyer et al. (1964), Haenel (1998), Graessner/Wenk-Ansohn (2000).

- Dissoziativ bedingte Einschränkung des Affekterlebens (Affektisolierung, Affektabspaltung, Affektabstumpfung, Parathymie)
- Konzentrationsstörungen

4. Traumaspezifische Beziehungsaspekte

Neben den bei Folteropfern häufig anzutreffenden Konzentrationsstörungen und einer Verminderung der Gedächtnisleistung für wesentliche Bestandteile der traumatischen Erfahrungen, sollte auch der Umstand beachtet werden, dass Asylantragsteller, die im Herkunftsland verhört und gefoltert worden sind, die vergangenen Verhörsituationen emotional mit der gegenwärtigen Anhörung beim Bundesamt für Migration und Flüchtlinge in Verbindung bringen können. In psychoanalytischen Begriffen gesprochen befände sich dann der Interviewer des Bundesamtes in einer spezifischen Übertragung, nämlich der Täterübertragung. Entsprechend dem verhaltenstherapeutischen Modell wäre diese Situation in der Anhörung ein Hinweisreiz, der assoziativ mit einem Aspekt der traumatischen Erfahrungen verknüpft ist und damit intensive psychische Belastung bis zu körperlichen, vegetativen Reaktionen hervorrufen kann. Dies kann bei den Betroffenen vordergründig zu zwei gänzlich einander entgegengesetzten Erscheinungsbildern führen: entweder zu ängstlich agitierter Unruhe, Erregung und Angespanntheit oder zu Emotionslosigkeit, Antriebsarmut und Wortkargheit. In solchen Momenten, die beim Behördenvertreter ebenso wie beim Gutachter oder Therapeuten auftreten können, sind Traumatisierte in der Regel nicht in der Lage, ihre Vorgeschichte widerspruchsfrei, erlebnisnah und detailgetreu, wie vom Bundesamt gefordert, zu schildern.

Wenn es auf der einen Seite die reaktiven psychischen Symptome selbst sind, die einer objektiven gutachterlichen Beurteilung im Wege stehen können, so kann es auf der anderen Seite die Einstellung des Gutachters zum Traumatisierten und dessen Geschichte sein, welche seine objektive Einschätzung und Beurteilung behindert. Nicht nur zwischen Patient und Arzt im therapeutischen Setting, sondern auch zwischen Proband und Gutachter entsteht eine Beziehung, in welcher Gefühle, Gedanken, Fantasien und Wertungen des einen zum anderen sich ausbilden. Nach der psychoanalytischen Theorie werden sie beim Patienten/Probanden als Übertragung, beim Arzt oder Gutachter als Gegenübertragung bezeichnet. Ebenso wie in der therapeutischen Beziehung mit Folteropfern und anderweitig Traumatisierten können sich auch beim Gutachter in seiner Beziehung zum zu Begutachtenden sehr schnell extreme Gegenübertragungsphänomene mit entweder zu großer Distanz und fehlender Empathie oder mit zu geringer Distanz mit der

Gefahr der Überidentifizierung und sogar der persönlichen, empathischen Verstrickung einstellen.[25]

Eine zu große Distanz und zu geringe Empathie können sich beim Gutachter entwickeln aus dessen unzureichenden Kenntnissen über psychische Traumafolgen, sowie fehlender Information über politische, geschichtliche Fakten und Haftbedingungen in den Herkunftsländern, aber auch dadurch, dass er, ausgehend von seiner eigenen Lebenserfahrung und seinem Bild von einer im Grunde harmonischen Welt, die Darstellungen des anderen für übertrieben und unglaubhaft hält.[26] Aus der Sicht des Traumatisierten nimmt er dann insofern eine Eigenschaft der früheren Täter an, als er ebenso wie diese das Geschehene zu verschweigen und verleugnen scheint. Eine derartige Beziehungskonstellation ist auch ein Grund für die oft zu beobachtende resignative Zurückhaltung von Folterüberlebenden in den Explorationsgesprächen, was nicht selten Gutachter zu der irrtümlichen Annahme gelangen lässt, hier einen Menschen ohne oder mit nur gering ausgeprägten traumabedingten psychischen Symptomen vor sich zu haben. Diese fehlende Anerkennung bedeutet für die Betroffenen eine erneute Kränkung und oft schließt sich hieran eine zeit- und kostenaufwändige Kette von Widerspruchs- und Klageverfahren durch sämtliche Verwaltungs- und Gerichtsinstanzen an.

Gründe für zu große Distanziertheit des Gutachters:

– Unzureichende Kenntnisse und Erfahrung in Psychotraumatologie
– Unzureichende historische Kenntnisse
– Idealisiertes Weltbild
– Abwehr eigener traumatischer Erfahrungen

Eine zu geringe Distanz und zu große Empathie mögen beim Gutachter aus der Abwehr eigener Schuld- und Schamgefühle entstehen, aus Erschütterung und Entsetzen über die vom Überlebenden geschilderte traumatische Erfahrung oder aus bewusster bzw. unbewusster Furcht heraus, von diesem in die Nähe der damaligen Täter (»Täterübertragung«) gerückt zu werden. Hieraus kann eine zu große, undistanzierte und kämpferische Hilfsbereitschaft gegenüber dem Traumatisierten erwachsen, die, wenn sie unreflektiert bleibt, den Gutachter dazu verleitet, gegenüber Kollegen und Behörden unsachlich, pauschal und polemisch zu argumentieren.

---

25   Hoppe (1967), Wilson/Lindy (1994).
26   Wilson/Lindy (1994).

Gründe für zu geringe Distanz des Gutachters (Überidentifizierung):

- Schuld- und Schamgefühle
- Überwältigt-Sein von Empathie
- Furcht vor Identifizierung mit Tätern
- Unbewältigte eigene traumatische Erlebnisse

Daher ist nicht allein das Vorhandensein spezifischer psychiatrischer oder auch psychologischer Fachkenntnisse bei der Beantwortung gutachterlicher Fragestellungen zu Traumatisierten eine entscheidende Voraussetzung, sondern ebenso wie in der Psychotherapie ist es auch bei der Begutachtung von Personen mit psychischen Traumafolgen von grundlegender Bedeutung, zwischen den beiden bei dieser Klientel sich schnell einstellenden extremen Gegenübertragungsphänomenen mit entweder zu großer oder zu geringer Distanz eine mittlere Position einzunehmen, welche sich durch »größtmögliche Empathie im Verbund mit größtmöglicher Distanz«[27] oder »kontrollierter Identifikation«[28] charakterisieren lässt.

5. Abgrenzung schädigungsabhängiger von schädigungsunabhängigen Störungen

In Fragen an den Gutachter nach eventuell bestehenden chronischen, psychisch reaktiven Traumafolgen und ihrer Kausalität ist es aber nicht nur die Diagnosestellung, welche Schwierigkeiten bereitet, sondern auch die Abgrenzung von nicht traumatisch bedingten – seien sie hereditärer oder psychoneurotischer Genese, im sozialen Entschädigungsrecht oft auch als anlagebedingt bezeichnete, schädigungsunabhängige – Störungen, die sich gegebenenfalls schädigungsunabhängig weiterentwickelt haben. Manchmal ist es schwierig, diese von schädigungsabhängigen, erlebnisreaktiven, posttraumatischen Störungen zu unterscheiden. In aufenthaltsrechtlichen Verfahren ist darüber hinaus die Abgrenzung posttraumatischer von anderen erlebnisreaktiven Störungen, wie migrationsbedingter Anpassungsstörungen oder reaktiver depressiver Entwicklungen von posttraumatischen Störungen, bedeutsam. Wenn bei deutschen Probanden psychodynamische Kenntnisse zur Unterscheidung traumatischer von nicht traumatisch bedingten Störungen im sozialen Entschädigungsrecht notwendig sind,[29] kann aber ihre Anwendung bei Personen aus anderen Kulturkreisen mit anderen familiären und sozialen Gepflogenheiten, Bräuchen und Tabus nicht vorbehaltlos erfolgen. Hilfreich dabei sind die anamnestischen Angaben zur sozialen und beruflichen Ent-

---

27　Lansen (1996).
28　Hoppe (1967).
29　Haenel (2002a).

wicklung im Herkunftsland vor der Verfolgung. Obwohl man, ebenso wie in den westlichen Ländern, auch in anderen Kulturen von der endemischen Verbreitung psychischer Konfliktkonstellationen mit immerhin kulturell bedingt unterschiedlichen Inhalten ausgehen muss, ist dennoch, ähnlich wie im sozialen Entschädigungsrecht, die Frage zu berücksichtigen, ob eine Extremtraumatisierung durch Bürgerkrieg oder Folter zu einer wesentlichen Verschlimmerung einer latent, d. h. lediglich in Disposition vorhandenen und bislang kompensierten psychischen Störung beigetragen hat. In letzterem Falle müsste diese Störung zwar nicht im Sinne der Entstehung, so doch im Sinne einer wesentlichen Verschlimmerung ebenfalls als psychische Extremtraumafolge angesehen werden.

6. Sprachlich und kulturell bedingte Erschwernisse in aufenthaltsrechtlichen Verfahren

Bei psychiatrischen und psychologischen Begutachtungen in aufenthaltsrechtlichen Verfahren handelt es sich bei den zu Untersuchenden um Personen aus anderen Kulturen mit anderen Traditionen, Religionen, Sprachen sowie anderem Krankheitsverständnis und anderen Symptommanifestationen.[30] In der Regel findet daher die Begutachtung mithilfe einer Dolmetscherin oder eines Dolmetschers statt.[31] Dabei darf nicht allein nur auf eine korrekte und möglichst wortgetreue sprachliche Übersetzung geachtet werden. Denn was im obigen Abschnitt bezüglich traumaspezifischer Beziehungsaspekte zwischen Proband und Gutachter ausgeführt worden ist, gilt natürlich auch für die Beziehung des Dolmetschers zum Probanden. Das um einen Dolmetscher erweiterte Setting führt zu einer wesentlich komplexeren und störungsanfälligeren Beziehungstriade. Denn fehlendes Vertrauen des Probanden zum Dolmetscher erschwert ebenso die Exploration oder macht sie unmöglich wie Misstrauen gegenüber dem Gutachter. Wie im therapeutischen, bilden auch im gutachterlichen Kontext alle drei Beteiligten ein Beziehungssystem, in welchem sich bewusste wie auch unbewusste Gefühle, Wertungen, Gedanken und Fantasien des einen zum anderen einstellen. Diese können sich nicht nur auf die aktuellen Personen und die augenblickliche Situation beziehen, sondern auch – vielleicht in geringerem Ausmaße als im therapeutischen Prozess – in der Art ihrer Übertragung/Gegenübertragung zueinander auf ältere Beziehungserfahrungen aus den jeweiligen Biographien der Beteiligten zurückgreifen.[32]

Aber nicht nur psychiatrische und psychologische Fachkompetenz mit Kenntnissen und Erfahrung zu psychisch reaktiven Trauma- und Folterfolgen

---

30   Mehari (2001).
31   Dhawan et al. (1996).
32   Haenel (1997).

sowie zur Anamnese- und Befunderhebung mit Hilfe von Dolmetschern, sondern auch Informationen über politische und kulturelle Hintergründe des Herkunftslandes sind für die gutachterliche Tätigkeit in diesem Bereich notwendige Voraussetzungen.

7. Asyl- und Ausländerrecht

Gemeinhin unterliegen Flüchtlinge, die in aufenthaltsrechtlichen Verfahren begutachtet werden, nach dem Ausländerrecht besonderen, gesetzlich festgelegten Restriktionen, wie eingeschränkte ärztliche Versorgung und herabgesetzte Sozialhilfe, obligate Heimunterbringung, Verbot jeglicher Erwerbstätigkeit und Ausbildung sowie Beschränkung des Aufenthaltsbereiches auf den Landkreis. Über die damit verbundenen psychosozialen Folgen im Alltag sowie ihre sozialmedizinische Bedeutung nach Art einer sequenziellen Traumatisierung, wie sie Hans Keilson bei aus nationalsozialistischen Konzentrationslagern befreiten Kindern in der Nachkriegsphase beobachtet hat,[33] sollte der Gutachter Bescheid wissen.[34] Ebenso unentbehrlich sind einige Kenntnisse über Grundlagen des Asyl- und Ausländergesetzes und der unterschiedlichen gesetzlichen Hintergründe, die sich hinter unterschiedlichen Fragestellungen der Gutachtenauftraggeber verbergen.

In Asylverfahren sind es Art. 16a GG sowie der § 60 Abs. 1 AufenthG, die der Fragestellung nach psychischen oder physischen Gesundheitsstörungen der Antragsteller oder Kläger zugrunde liegen. In solchen Fällen wird in der Regel gefragt, ob und welche Gesundheitsstörungen vorliegen und mit welcher Wahrscheinlichkeit diese ggf. auf die in der Anhörung beim Bundesamt angegebenen Folter- oder Hafterlebnisse ursächlich zurückgeführt werden können.

Die anderen Fragestellungen zielen ab auf gesundheitlich bedingte Abschiebungshindernisse. Hier wird der Gutachter gefragt, ob bei den Betroffenen psychische oder körperliche Gesundheitsstörungen vorliegen und inwieweit diese sich im Kontext einer Rückführung ggf. tiefgreifend und lebensbedrohlich verschlechtern können. Beachtet werden sollte hierbei der Unterschied, den der Gesetzgeber zwischen den im § 60 Abs. 7 AufenthG geregelten so genannten »zielstaatenbezogenen« und den »inlandsbezogenen« Abschiebungshindernissen nach § 25 Abs. 5 AufenthG macht. Fragen nach letzteren beziehen sich auf aktuelle Gesundheitsstörungen, welche die Reise- oder besser: Flugreisefähigkeit des Betreffenden einschränken könnten, so dass dieser nicht ohne Gefährdung seiner Gesundheit oder gar seines Lebens in sein Herkunftsland zurückgebracht werden kann. Die Überprüfung der Flugreisefähigkeit zum Ausschluss eines so genannten »inlandsbezoge-

---

33   Keilson (1979).
34   Haenel (2002b), Kessler (2002), Wirtgen (1997b).

nen« Abschiebungshindernisses bezieht sich demnach lediglich auf den Zeitraum des Transportes vom Zeitpunkt der Abreise bis zur Ankunft auf dem Zielflughafen und kann sinnvoller Weise nur durchgeführt werden, wenn – zugespitzt formuliert – das Flugzeug bereits voll getankt und abflugbereit auf dem Flugfeld steht.

Anders sieht es mit der Frage nach den »zielstaatenbezogenen« Abschiebungshindernissen aus. Hier geht es um Fragen nach im Zielland nicht oder nicht ausreichend therapierbaren körperlichen oder psychischen Gesundheitsstörungen oder auch – wie z. B. bei den bosnischen Kriegsflüchtlingen – darum, ob psychisch reaktive Folter- oder Bürgerkriegsfolgen bestehen und ob diese sich im Zusammenhang mit Begegnungen mit Örtlichkeiten oder Personen, die mit früheren traumatischen Ereignissen mittel- oder gar unmittelbar in Verbindung stehen, durch Reaktualisierung oder gar Retraumatisierung tiefgreifend verschlechtern können. Seit einigen Jahren waren im Zusammenhang mit bosnischen Kriegsflüchtlingen und dem Problem einer möglicherweise drohenden Gesundheitsgefährdung im Rahmen einer Rückkehr Gutachtenaufträge von Ausländerbehörden an Ärzte und Psychologen ergangen, die sich lediglich auf die Frage nach der Reisefähigkeit beschränkt und das Problem einer möglichen Verschlechterung des Gesundheitszustandes in den Wochen und Monaten nach Rückkehr infolge Retraumatisierung außer Acht gelassen hatten.[35]

Bei Bundesbehörden und Verwaltungsgerichten bestehen mitunter Unklarheiten, was von einem fachgerecht ausgeführten klinischen Gutachten zu erwarten ist und welche fachlichen Voraussetzungen die Gutachter hierfür mitbringen müssen.[36] Bei den üblicherweise in Asylklageverfahren von den Verwaltungsgerichten erhobenen Fragen nach möglichen psychischen oder physischen Gesundheitsstörungen, welche die Angaben über erlittene Haft und Folter der Kläger zu ihrem Asylbegehren stützen oder nicht, oder bei Fragen nach eventuell vorliegenden psychisch reaktiven Traumafolgen und ihrer Prognose im Falle einer Rückkehr der Kläger in das Herkunftsland handelt es sich um klinische Fragestellungen, die von in diesem Bereich erfahrenen Medizinern, Psychologen und Psychotherapeuten beantwortet werden müssen. Hierin mit eingeschlossen können auch Beurteilungen über eine mögliche symptombedingte Einschränkung der Aussagefähigkeit sein. Jedoch kann die Beantwortung von Fragen nach der Glaubhaftigkeit von Aussagen eines Asylbewerbers und der Einschätzung, inwieweit diese Aussagen zu vergangenen Ereignissen auch auf tatsächlich Erlebtem beruhen oder nicht, keinesfalls Aufgabe eines klinischen Gutachtens sein, sondern kann am ehesten mit der Methode der forensischen Aussagepsychologie durchgeführt werden, in welcher allerdings zur Zeit keine standardisierten

---

35 Henningsen (2003).
36 Wenk-Ansohn et al. (2002).

und wissenschaftlich validierten Verfahren zur Überprüfung der Glaubhaftigkeit von Angaben psychisch traumatisierter Personen aus anderen als
den mitteleuropäischen und nordamerikanischen Kulturkreisen zur Verfügung stehen.

Die Erstellung aussagepsychologischer Gutachten liegt außerhalb des
Kompetenzbereichs eines Facharztes oder ärztlichen/psychologischen Psychotherapeuten, wie auch ein in aussagepsychologischen Gutachten versierter
forensischer Psychologe in der Regel nicht in der Lage ist, klinische Gutachten zu erstellen. Darüber hinaus sind die Untersuchungsmethoden grundverschieden, so dass man auch nicht beides zugleich durchführen kann.[37]

Häufig wird auch gefragt, »wie lange eine evtl. vorzunehmende psychiatrische Behandlung mit dem Ziel der gesundheitlich gefahrlosen Rückführung in die Heimat benötigen würde.« Hierzu ist festzustellen, dass bei Patienten mit erlebnisbegründeten, psychisch reaktiven Traumafolgen eine
lebenslange Vulnerabilität besteht, mit der Gefahr symptomverstärkender
Reaktualisierung bei Ereignissen, die in einem Zusammenhang mit den damaligen traumatischen Erfahrungen stehen.[38] Eine Verknüpfung eines erfolgreichen Therapieausgangs mit einer späteren Rückkehr in das Land, wo die
traumatischen Ereignisse stattgefunden haben, ist sinnlos, insofern als sich
Vertrauen und Offenheit des Patienten zum Therapeuten als eine Grundbedingung jeder psychotherapeutischen Beziehung schwerlich entwickeln kann,
wenn mit ihr zugleich die möglicherweise retraumatisierende und als Bedrohung erlebte Rückkehr in das Herkunftsland am Ende einer Behandlung in
Aussicht steht. Eine unter solchen Vorzeichen begonnene Psychotherapie
bietet grundsätzlich wenig Aussicht auf Erfolg.

Wichtig ist: Bei Unklarheiten im Gutachtenauftrag und bei Fragestellungen, deren Beantwortung am Kern des Problems vorbeigeht, sollte zur
Klärung – am besten telefonisch – Kontakt mit dem Auftraggeber aufgenommen werden.

---

37   Birck (2002).
38   Spranger (2002).

8. Problemlösung

Angesichts dieser Besonderheiten und dem seit dem Krieg im ehemaligen Jugoslawien gestiegenen Interesse der Behörden an der Klärung derartiger klinischer Fragestellungen,[39] hat im Jahre 2002 eine Arbeitsgruppe in diesem Bereich erfahrener Kollegen unterschiedlicher Fachrichtungen *Standards zur Begutachtung psychisch traumatisierter Menschen* (SBPM) entwickelt.[40] Diese Standards umfassen Richtlinien zur Erstellung von klinischen Gutachten in aufenthaltsrechtlichen Klageverfahren unter Einbeziehung der aktuellen wissenschaftlichen Erkenntnisse über die Posttraumatische Belastungsstörung sowie andere psychisch reaktive Traumafolgen und berücksichtigen deren oben dargestellte Besonderheiten bzw. Erschwernisse bei der Begutachtung. Seit 2003 wird in Berlin nach den Richtlinien dieser SBPM-Arbeitsgruppe ein entsprechendes Fortbildungscurriculum von der Ärztekammer und der Psychotherapeutenkammer gemeinsam mit dem *Behandlungszentrum für Folteropfer* mit großem Erfolg angeboten. Psychologische und ärztliche Fachkollegen werden hierdurch in die Lage versetzt, in aufenthaltsrechtlichen Verfahren klinische Gutachten zu Fragen nach einem Vorliegen psychisch reaktiver Traumafolgen und ihrer Genese fachkompetent zu erstellen.

Aus der Berliner Fortbildung, die mittlerweile auch von der Bundesärztekammer als curriculare Fortbildung übernommen worden ist und inzwischen von den Landesärztekammern Bayerns, Baden-Württembergs, Hessens, Nordrhein-Westfalens sowie Niedersachsens durchgeführt wird, ist auch eine im Beltz Verlag, Weinheim erschienene gleichnamige Buchveröffentlichung hervorgegangen.[41]

---

39   Treiber (2002).
40   Siehe Gierlichs et al. (2002).
41   Haenel/Wenk-Ansohn (2005).

Literatur

American Psychiatric Association (1994): Diagnostic and statistical manual of mental disorders, fourth edition (DSM IV). Washington D.C.

Auswärtiges Amt (1994, 1995): Lageberichte Türkei. Berlin.

Baeyer, W. v./Häfner, H./Kisker, K. (1964): Psychiatrie der Verfolgten. Berlin.

Birck, A. (2002): Traumatisierte Flüchtlinge. Heidelberg.

Bundessozialgericht, Urteil vom 18.10.1995 Az: 9/9a RVg 4/92.

Bundesweite Arbeitsgemeinschaft der psychosozialen Zentren für Flüchtlinge und Folteropfer (BAFF) (Hrsg.) (2001): Richtlinien für die psychologische und medizinische Untersuchung von traumatisierten Flüchtlingen und Folteropfern. Bonn.

Dhawan, S./Entrena, E./Erikson-Söder, U./Landahl, M. (1996): Der Dolmetscher als Brücke zwischen den Kulturen und Opfern organisierter Gewalt. In: Peltzer et al. (1996), S. 178–192.

Denis, D./Kummer, P./Priebe, S. (2000): Entschädigung und Begutachtung psychischer Störungen nach politischer Haft in der SBZ/DDR. In: Der Medizinische Sachverständige 96, S. 77–83.

Deutsches Ärzteblatt (2002): Bericht vom Ärztetag in Rostock. In: DÄBl. 24, S. 1402.

Eissler, K. (1958): Die Ermordung von wievielen seiner Kinder muß ein Mensch ertragen können, um eine normale Konstitution zu haben. In: Psyche 5, 63, S. 241–291.

Flatten, G./Hofmann, A./Liebermann, P./Wöller, W./Siol, T./Petzold, E. R. (2001): Posttraumatische Belastungsstörung, Leitlinie und Quellentext. Stuttgart.

Gierlichs, H. W./Haenel, F./Henningsen, F./Schaeffer, E./Spranger, H./Wenk-Ansohn, M./Wirtgen, W. (2002): Standards zur Begutachtung psychisch traumatisierter Menschen. Köln.

Gierlichs, H. W. (2002): Wissen über Traumata mangelhaft. In: Deutsches Ärzteblatt 33, S. 2148–2149.

Graessner, S./Gurris, N./Pross, C. (Hrsg.) (1996): Folter: An der Seite der Überlebenden. München.

Graessner, S./Wenk-Ansohn, M. (2000): Spuren der Folter. Berlin.

Haenel, F. (1996): Fremdkörper in der Seele. In: Graessner et al. (1996), S. 14–48.

Haenel, F. (1997a): Aspekte und Probleme in der Psychotherapie mit Folteropfern unter Beteiligung von Dolmetschern. Systhema 11, S. 136–144.

Haenel, F. (1998): Special problems in the assessment of the psychological sequelae of torture and incarceration. In: Oehmichen, M. (1998).

Haenel, F. (2000): Die Beziehung zwischen Gutachter und zu Untersuchenden und ihre Bedeutung bei der Begutachtung chronisch psychischer Traumafolgen. In: Der Medizinische Sachverständige 96, S. 84–87.

Haenel, F. (2002a): Zur Abgrenzung psychisch reaktiver Haft- und Folterfolgen von schädigungsunabhängigen neurotischen Störungen. Der Medizinische Sachverständige 98, S. 194–198.

Haenel, F. (2002b): Die Einflüsse sozialer und rechtlicher Umstände auf die psychotherapeutische Behandlung von Folterüberleben. In: Psychotherapeut 47, S. 185–188.

Haenel, F./Karcher, S./Tschiesche, C. (2002 b): Aus der multidisziplinären Arbeit am Berliner Behandlungszentrum für Folteropfer. In: Heise (2002), S. 25–41.

Haenel, F./Wenk-Ansohn, M. (Hrsg) (2005): Begutachtung psychisch reaktiver Traumafolgen in aufenthaltsrechtlichen Verfahren. Heidelberg.

Haenel, F. (2006): Zu Problemen der Begutachtung psychischer Haft und Folterfolgen bei Personen mit Persönlichkeitsstörungen. In: Der Medizinische Sachverständige 102, S. 171–174.

Heise, T. (Hrsg) (2002): Transkulturelle Beratung, Psychotherapie und Psychiatrie in Deutschland. Berlin.

Henningsen, F. (2003): Traumatisierte Flüchtlinge und der Prozess der Begutachtung. In: Psyche 57, S. 97–120.

Herman, J. L. (1994): Sequelae of prolonged and repeated trauma: Evidence for a complex posttraumatic syndrome (DESNOS). In: Davidson, J. R. T./Foa, E. (Hrsg.): Posttraumatic stress disorder: DSM-IV and beyond. Washington.

Hoppe, K. (1967): The emotional reactions of psychiatrists when confronting survivors of persecution. In: The Psychoanalytic Forum 3, S. 187–196.

Jäger, M./Kauffmann, H. (Hrsg.) (2002): Leben unter Vorbehalt. Institutioneller Rassismus in Deutschland. Duisburg.

Keilson, H. (1979): Sequentielle Traumatisierung bei Kindern. Stuttgart.

Kessler, S. (2002): Jubeln oder verzweifeln? Flüchtlingsbewegung und Zuwanderungsgesetz. In: Jäger/Kaufmann (2002), S. 279–288.

Kristal, H. (Hrsg.) (1968): Massive Psychic Trauma. New York.

Lansen, J. (1996): Was tut »es« mit uns? In: Graessner et al. (1996), S. 253–270.

Mehari, F. (2001): Der kulturelle Kontext als Bezugsrahmen des Erlebens und als Ausdruck des Leidens. In: BAFF (2001), S. 79–88.

Niederland, W. (1968): Studies of concentration-camp survivors. In: Kristal (1968), S. 23–46.

Oehmichen, M. (Hrsg.) (1998): Maltreatment and Torture. Lübeck.

Paul, H./Herberg, H.-J. (Hrsg.) (1963): Psychische Spätschäden nach politischer Verfolgung. Basel.

Peltzer, K./Aycha, A./Bittenbinder, E. (Hrsg.) (1996): Gewalt und Trauma. Frankfurt a.M.

Pross, C. (1993): Wiedergutmachung – Kleinkrieg gegen die Opfer. Frankfurt a.M.

Psychosoziales Zentrum für Flüchtlinge Düsseldorf (Hrsg.) (1999): »Du musst lernen, deine Stirn offen zu tragen« – Aufsätze zur Situation von Flüchtlingsfrauen. Düsseldorf.

Schaeffer, E. (1999): Traumatisierte Flüchtlinge – Die posttraumatische Belastungsstörung. In: Psychosoziales Zentrum für Flüchtlinge Düsseldorf (1999).

Skylv, G. (1993): Falanga – diagnosis and treatment of late sequela. In: Torture 3, S. 11–15.

Treiber, W. (2002): Flüchtlingstraumatisierung im Schnittfeld zwischen Justiz und Medizin. In: Zeitschrift für Ausländerrecht und Ausländerpolitik 22, S. 282–288.

Venzlaff, U. (1963): Erlebnishintergrund und Dynamik seelischer Verfolgungsschäden. In: Paul/Herberg (1963), S. 95–109.

Wenk-Ansohn, M./Haenel, F./Birck, A./Weber, R. (2002): Anforderungen an Gutachten. Einzelentscheider-Brief 8+9, S. 3–4.

Wenk-Ansohn, M. (2002): Folgen sexualisierter Folter. Therapeutische Arbeit mit kurdischen Patientinnen. In: Graessner et al. (2002), S. 57–77.

Wilson, J./Lindy, J. (1994): Countertransference in the treatment of PTSD. New York.

Wirtgen, W. (Hrsg.) (1997a): Trauma: Wahrnehmung des Unsagbaren. Heidelberg.

Wirtgen, W. (1997b): Überlebende von Folter. In: Wirtgen (1997), S. 75–91.

World Health Organisation (WHO) (1992): The ICD-10 classification of mental and behavioral disorders and diagnostic guidelines. Geneva.

Hans Jakober

Juristische Anforderungen an medizinisch-psychologische Gutachten in ausländerrechtlichen Verfahren

Um sich mit den juristischen Anforderungen an medizinisch-psychologische Gutachten in ausländerrechtlichen Verfahren näher zu befassen, ist es zum Verständnis der rechtlichen Zusammenhänge erforderlich, sich zunächst die Ausgangssituationen zu betrachten, in denen diese medizinischen Fachauskünfte[1] eine rechtserhebliche Rolle spielen können (dazu unter 1.), sowie dann den insoweit in Betracht kommenden verfahrensrechtlichen Rahmen (2.) und die inhaltlichen Voraussetzungen für die Berücksichtigung dieser Fachauskünfte (»materiell-rechtlicher Rahmen«; siehe 3.) in den Blick zu nehmen. Dabei sollen die besonderen Anforderungen an medizinische Fachauskünfte aus der jeweiligen – tatsächlichen und rechtlichen – Situation dargestellt und unter Berücksichtigung der gerichtlichen Praxis zusammenfassend erörtert werden (4.)

1. Die Ausgangssituationen

Medizinische Fachauskünfte in ausländerrechtlichen Verfahren können insbesondere in zwei unterschiedlichen Grundsituationen bedeutsam sein:

–   Zum einen: Der Ausländer hält sich als Asylbewerber während eines noch nicht abgeschlossenen Asylverfahrens in Deutschland auf und erstrebt seine Anerkennung als Asylberechtigter. Zur Begründung dieses Begehrens beruft er sich auf gesundheitliche Beeinträchtigungen, die er in dem Verfolgerland erlitten und/oder bei einer Rückkehr dort zu erwarten habe.

–   Zum anderen: Dem bereits ausreisepflichtigen Ausländer droht die nicht freiwillige Beendigung seines Aufenthalts durch eine Abschiebung. Da-

---

1   Zur Vereinfachung der Darstellung wird im Folgenden der Begriff »medizinische Fachauskünfte« als Sammelbegriff für medizinische Beurteilungen psychischer Leiden oder Erkrankungen verwendet, auf die sich die vorliegende Betrachtung beschränkt. Nach den unterschiedlichen Arten medizinischer Fachauskünfte (Atteste, Berichte, Arztbriefe, Entlassungsberichte, Stellungnahmen, Gutachten etc. – vgl. dazu beispielsweise Lindstedt in Asylpraxis, Band 7 (2001), S. 97, 102) wird im Folgenden nicht differenziert.

gegen macht er gesundheitliche Gründe geltend, die einer Entfernung aus Deutschland entgegenstehen sollen (Gegenwehr gegen die Beendigung des Aufenthalts).

Der Ausländer erstrebt in beiden Situationen, weiterhin in Deutschland bleiben zu können, und zwar entweder auf Dauer oder jedenfalls noch für eine absehbare Zeit. Eine medizinische Fachauskunft ist unter diesen Umständen gleichsam »eingebettet« in das jeweilige Verfahren, mit dem der Ausländer sein Begehren verfolgt.

Bereits aus diesen allgemeinen Überlegungen ergibt sich, dass medizinischen Fachauskünften in unterschiedlichen aufenthaltsrechtlichen Situationen Bedeutung zukommen kann und für sie dementsprechend auch unterschiedliche rechtliche Anforderungen bestehen. Die aufgeführten beiden Grundsituationen unterscheiden sich sowohl im Verfahrensablauf als auch in der Dynamik. Im Unterschied zu dem aufenthaltsrechtlich regelmäßig relativ beruhigten ersten Asylverfahren ist das Verfahren, das auf die Beendigung des Aufenthalts gerichtet ist, durch Beschleunigung, Spannung und Druck gekennzeichnet.

Für den beurteilenden Arzt, Psychiater, Psychotherapeuten oder Psychologen sollte es eine wichtige Grundvoraussetzung für die Erstattung einer sachgerechten medizinischen Fachauskunft sein, dass er sich Klarheit darüber verschafft, in welcher – tatsächlichen und rechtlichen – Situation er seine Fachauskunft abgibt. Aus der Erkenntnis der jeweiligen Situation können sich auch Auswirkungen auf die Befindlichkeit des ausländischen Patienten oder Klienten ergeben. So befindet sich beispielsweise der Ausländer, der ein noch laufendes Asylverfahren betreibt, regelmäßig in einer existenziell sehr viel weniger bedrohten Lage als ein Ausländer, dem eine Abschiebung bevorsteht.

Im Folgenden sollen daher zunächst die wesentlichen Unterschiede der aufenthaltsrechtlichen Situationen dargestellt werden, in denen medizinische Fachauskünfte eine Rolle spielen können.

Als wesentlichstes Unterscheidungsmerkmal bezüglich der aufenthaltsrechtlichen Position der Ausländer ist zwischen

– Ausländern, die einen Asylantrag gestellt haben (im Folgenden: Asylbewerbern), und
– Ausländern, die keinen Asylantrag gestellt haben (im Folgenden: Nichtasylbewerbern),

zu differenzieren.

1. *Asylbewerber* kommen für unser Thema sowohl während eines noch nicht abgeschlossenen Asylverfahrens als auch nach dem erfolglosen Abschluss eines solchen Verfahrens in den Blick.

a) Während eines noch laufenden (ersten) Asylverfahrens hat der Asylbewerber einen relativ gesicherten Aufenthalt in Deutschland, und zwar unabhängig davon, ob er legal oder illegal eingereist ist. Zur Durchführung dieses Asylverfahrens erhält der Ausländer mit einer Aufenthaltsgestattung[2] einen besonderen Aufenthaltstitel, der ihm einen vorübergehenden legalen Aufenthalt in Deutschland – wenngleich räumlich beschränkt[3] – ermöglicht. Die Aufenthaltsgestattung erlischt aber in jedem Fall mit dem Abschluss des Asylverfahrens.[4]

b) Stellt der Ausländer erneut einen Asylantrag, nachdem sein erster Asylantrag in Deutschland unanfechtbar abgelehnt wurde, so handelt es sich um einen *Folgeantrag*.[5] Ein weiteres Asylverfahren – mit der aufenthaltsrechtlichen Folge der (erneuten) Erteilung einer Aufenthaltsgestattung und damit eines legalen Aufenthalts – ist von dem dafür ausschließlich zuständigen Bundesamt für Migration und Flüchtlinge (im Folgenden: Bundesamt[6]) in einem solchen Fall nur dann durchzuführen, wenn die Voraussetzungen für ein Wiederaufgreifen des Verfahrens[7] vorliegen. Dies ist dann der Fall, wenn sich nach dem unanfechtbaren Abschluss des ersten Asylverfahrens die Rechts- oder auch die Sachlage zu Gunsten des Ausländers geändert hat[8] oder neue Beweismittel vorliegen, die geeignet wären, eine für den Asylbewerber günstigere Entscheidung über sein Asylbegehren herbeizuführen.[9]

Ein von diesen Voraussetzungen unabhängiges Wiederaufgreifen des Verfahrens »im weiteren Sinne«[10] durch das Bundesamt kommt dann – nach Ermessen – in Betracht, wenn ein Grund für eine Rücknahme oder einen Widerruf der bisherigen ablehnenden Entscheidung über das Vorliegen von Abschiebungshindernissen oder -verboten besteht.

Wird kein weiteres Asylverfahren durchgeführt, so verbleibt es bei den aufenthaltsrechtlichen Rechtsfolgen, die nach einem endgültig er-

---

2 § 55 Asylverfahrensgesetz (AsylVfG).
3 § 56 AsylVfG.
4 § 67 AsylVfG.
5 § 71 AsylVfG.
6 Bis 1.1.2005: Bundesamt für die Anerkennung ausländischer Flüchtlinge.
7 Nach § 51 Abs. 1 bis 3 Verwaltungsverfahrensgesetz (VwVfG).
8 Vgl. § 51 Abs. 1 Nr. 1 VwVfG.
9 Vgl. § 51 Abs. 1 Nr. 2 VwVfG.
10 Vgl. § 51 Abs. 5 VwVfG in Verbindung mit §§ 48, § 49 VwVfG; s. dazu BVerfG, Beschluss vom 27.9.2007, InfAuslR 2008, 94; BVerwG, Urteile vom 7.9.1999, NVwZ 2000, 204 = InfAuslR 2000, 16 = DVBl. 2000, 417, und vom 21.3.2000, BVerwGE 111, 77 = NVwZ 2000, 940 = InfAuslR 2000, 410; VG München, Urteil vom 4.12.2000, NVwZ-RR 2002, 230.

folglos abgeschlossenen Asylverfahren eintreten: Der weitere Aufenthalt des Ausländers ist illegal; der Ausländer ist verpflichtet, das Land unverzüglich tatsächlich zu verlassen, und die für eine zwangsweise Beendigung des Aufenthalts zuständige Behörde ist nicht mehr durch ein laufendes Verfahren an der Vollstreckung dieser Verpflichtung gehindert (der Ausländer ist »vollziehbar ausreisepflichtig«; s. nachfolgend unter c) cc)).

c) Nach dem endgültigen Abschluss des Asylverfahrens (sowie gegebenenfalls eines Asylfolgeverfahrens) kommen grundsätzlich drei aufenthaltsrechtliche Situationen in Betracht:

aa) Wird der Ausländer unanfechtbar als Asylberechtigter anerkannt, so hält er sich von da an legal in Deutschland auf und erhält grundsätzlich eine (jedenfalls zunächst nur befristete) Aufenthaltserlaubnis,[11] damit scheidet er aus unserer Betrachtung aus.

bb) Auch der Asylbewerber, dem eine Aufenthaltserlaubnis[12] erteilt wird, weil ihm das Bundesamt in dem Asylverfahren unanfechtbar die Flüchtlingseigenschaft zuerkannt hat,[13] hält sich ab diesem Zeitpunkt legal in Deutschland auf und scheidet daher ebenfalls aus unserer Betrachtung aus.

cc) Für unser Thema bedeutsam sind die Asylbewerber, deren Asylverfahren unanfechtbar erfolglos abgeschlossen ist. Mit der Beendigung dieses Verfahrens wird vom Bundesamt sowohl das eigentliche Asylbegehren abgelehnt als auch festgestellt, dass die Flüchtlingseigenschaft nicht zuerkannt wird und kein Abschiebungsverbot vorliegt;[14] die Aufenthaltsgestattung erlischt kraft Gesetzes.[15] Das Bundesamt erlässt auch – regelmäßig zugleich mit dem Asyl-Ablehnungsbescheid – eine Androhung der zwangsweisen Abschiebung,[16]

---

11 § 25 Abs. 1 Satz 1 Aufenthaltsgesetz (AufenthG).
12 Nach § 25 Abs. 2 AufenthG. Dasselbe gilt bei Erteilung einer Aufenthaltserlaubnis nach der Altfallregelung des § 104a AufenthG.
13 Nach § 3 Abs. 4 AsylVfG.
14 Das Bundesamt ist im Rahmen des Asylverfahrens (auch) zu der Feststellung verpflichtet, ob ein Abschiebungsverbot nach § 60 Abs. 2 bis 5 oder Abs. 7 AufenthG vorliegt (vgl. §§ 24 Abs.2, 31 Abs. 3 AsylVfG); s. dazu auch BVerwG, Urteil vom 11.9.2007 – 10 C 8.07 – BVerwGE 129, 251 = NVwZ 2008, 330 = InfAuslR 2008, 142 = DVBl. 2008, 132.
15 Nach § 67 Abs. 1 Nr. 6 AsylVfG.
16 § 34 AsylVfG; s. auch (bei unbeachtlichen Asylanträgen) § 35 AsylVfG; zur Anordnung der Abschiebung in einen sicheren Drittstaat oder in einen für die Durchführung des Asylverfahrens zuständigen Staat § 34a AsylVfG.

wobei es dem Ausländer eine Frist zur freiwilligen Ausreise setzt.[17] Damit steht rechtsverbindlich fest, dass der Ausländer das Bundesgebiet verlassen muss. Sein weiterer Aufenthalt in Deutschland ist illegal. Der Ausländer ist vollziehbar ausreisepflichtig.

Diese aufenthaltsrechtliche Situation ist ab diesem Zeitpunkt von dem Ausländer sowie – wegen der strikten Bindungswirkung der Entscheidung des Bundesamts[18] – von allen Behörden und Gerichten zu beachten. Auch bei Erstattung einer medizinischen Fachauskunft sollte diese – tatsächlich und rechtlich bestehende – Situation berücksichtigt werden.

2. *Ausländer, die keinen Asylantrag gestellt haben* (Nichtasylbewerber), kommen für unser Thema nur dann in den Blick, wenn ihr Aufenthalt beendet werden soll, sie also ausreisepflichtig sind. Ausreisepflichtig sind Ausländer grundsätzlich immer dann, wenn sie keinen Aufenthaltstitel besitzen, der für ihren legalen Aufenthalt in Deutschland erforderlich ist.[19] Sobald die Ausreisepflicht entsteht, ist der Ausländer zum Verlassen des Bundesgebiets verpflichtet. Mit dem Eintritt der Ausreisepflicht wird der Aufenthalt des Ausländers in Deutschland illegal.

Die Ausreisepflicht, die immer kraft Gesetzes eintritt, kann aus verschiedenen Gründen entstehen. Ein Ausländer kann beispielsweise deshalb ausreisepflichtig werden, weil die Ausländerbehörde seine Aufenthaltserlaubnis nicht verlängert oder seine Ausweisung verfügt. Ist der Ausländer vollziehbar ausreisepflichtig geworden,[20] so besteht bei ihm dieselbe aufenthaltsrechtliche Situation wie bei einem unanfechtbar abgelehnten Asylbewerber.

---

17 Zu den insoweit in Betracht kommenden – gesetzlich vorgeschriebenen – Ausreisefristen (zwischen einer Woche und drei Monaten) s. §§ 36-39 AsylVfG.

18 § 42 Satz 1 AsylVfG; vgl. dazu u.a. BVerwG, Urteile vom 7.9.1999, NVwZ 2000, 204 = InfAuslR 2000, 16 = AuAS 2000, 38, vom 21.9.1999, NVwZ 2000, 206 = AuAS 2000, 14, und vom 21.3.2000, BVerwGE 111, 77 = NVwZ 2000, 940 = InfAuslR 2000, 410 = AuAS 2000, 154; VGH Bad.-Württ., Beschlüsse vom 2.5.2000, VBlBW 2000, 447 = InfAuslR 2000, 435 = NVwZ-Beil. I 2001, 6 = EZAR 043 Nr. 44, und vom 10.7.2003, VBlBW 2003, 482 = InfAuslR 2003, 423.

19 §§ 4 Abs. 1, 50 Abs. 1 AufenthG.

20 Siehe § 58 Abs. 2 AufenthG.

2. Der verfahrensrechtliche Rahmen für medizinische Fachauskünfte

Um die Bedeutung medizinischer Fachauskünfte im Zusammenhang mit dem von einem Ausländer verfolgten Ziel
- der Anerkennung als Asylberechtigter sowie auch
- der Gegenwehr gegen eine Beendigung seines Aufenthalts

richtig einzuschätzen, ist der Frage nachzugehen, wann und unter welchen Voraussetzungen eine medizinische Fachauskunft oder ein ärztliches Gutachten in einem dafür vorgeschriebenen verwaltungsbehördlichen oder verwaltungsgerichtlichen Verfahren rechtlich überhaupt bedeutsam sein kann. Mit anderen Worten: Wann kommt es überhaupt auf eine medizinische Fachauskunft an?

Zum Verständnis der verfahrensrechtlichen Situation der Behörden und Gerichte in Bezug auf die Aufklärung des Sachverhalts durch Einholung einer medizinischen Fachauskunft soll im Folgenden ein kurzer Überblick über die insoweit maßgeblichen rechtlichen Vorgaben des Verfahrensrechts dienen.

1. Für alle Verfahren ist allgemein zu beachten, dass sowohl für die Behörden als auch für die Verwaltungsgerichte der Untersuchungsgrundsatz gilt. Dieser wesentliche Verfahrensgrundsatz bedeutet, dass die Behörden und die Verwaltungsgerichte[21] den Sachverhalt, d. h. die tatsächlichen Umstände, die für die jeweilige Entscheidung erheblich sind, grundsätzlich von Amts wegen erforschen und ermitteln müssen.[22]

---

21 In der Tatsacheninstanz, d. h. im Verfahren bei den Verwaltungs- und Oberverwaltungsgerichten, bei denen die Prüfung nicht – wie im Revisionsverfahren beim Bundesverwaltungsgericht – auf eine reine Rechtsprüfung eingeschränkt ist.

22 Siehe dazu im (auch ausländer-)behördlichen Verfahren allgemein § 24 VwVfG (bzw. das jeweilige Landesverwaltungsverfahrensgesetz), im Asylverfahren § 24 AsylVfG, im verwaltungsgerichtlichen Verfahren der Untersuchungsgrundsatz des § 86 Abs. 1 VwGO. Für die Aufklärungspflicht der Behörde gelten keine anderen Maßstäbe als für diejenige des Verwaltungsgerichts (vgl. zu diesen Fragen u. a. BVerwG, Beschlüsse vom 29.06.1999, BVerwGE 109, 174, vom 24.05.2006, NVwZ 2007, 345 und vom 02.11.2007, NVwZ 2008, 230, Urteil vom 11.09.2007, – BVerwGE 129, 251 = NVwZ 2008, 330 = InfAuslR 2008, 142 = DVBl. 2008, 132). Vgl. auch VGH Bad.-Württ., Beschluss vom 06.02.2008, InfAuslR 2008, 213. Im Asylstreitverfahren hat die Sachaufklärungspflicht des Verwaltungsgerichts verfassungsrechtliches Gewicht, vgl. BVerfG, Beschluss vom 27.04.2004, NVwZ-RR 2004, 613, s. auch Beschluss vom 27.09.2007, InfAuslR 2008, 94.

2. In der Behördenebene

a) Behörden sind nach allgemeinem Verfahrensrecht bei so genannten gesetzesgebundenen Entscheidungen, bei denen das Gesetz bei Vorliegen bestimmter tatsächlicher Umstände eine bestimmte Rechtsfolge zwingend vorschreibt, immer verpflichtet, die Tatsachenlage umfassend zu klären und auf dieser Grundlage die Entscheidung (ohne Spielraum für eine andere Rechtsfolge) zu treffen (z. B. bei einem Rechtsanspruch auf Asylanerkennung,[23] auf Abschiebungsschutz[24] oder auf Duldung[25]). Bei Ermessensentscheidungen (wie z. B. bei der Festsetzung einer Ausreisefrist nach allgemeinem Ausländerrecht) sind die Behörden zwar ebenfalls zur vollständigen Ermittlung des Sachverhalts verpflichtet, haben jedoch grundsätzlich einen Spielraum für ihre Entscheidung bei der Ausführung des Gesetzes. Bei schriftlichen behördlichen Entscheidungen (Verwaltungsakten) sind die maßgeblichen Gründe für die Entscheidung in der Begründung mitzuteilen.[26]

b) Zur Erfüllung dieser gesetzlichen Verpflichtung zur Aufklärung des Sachverhalts muss die jeweilige Behörde (die Ausländerbehörde und das Bundesamt) sich der Beweismittel bedienen, die sie nach pflichtgemäßem Ermessen zur Ermittlung des Sachverhalts für erforderlich hält.[27] Daher kann sich die rechtliche Verpflichtung für die Behörde ergeben, eine medizinische Fachauskunft einzuholen, wenn die Behörde nicht selbst die erforderliche Sachkunde besitzt. Der am behördlichen Verfahren Beteiligte ist allgemein zur Mitwirkung bei der Aufklärung des entscheidungserheblichen Sachverhalts verpflichtet.[28]

c) Im asylrechtlichen Verfahren gelten für die hier allein zur Entscheidung über das Asylbegehren sowie die Zuerkennung der Flüchtlingseigenschaft zuständige Behörde – Bundesamt für Migration und Flüchtlinge[29] – grundsätzlich die allgemeinen Verfahrensregelungen. Auch in Asylverfahren muss das Bundesamt den Sachverhalt von Amts wegen klären und die erforderlichen Beweise erheben.[30] Ergänzend dazu bestehen spezielle Verfahrensregelungen im Asylverfahrensgesetz, die den allgemein geltenden Bestimmungen vorgehen. Der Asylbewerber ist persönlich verpflichtet, bei der Aufklärung des Sachverhalts auch dann

---

23   Gemäß Art. 16a Abs. 1 GG.
24   § 60 Abs. 1 AufenthG.
25   § 60a Abs. 2 AufenthG.
26   § 39 VwVfG.
27   § 26 VwVfG.
28   § 26 Abs. 2 VwVfG.
29   Vgl. § 5 Abs. 1 AsylVfG.
30   Vgl. § 24 AsylVfG.

mitzuwirken, wenn er sich durch einen Bevollmächtigten vertreten lässt.[31] Für das Bundesamt ist grundsätzlich auch die persönliche Anhörung des Asylbewerbers ausdrücklich gesetzlich vorgeschrieben. Der Ausländer muss in diesem Verfahren selbst die Tatsachen vortragen, die seine Furcht vor politischer Verfolgung begründen, und die erforderlichen Angaben machen.[32] Der Ausländer hat auch alle sonstigen Tatsachen und Umstände anzugeben, die generell einer Abschiebung oder einer Abschiebung in einen bestimmten Staat entgegenstehen.[33] Ihm obliegt daher insoweit die materielle Darlegungs- und Beweislast. Zu beachten ist auch die gesetzlich eröffnete Möglichkeit, dass das Bundesamt Umstände, Zustände oder Verhaltensweisen, die erst nach der Anhörung des Ausländers vorgetragen werden (»späteres Vorbringen«), nach einem entsprechenden vorherigen Hinweis unberücksichtigt lassen kann, wenn andernfalls die Entscheidung des Bundesamts verzögert würde.[34]

Für das (Asyl-)Folgeverfahren, das ebenfalls ausschließlich beim Bundesamt stattfindet, muss der Asylbewerber für den Fall, dass sich eine psychische Erkrankung erst nach dem unanfechtbaren Abschluss des ersten Asylverfahrens zeigt, diese nachträgliche Änderung der Sachlage substantiiert vortragen und in der Regel durch eine medizinische Fachauskunft glaubhaft machen.

d) Im allgemeinen ausländerrechtlichen Verfahren für Nichtasylbewerber, für das im Bundesgebiet die jeweiligen (Landes-)Ausländerbehörden zuständig sind, besteht die grundsätzliche (Mitwirkungs-)Verpflichtung des Ausländers, die für ihn günstigen (insbesondere persönlichen) Umstände und Tatsachen, die für seinen Aufenthalt in Deutschland maßgeblich sind, der Ausländerbehörde – auch ohne Aufforderung – mitzuteilen und gegebenenfalls glaubhaft zu machen.[35] Dies gilt besonders dann, wenn es um die Beendigung seiner Anwesenheit im Bundesgebiet geht. Zwar ist auch in einem solchen Verfahren die Ausländerbehörde von Amts wegen zur (gegebenenfalls weiteren) Aufklärung des Sachverhalts verpflichtet, ihre dahingehende Verpflichtung endet jedoch, wenn der Ausländer dieser besonderen Mitwirkungspflicht nicht oder nicht hinreichend nachkommt.

---

31 Vgl. § 15 Abs. 1 AsylVfG.
32 § 25 Abs. 1 Satz 1 AsylVfG.
33 vgl. § 25 Abs. 2 AsylVfG.
34 § 25 Abs. 3 AsylVfG; vgl. auch § 36 Abs. 4 Satz 3 AsylVfG, wonach ein verspätetes Vorbringen auch in einem nachfolgenden verwaltungsgerichtlichen Verfahren unberücksichtigt bleiben kann.
35 Vgl. § 82 AufenthG.

e) Die Ausländerbehörden müssen – unter Beachtung dieser allgemein
    geltenden Verfahrensregelungen – auf der Grundlage der im Bundesge-
    biet bekannten Umstände und zugänglichen Erkenntnisse entscheiden.[36]
    Eine besondere Regelung gilt für die Entscheidung über das Vorliegen
    von Abschiebungsverboten[37] bei Nichtasylbewerbern insoweit, als die
    Ausländerbehörde darüber auf der Grundlage der ihr vorliegenden und
    im Bundesgebiet zugänglichen Erkenntnisse und, soweit es im Einzel-
    fall erforderlich ist, der den Behörden des Bundes außerhalb des Bun-
    desgebiets zugänglichen Erkenntnisse entscheiden muss.[38] Alle Ent-
    scheidungen der Ausländerbehörde über den Aufenthalt von Ausländern
    müssen schriftlich erfolgen[39] und daher grundsätzlich eine Begründung
    enthalten.

3. In der Gerichtsebene

a) Das Verwaltungsgericht ist ebenfalls gesetzlich verpflichtet, den Sach-
    verhalt, von dem es als Tatsachengrundlage für seine Entscheidung aus-
    geht, von Amts wegen vollständig und umfassend aufzuklären (»zu er-
    forschen«)[40] und die Beteiligten »dabei heranzuziehen«; das Gericht ist
    jedoch nicht an das Vorbringen und die Beweisanträge der Beteiligten
    gebunden.[41] Das Verwaltungsgericht muss sich der gerichtlichen Be-
    weismittel bedienen.[42] Auf diese Weise kann ein Beweisbeschluss zur
    Klärung der gesundheitlichen Situation des Ausländers durch Einholung
    eines ärztlichen Sachverständigengutachtens in Frage kommen.[43] Auch
    insoweit besteht die Mitwirkungspflicht des Beteiligten.

b) Das Verwaltungsgericht entscheidet über die bei ihm anhängig gemach-
    ten Klagen oder in den Verfahren des vorläufigen Rechtsschutzes nach
    seiner freien, aus dem Gesamtergebnis des Verfahrens gewonnenen
    Überzeugung. In der gerichtlichen Entscheidung sind die Gründe an-

---

36 § 79 Abs. 1 Satz 1 AufenthG.
37 Nach § 60 Abs. 2 bis 7 AufenthG.
38 § 79 Abs. 1 Satz 2 AufenthG.
39 Vgl. § 77 AufenthG.
40 In der Tatsacheninstanz, s. auch Fn. 21.
41 § 86 Abs. 1 VwGO; vgl. zu den Anforderungen an Beweisanträge im Zusam-
    menhang mit einer Posttraumatischen Belastungsstörung BVerwG, Beschluss
    vom 28.3.2006, NVwZ 2007, 346, Urteil vom 11.09.2007 – 10 C 8.07 –,
    BVerwGE 129, 251 = NVwZ 2008, 330 = InfAuslR 2008, 142 = DVBl. 2008,
    132; Hess.VGH, Beschlüsse vom 22.03.2004, DÖV 2004, 628, und vom
    26.03.2007 – 7 UZ 3020/06.A –; OVG NW, Beschluss vom 24.01.2005,
    NVwZ-RR 2005, 507.
42 Vgl. § 96 Abs. 1 Satz 2 Verwaltungsgerichtsordnung (VwGO).
43 Vgl. BVerwG, Beschluss vom 24.06.2006, InfAuslR 2006, 485.

zugeben, die für die richterliche Überzeugung leitend gewesen sind. Ein Urteil darf nur auf Tatsachen und Beweisergebnisse gestützt werden, zu denen die Beteiligten sich äußern konnten.[44]

Das Verwaltungsgericht ist regelmäßig auf Grund eigener Sachkunde berechtigt und verpflichtet, im Rahmen der freien Beweiswürdigung die Glaubwürdigkeit des Ausländers sowie die Glaubhaftigkeit[45] und den Beweiswert seiner Aussagen selbst zu beurteilen (»würdigen«). Jedoch können besondere Umstände ausnahmsweise zur Glaubwürdigkeitsbeurteilung die Beiziehung eines Sachverständigen geboten erscheinen lassen. Dies ist beispielsweise dann der Fall, wenn von dem Ausländer konkrete Anhaltspunkte vorgebracht werden oder sonst erkennbar sind, die eine Beeinflussung seines Aussageverhaltens durch eine erlittene Traumatisierung jedenfalls ernsthaft möglich erscheinen lassen. In einem solchen Fall kann sich die rechtliche Verpflichtung des Gerichts ergeben, ein Sachverständigengutachten zur Traumatisierung und zugleich zur Glaubwürdigkeit des Ausländers einzuholen. Das Bundesverwaltungsgericht hat dies in einem Fall ausgeführt, in dem eine Asylbewerberin aus Togo sich – zum einen – auf Folter berufen und – unter Vorlage eines ärztlichen Attests – das Vorhandensein von Narben an Armen und Oberkörper unter Beweis gestellt hatte, die sie nach eigenen Angaben durch Fesselung während einer zweitägigen Inhaftierung vor ihrer Ausreise aus ihrem Heimatland erlitten habe, sowie – zum anderen – als Hinweis auf erlittene sexuelle Gewalt vorgebracht hatte, sie habe rund neun Monate nach Verlassen ihres Heimatlands ein nichteheliches Kind geboren. In dieser Entscheidung[46] hat das Bundesverwaltungsgericht einen Verfahrensmangel darin gesehen, dass die Vorinstanz kein Sachverständigengutachten zur Frage der Traumatisierung und Glaubwürdigkeit der Ausländerin eingeholt, sondern aus eigener Sachkunde die Ausländerin als unglaubwürdig und ihr Vorbringen als unglaubhaft gewürdigt hatte.

4. Unter Beachtung dieser verfahrensrechtlichen Regelungen ergibt sich, dass medizinische Fachauskünfte in unterschiedlicher Weise für eine anstehende Entscheidung einer Behörde oder eines Gerichts in Betracht kommen können:

---

44 Vgl. § 108 VwGO; Grundsatz des rechtlichen Gehörs.
45 Die Beurteilung der Glaubhaftigkeit der Angaben eines Asylbewerbers unterliegt grundsätzlich nicht dem Sachverständigenbeweis, auch wenn der Asylbewerber an einer posttraumatischen Belastungsstörung leidet (vgl. VG Gera, Urteil vom 20.09.2005 – 4 K 20059/02 GE –). Die Glaubhaftigkeitsprüfung ist »ureigenste Aufgabe des Richters« (vgl. OVG NW, Beschluss vom 09.05.2000 – 8 A 4373/96.A –).
46 Beschluss vom 18.07.2001 – 1 B 118.01 – DVBl. 2002, 53.

a) Zum einen: Einholung eines medizinischen Fachgutachtens durch eine Behörde oder durch ein Verwaltungsgericht von Amts wegen (im Folgenden: *Sachverständigengutachten*[47]):

Eine medizinische Begutachtung muss nach den verfahrensrechtlichen Vorgaben grundsätzlich immer dann durch einen Entscheidungsträger (Behörde oder Verwaltungsgericht in ihrem jeweiligen Entscheidungsbereich) von Amts wegen – also ohne dass es eines dahingehenden Antrags des Betroffenen bedarf – eingeholt werden, wenn der Entscheidungsträger nicht selbst über die erforderliche Sachkunde zur Beurteilung einer unklaren, nicht eindeutigen gesundheitlichen Situation des Ausländers verfügt, deren Klärung für die zu treffende behördliche oder gerichtliche Entscheidung erheblich ist.

Daraus ergibt sich u. a., dass es bei Offensichtlichkeit (»Evidenz«) der Sachlage und eigener Sachkunde der Behörde oder des Gerichts keines Gutachtens bedarf (z. B. zur Beurteilung der offensichtlich nicht vorliegenden Reisefähigkeit eines Ausländers, der sich nachweislich auf Grund eines Unfalls auf der Intensivstation eines Krankenhauses befindet).

b) Zum anderen: Vorlage einer medizinischen Fachauskunft, die von dem Ausländer selbst eingeholt wurde (im Folgenden: *Privatgutachten*[48]):

Wie bereits ausgeführt, kommt der Mitwirkungspflicht des Ausländers in allen Verfahren, die seinen Aufenthalt betreffen, wesentliche Bedeutung zu. Dem Ausländer obliegt in den behördlichen und gerichtlichen Verfahren, die er gegen eine Beendigung seines Aufenthalts betreibt, die materielle Darlegungs- und Beweislast für die Richtigkeit seines Vorbringens, das er zur Begründung seines Begehrens mit dem Ziel seiner weiteren Anwesenheit in Deutschland geltend macht (wie beispielsweise sein Vorbringen, wegen Krankheit nicht abgeschoben werden zu können). Das bedeutet, dass in den Fällen, in denen trotz Beachtung der der Behörde und auch dem Verwaltungsgericht obliegenden gesetzlichen Aufklärungspflichten – und ihrer Grenzen – eine hinreichende Klärung der tatsächlichen Situation zur Überzeugung des jeweiligen Entscheidungsträgers (Behörde oder Gericht) nicht möglich ist, der Ausländer mit seinem Begehren mangels Nachweises des behaupteten Sachverhalts erfolglos bleiben muss. Die Aufklärungspflicht der Behörden und Verwaltungsgerichte endet immer dann, wenn der betroffene Ausländer seiner ihm zumutbaren Obliegenheit zur Mitwirkung bei

---

47 Auch als »Öffentliche Gutachten« bezeichnet.

48 Siehe dazu auch die Begriffserklärung in dem Informations- und Kriterienkatalog des Innenministeriums Nordrhein-Westfalen vom 22.11.2004 (vgl. unter www.aekno.de/ htmljava/a/kammerarchiv/kriterienkatalog_nrw.pdf); auch Lindstedt in Asylpraxis, Band 7 (2001), S. 97, 102.

der Klärung des Sachverhalts nicht nachkommt. Behörden und Gerichte sind nicht verpflichtet, ohne entsprechenden Anlass eine Aufklärung tatsächlicher Umstände vorzunehmen.

Dementsprechend ist das eigene Vorbringen des Ausländers zur tatsächlichen Situation besonders wichtig. In diesem Zusammenhang kommt einer medizinischen Stellungnahme, die auf Veranlassung des Ausländers erstellt wird, zur Glaubhaftmachung und zum Beleg seines Vorbringens in derselben Weise wie dem eigenen Vorbringen des Ausländers Bedeutung zu. Insoweit handelt es sich regelmäßig um eine Bestätigung dessen, was der Ausländer selbst vorträgt. Diese medizinisch-psychologischen Fachauskünfte werden für die weitere Betrachtung zur Unterscheidung von einem (von einer Behörde oder einem Gericht eingeholten) Sachverständigengutachten mit dem – unscharfen – (Sammel-)Begriff »*Privatgutachten*« bezeichnet.

Ein solches Privatgutachten ist als Parteivorbringen anzusehen und unterliegt daher der entsprechenden Würdigung, d. h. es muss zwar zur Kenntnis genommen, jedoch nur dann berücksichtigt werden, wenn es für die Entscheidung erheblich ist. Es kommt daher auf die jeweiligen Umstände des Einzelfalls an (z. B. welche Erkrankung mit welchen Auswirkungen und Folgen vorgebracht wird), ob sich dieses Vorbringen überhaupt als rechtlich erheblich für die zu treffende Entscheidung erweist sowie ob dadurch eine weitere Aufklärung der gesundheitlichen Situation veranlasst ist. Ein »Gefälligkeitsattest« ist ebenso rechtlich unerheblich wie ein Privatgutachten, das mit dem eigenen Vorbringen des Ausländers in unvereinbarem Widerspruch steht.

3. Der materiell-rechtliche Rahmen für medizinische Fachauskünfte

Medizinische Fachauskünfte können in dem dargestellten verfahrensrechtlichen Rahmen besonders im Hinblick auf die gesetzlichen (materiellen) aufenthaltsrechtlichen Regelungen bedeutsam werden. Eine medizinische Fachauskunft kann für einen Asylbewerber – in einem laufenden Asylverfahren – das Asylbegehren untermauern oder – für einen Asylbewerber wie auch für einen Nichtasylbewerber – zu einem Abschiebungsschutz führen. Daher sind im Folgenden die dafür maßgeblichen ausländerrechtlichen Regelungen im Blick auf die mögliche Erheblichkeit solcher medizinischer Fachauskünfte zu untersuchen.

Zur Klarstellung sei darauf hingewiesen, dass diese ausländerrechtlichen Regelungen ausschließlich für den jeweiligen Entscheidungsträger (Behörde oder Gericht) maßgeblich sind, nicht aber für medizinische Fachauskünfte, für die ausschließlich medizinisches Fachwissen maßgeblich sein kann. Daher sind in einer medizinischen Fachauskunft Äußerungen oder

Stellungnahmen zu asyl- oder aufenthaltsrechtlichen Regelungen ebenso zu unterlassen wie eine Kritik an der bestehenden Rechtslage.

Durch die geltenden gesetzlichen Vorgaben und Kriterien des Asyl- und Ausländerrechts wird der rechtliche Beurteilungsrahmen festgelegt, in dem der jeweilige Entscheidungsträger die im konkreten Einzelfall anstehende Entscheidung treffen muss. Die folgende Darstellung soll lediglich diesen Rahmen verdeutlichen.

1. Für Asylbewerber

Das Ziel des Asylverfahrens besteht darin, Ausländern Schutz als politisch Verfolgte[49] oder Schutz vor Verfolgung nach der Genfer Konvention[50] oder Schutz vor Abschiebung bzw. einer sonstigen Rückführung in einen Staat zu gewähren, in dem ihr Leben oder ihre Freiheit wegen ihrer Rasse, Religion, Staatsangehörigkeit, ihrer Zugehörigkeit zu einer bestimmten sozialen Gruppe oder wegen ihrer politischen Überzeugung bedroht ist.[51] Für die insoweit zu treffenden Entscheidungen ist – wie ausgeführt – ausschließlich das Bundesamt für Migration und Flüchtlinge zuständig.

a)   Um den Schutz als politisch Verfolgter im Asylverfahren zu erreichen, muss der Ausländer darlegen, dass er in Anknüpfung an seine politische Überzeugung, seine religiöse Grundentscheidung oder an für ihn unverfügbare Merkmale, die sein Anderssein prägen, gezielten Rechtsverletzungen durch seinen Heimatstaat ausgesetzt ist, die ihn ihrer Intensität nach aus der übergreifenden Friedensordnung der staatlichen Einheit ausgrenzen.[52] Der Asylbewerber muss die Gründe für seine Furcht vor politischer Verfolgung schlüssig vortragen. Zur Darlegung einer politischen Verfolgung durch den Heimatstaat des Ausländers kann es unter Umständen rechtlich erheblich sein, gesundheitliche Schädigungen und Verletzungen (wie z. B. Folter, Vergewaltigung oder unerlaubte medizinische Eingriffe) vorzubringen, die durch die Organe dieses Staates erfolgt sind. Dies gilt insbesondere für traumatische Erlebnisse, die zu psychischen Schädigungen geführt haben.[53] Medizinische Fachaus-

---

49   Nach Art. 16a GG.

50   Abkommen vom 28.07.1951 über die Rechtsstellung der Flüchtlinge (»Genfer Konvention«; BGBl. 1953 II, S. 559).

51   Vgl. § 1 Abs. 1 AsylVfG in Verbindung mit § 60 Abs. 1 AufenthG.

52   Vgl. BVerfG, Beschluss vom 10.07.1989, BVerfGE 80, 315; zur politischen Verfolgung s. u. a. auch BVerwG, Urteile vom 20.02.2001, BVerwGE 114, 16 = InfAuslR 2001, 353 = DVBl. 2001, 997, und BVerwGE 114, 27 = InfAuslR 2001, 306 = DVBl. 2001, 1000.

53   Zur Traumatisierung und Asylanerkennung s. auch Middeke, DVBl. 2004, 150, 151.

künfte dienen in diesem Zusammenhang im Wesentlichen zur Beurteilung der Glaubhaftigkeit des Verfolgungsvorbringens und damit auch zur Glaubwürdigkeit des Asylbewerbers. In Deutschland erstellte medizinische Fachauskünfte können beispielsweise die hier feststellbaren Folgen eines geltend gemachten Verfolgungsgeschehens auf Grund eigener fachärztlicher oder psychologischer Feststellungen bestätigen, erklären oder auch widerlegen. Solche Gutachten müssen im asylrechtlichen Verfahren dann eingeholt werden, wenn der Ausländer durch sein substantiiertes Vorbringen hinreichenden Anlass für eine entsprechende Klärung des Sachverhalts gegeben hat. Insoweit bestehen in der Regel große Schwierigkeiten, die feststellbaren Befunde im Sinne einer eindeutigen Kausalität den vom Ausländer behaupteten Ursachen überzeugend zuzuordnen. Medizinische Fachauskünfte sollten sich daher auf eindeutig erkennbare Feststellungen beschränken und deutlich machen, ob – und gegebenenfalls mit welchem Grad an Wahrscheinlichkeit – eine Übereinstimmung der getroffenen Feststellungen mit dem Vorbringen des Ausländers besteht. Mutmaßungen und nicht gesicherte Annahmen können die medizinische Fachauskunft insgesamt für die Beurteilung durch die Behörde oder das Verwaltungsgericht wertlos machen.

b) Wird der Asylbewerber nicht als politisch Verfolgter anerkannt, so muss das Bundesamt zugleich noch darüber entscheiden, ob – soweit hier maßgeblich – ein Abschiebungsverbot wegen gesundheitlicher Gefahren, die dem ausreisepflichtigen Ausländer im Zielstaat der ihm angedrohten Abschiebung[54] drohen (so genanntes »zielstaatsbezogenes Abschiebungsverbot«), bei einer möglichst realitätsnahen Beurteilung der Situation im – hypothetischen – Rückkehrfall[55] festzustellen ist. Ein solches Abschiebungsverbot liegt vor, wenn dort – soweit hier maßgeblich – für den Ausländer persönlich[56] eine *individuelle erhebliche*[57] kon-

---

54 D. h. regelmäßig in seinem Heimatland.

55 Zum Erfordernis einer solchen realitätsnahen Beurteilung s. BVerwG, Urteile vom 08.09.1992, BVerwGE 90, 364, und vom 21.09.1999, BVerwGE 109, 305 = InfAuslR 2000. 93 = DVBl. 2000, 419.

56 Vgl. dazu BVerwG, Urteil vom 16.6.2004 – 1 C 27.03 –, NVwZ 2004, 1371 = DÖV 2004, 1050 = ZAR 2004, 328.

57 Eine drohende Gesundheitsgefahr ist dann »erheblich«, wenn eine Gesundheitsbeeinträchtigung von besonderer Intensität zu erwarten ist (vgl. BVerwG, Urteil vom 29.07.1999 – 9 C 2.99 –) bzw. der Gesundheitszustand sich wesentlich verschlechtern würde (vgl. Hamb.OVG, Beschluss vom 29.11.2007, InfAuslR 2007, 382).

krete[58] *Gefahr für Leib oder Leben besteht.*[59] Dies ist grundsätzlich dann anzunehmen, wenn der Ausländer eine ernsthafte Erkrankung geltend macht und wegen der mangelnden Leistungsfähigkeit des Gesundheitswesens im Zielstaat der Abschiebung (regelmäßig im Heimatland des Asylbewerbers) und der daraus resultierenden unzureichenden Behandlungsmöglichkeit seiner Erkrankung eine wesentliche Verschlechterung dieser Erkrankung bis hin zur Lebensgefahr zu befürchten ist[60] oder eine Behandlung für den Ausländer individuell (z. B. aus finanziellen Gründen) tatsächlich nicht zu erlangen ist.[61]

Handelt es sich hingegen um eine *allgemeine Gefahr,*[62] der die Bevölkerung oder die Bevölkerungsgruppe, welcher der Ausländer angehört, allgemein ausgesetzt ist, so stellt eine solche Gefahr kein Abschiebungsverbot im Einzelfall dar, sondern wird grundsätzlich im Rahmen einer Entscheidung der obersten Landesbehörde (d. h. des in dem jeweiligen Bundesland zuständigen Ministeriums bzw. Senators) über eine vorübergehende Aussetzung der Abschiebung (Duldung) für bestimmte Ausländergruppen (aus humanitären Gründen) berücksichtigt.[63] Dies gilt auch dann, wenn sie den Ausländer konkret und in individualisierbarer Weise betrifft.[64] Denn nach der gesetzlichen Grundentscheidung werden solche allgemeinen Gefahren, die der ganzen Bevölkerung

---

58 Die Gefahr ist dann »konkret«, wenn die zu erwartenden schwerwiegenden Folgen alsbald nach der Rückkehr des Ausländers in den Abschiebezielstaat eintreten würden (vgl. dazu BVerwG, Urteil vom 29.07.1999 – 9 C 2.99 –).

59 Vgl. § 60 Abs. 7 Satz 1 AufenthG.

60 Vgl. u. a. BVerwG, Urteile vom 25.11.1997, BVerwGE 105, 383 = NVwZ 1998, 524 = DVBl. 1998, 284, vom 07.09.1999, NVwZ 2000, 204 = InfAuslR 2000, 16 = DVBl. 2000, 41, Beschluss vom 24.6.2006, InfAuslR 2006, 485, und Urteil vom 17.10.2006 – 1 C 18.05 –; zur Traumatisierung als zielstaatsbezogenes Abschiebungshindernis vgl. auch Middeke, DVBl. 2004, 150, 156, mit weiteren Hinweisen auf die Rechtsprechung.

61 Vgl. BVerwG, Urteil vom 29.10.2002, DVBl. 2003, 463; Hamb.OVG, Beschluss vom 29.11.2007, InfAuslR 2007, 382.

62 Im Sinne von § 60 Abs. 7 Satz 3 AufenthG.

63 Vgl. § 60 Abs. 7 Satz 3 in Verbindung mit § 60a Abs. 1 Satz 1 AufenthG (vgl. zu den – entsprechenden – bisherigen Regelungen in § 53 Abs. 6 Satz 2, § 54 AuslG u. a. BVerwG, Urteile vom 17.10.1995, BVerwGE 99, 324, vom 27.04.1998, NVwZ 1998, 973, vom 08.12.1998, BVerwGE 108, 77, und vom 12.07.2001, BVerwGE 115, 1).

64 Vgl. BVerwG, Urteil vom 12.7.2001, BVerwGE 115, 1 = NVwZ 2002, 151 = InfAuslR 2002, 52 = DVBl. 2001, 1772 (eine allgemeine Gefahr wurde für die Gesundheitsrisiken für Kleinkinder bis zu 5 Jahren angenommen, die aus den desolaten hygienischen Verhältnissen der praktisch kaum leistungsfähigen staatlichen Gesundheitsversorgung und den auch sonst fehlenden Existenzmöglichkeiten in Angola resultierten).

oder einer im Abschiebezielstaat lebenden Bevölkerungsgruppe gleichermaßen drohen, nur durch eine politische Leitentscheidung der obersten Landesbehörden, gegebenenfalls im Einvernehmen mit dem Bundesministerium des Innern, berücksichtigt.[65] Damit tritt grundsätzlich eine rechtliche Sperrwirkung[66] für die Berücksichtigung im Einzelfall ein, sofern die jeweilige oberste Landesbehörde keine entsprechende Anordnung (»Abschiebestopp-Regelung«) erlassen hat. Nur ausnahmsweise ist Ausländern, die einer gefährdeten Gruppe angehören, dann Schutz vor der Durchführung einer Abschiebung zu gewähren, wenn die Abschiebung wegen einer extremen Gefahrenlage im Zielstaat Verfassungsrecht verletzen würde. Das ist der Fall, wenn der Ausländer durch eine Abschiebung gleichsam sehenden Auges dem sicheren Tod oder schwersten Verletzungen ausgeliefert würde.[67]

Insoweit können u. a. auch Posttraumatische Belastungsstörungen[68] in Betracht kommen. Ebenso kann unter besonderen Umständen eine Suizidgefahr für ein zielstaatsbezogenes Abschiebungsverbot bedeutsam sein. Eine krankheitsbedingte zielstaatsbezogene Gefahr kann sich im Einzelfall auch daraus ergeben, dass der erkrankte Ausländer eine medizinische Behandlung, die im Zielstaat an sich verfügbar ist, tatsächlich – z. B. wegen fehlender finanzieller Mittel – nicht erlangen kann.[69]

In diesem Zusammenhang kann medizinischen Fachauskünften erhebliche Bedeutung zukommen. Für entsprechende Fachauskünfte ist eine besondere Sachkunde des Beurteilenden erforderlich, die sich nicht nur auf die in Deutschland feststellbare Krankheit, sondern insbeson-

---

65 Vgl. § 60a Abs. 1 Satz 1 und Satz 2 in Verbindung mit § 23 Abs. 1 AufenthG; vgl. grundsätzlich (zu der früheren Regelung) u. a. BVerwG, Urteile vom 17.10.1995, BVerwGE 99, 324, vom 27.04.1998, NVwZ 1998, 973, vom 08.12.1998, BVerwGE 108, 77, und vom 12.07.2001, BVerwGE 115, 1.

66 Vgl. dazu u. a. BVerwG, Urteil vom 12.07.2001, BVerwGE 114, 379 = NVwZ 2001, 1420 = InfAuslR 2002, 48.

67 Vgl. u. a. BVerwG, Urteile vom 17.10.1995, BVerwGE 99, 324, vom 19.11.1996, BVerwGE 102, 249, vom 08.12.1998, BVerwGE 108, 77, und vom 12.07.2001, BVerwGE 114, 379.

68 Vgl. dazu beispielsweise Ebert/Kindt, VBlBW 2004, 41; zur Ermittlungspflicht beim Vortrag einer behandlungsbedürftigen Posttraumatischen Belastungsstörung s. BVerwG, Beschluss vom 24.05.2006, NVwZ 2007, 345, insbesondere Urteil vom 11.09.2007 – 10 C 8.07 –, BVerwGE 129, 251 = NVwZ 2008, 330 = InfAuslR 2008, 142 = DVBl. 2008, 132; s. auch OVG NW, Beschluss vom 20.09.2006, InfAuslR 2006, 487.

69 Vgl. dazu BVerwG, Urteil vom 29.10.2002, DVBl. 2003, 463 = AuAS 2003, 106 = NVwZ-Beil. I 2003, 53; auch VG Oldenburg, Urteil vom 27.01.2004 – 12 A 550/03.

dere auf die Möglichkeit der angemessenen Behandlung im Heimatland (dem Zielstaat bei einer freiwilligen Ausreise oder möglichen Abschiebung) bezieht. Der Beurteilende, der in seiner Fachauskunft zu diesen Fragen Stellung nimmt, muss nachprüfbar darlegen, dass er über entsprechende, hinreichend sichere Kenntnisse verfügt, damit seine Stellungnahme für die behördliche oder gerichtliche Entscheidung erheblich sein kann. Besitzt er diese Kenntnisse (wie in der Regel) nicht, so muss er auch dies klar und eindeutig zum Ausdruck bringen. Dies schließt aber nicht aus, dass der Beurteilende die von ihm festgestellte Erkrankung und die Anforderungen an die für erforderlich gehaltene – gegebenenfalls weitere – Behandlung sowie die Prognose des Krankheitsverlaufs darlegt. Entsprechende sachlich begründete Darlegungen sind im jeweiligen Verfahren zu berücksichtigen und können gegebenenfalls hinreichenden Anlass für weitere Ermittlungen geben.

c)   Für den Fall, dass der Asylbewerber vom Bundesamt nicht als politisch Verfolgter anerkannt, ihm die Flüchtlingseigenschaft nicht zuerkannt und für ihn auch kein Abschiebungsverbot festgestellt wird – und das Bundesamt dementsprechend eine Abschiebungsandrohung erlässt –, unterliegt der Ausländer ab diesem Zeitpunkt der weiteren verfahrensrechtlichen Behandlung durch die (Landes-)Ausländerbehörde. Diese nach jeweiligem Landesrecht zuständige Behörde ist gesetzlich verpflichtet, für die Beendigung des Aufenthalts des Ausländers zu sorgen. Sie ist an die Beurteilung des Bundesamts – auch über das Nichtvorliegen eines Abschiebungsverbots – gebunden[70] und muss daher davon ausgehen, dass der weitere Aufenthalt des Ausländers in Deutschland illegal und der Ausländer nach allgemeinem Ausländerrecht vollziehbar ausreisepflichtig geworden ist.[71] Die aufenthaltsrechtliche Folge der vollziehbaren Ausreisepflicht ist die gesetzliche Verpflichtung der Ausländerbehörde zur zwangsweisen Beendigung des Aufenthalts durch die Abschiebung, falls der Ausländer die Ausreisepflicht nicht freiwillig erfüllt.[72] Die *Abschiebung* ist die gesetzlich zur Vollstreckung der Ausreisepflicht vorgesehene Zwangsmaßnahme. Daher kann sich das Begehren des Ausländers, weiterhin aus gesundheitlichen Gründen in Deutschland zu bleiben, bei dieser Konstellation aufenthaltsrechtlich ausschließlich darauf beziehen, einen vorübergehenden Schutz vor einer Abschiebung zu erhalten. Dies ist in diesem Stadium des Verfahrens rechtlich grundsätzlich nur durch eine zeitweise Aussetzung der Ab-

---

70   § 42 AsylVfG.
71   §§ 50, 58 AufenthG.
72   Vgl. § 58 Abs. 1 AufenthG.

schiebung (»Duldung«)[73] wegen eines sog. *inlandsbezogenen Abschie-bungsverbots* erreichbar.

Zielstaatsbezogene Abschiebungsverbote (und damit alle – auch gesundheitliche – Gefahren und Nachteile, die dem Ausländer in dem Zielland der angedrohten Abschiebung drohen können) sind in diesem Stadium des Verfahrens nach den eindeutigen gesetzlichen Regelungen von der Ausländerbehörde (und dementsprechend auch in einem verwaltungsgerichtlichen Verfahren gegen den Rechtsträger dieser Landesbehörde) *nicht* zu berücksichtigen. Denn insoweit ist die Ausländerbehörde an die unanfechtbare und ihr nicht zur selbständigen Prüfung zugängliche Entscheidung des dafür allein zuständigen Bundesamts über das Nichtvorliegen von Abschiebungsverboten gebunden. Dies gilt auch dann, wenn in dem Asylverfahren eine solche Gefahr mangels Vortrags nicht geprüft wurde.[74]

Daraus folgt, dass die Ausländerbehörde in diesem Verfahrensstadium ausschließlich die Umstände berücksichtigen darf, die in Deutschland einer Abschiebung entgegenstehen. Daher können gesundheitliche Probleme grundsätzlich nur noch in Bezug auf die Reisefähigkeit (in der Regel: Flugreisefähigkeit) des Ausländers bedeutsam sein. Dementsprechend kann in diesem Verfahrensstadium einer medizinischen Fachauskunft nur noch in diesem Zusammenhang Bedeutung zukommen.

Insoweit können verschiedene Krankheitsbilder maßgeblich sein. Beispielsweise kann eine ernstliche *Suizidgefahr,*[75] die auf einer medizinisch feststellbaren krankhaften psychischen Konstitution beruht und daher als Krankheit von erheblichem Gewicht anzusehen ist, dann bedeutsam sein, wenn befürchtet werden muss, diese werde sich – ohne hinreichende Vorkehrungen bei der Durchführung der Abschiebung (wie z. B. Begleitung durch einen Arzt und gegebenenfalls Unterrichtung der deutschen Auslandsvertretung sowie der Heimatbehörden des Zielstaats über die Notwendigkeit einer medizinischen Behandlung)[76] – im Zuge der Abschiebung verwirklichen. Die Annahme eines entsprechenden Suizidrisikos ist aber nicht schon allein dann gerechtfertigt,

---

73 Vgl. § 60a AufenthG; zur Erteilung einer Aufenthaltserlaubnis aus humanitären Gründen s. auch § 25 Abs. 3 AufenthG.

74 Vgl. dazu u. a. BVerwG, Urteil vom 07.09.1999, NVwZ 2000, 204 = InfAuslR 2000, 16 = DVBl. 2000, 417.

75 Siehe dazu z. B. VGH Baden-Württemberg, Beschluss vom 06.02.2008, InfAuslR 2008, 213.

76 Zur Bedeutsamkeit der tatsächlichen Ausgestaltung einer »begleiteten Abschiebung« in Bezug zu einer geltend gemachten Gefahr der Suizidalität vgl. BayVGH, Beschluss vom 30.09.2003, BayVBl. 2004, 87.

wenn der Ausländer äußert, er werde sich im Falle einer Abschiebung töten.[77]

Bei den inlandsbezogenen Abschiebungsverboten kann zwischen der *Reiseunfähigkeit* im *engeren* und im *weiteren* Sinn unterschieden werden.[78]

Als *Reiseunfähigkeit im engeren Sinn* ist die mangelnde Transportfähigkeit des Ausländers anzusehen. Zur Darlegung einer Reiseunfähigkeit im engeren Sinn wegen gesundheitlicher Risiken, die insoweit bei einer Abschiebung zu erwarten sind, ist erforderlich, dass konkrete Anhaltspunkte dafür bestehen, dass der Ausländer aus gesundheitlichen Gründen nicht in der Lage ist, selbst oder mit fremder Hilfe aus dem Bundesgebiet auszureisen.

Als *Reiseunfähigkeit im weiteren Sinn* ist die Gefahr des Eintritts oder der weiteren Verfestigung eines gewichtigen Gesundheitsschadens unmittelbar durch die Abschiebung (wie auch durch jedes sonstige Verlassen des Bundesgebiets) anzusehen. Inlandsbezogene Abschiebungsverbote können unter dem Gesichtspunkt der rechtlichen Unmöglichkeit der Abschiebung einen Duldungsgrund[79] in Gestalt eines sog. inlandsbezogenen Vollstreckungshindernisses darstellen und damit einer Abschiebung entgegenstehen, wenn bereits die Durchführung der Abschiebung als solche bei dem von der Zwangsmaßnahme betroffenen Ausländer mit beachtlicher Wahrscheinlichkeit zu einem gravierenden Gesundheitsschaden führt oder einen solchen Gesundheitsschaden weiter verfestigt. Dabei müssen die zu erwartenden Auswirkungen in jedem Fall von erheblichem Gewicht sein. Aus dem grundrechtlich geschützten Recht auf Leben und körperliche Unversehrtheit[80] folgt eine umfassende Schutzpflicht des Staates, die in Bezug auf eine beabsichtigte Abschiebung zu beachten ist. Zwar muss einerseits die kraft Gesetzes bestehende Ausreisepflicht des Ausländers durchgesetzt werden, doch ist andererseits gesundheitlicher Schaden von dem Ausländer abzuwenden. Die für die Abschiebung zuständige Behörde hat daher die Pflicht, eine soweit wie möglich abgesicherte Prognose über eine behauptete Ge-

---

77 Vgl. dazu u. a. VGH Bad.-Württ., Beschlüsse vom 2.5.2000, VBlBW 2000, 447 = InfAuslR 2000, 435 = EZAR 043 Nr. 44, und vom 10.07.2003, VBlBW 2003, 482 = InfAuslR 2003, 423; BayVGH, Beschluss vom 30.09.2003, BayVBl. 2004, 87; auch Bell, InfAuslR 2004, 218.

78 Vgl. VGH Bad.-Württ., Beschlüsse vom 10.07.2003, VBlBW 2003, 482, vom 15.10.2004 – 11 S 2297/04 – und vom 06.02.2008, InfAuslR 2008, 213; VG Freiburg, Beschluss vom 17.06.2004 – 5 K 1038/04 –.

79 Nach § 60a Abs. 2 Satz 1 AufenthG in Verbindung mit Art. 2 Abs. 2 Satz 1 GG; vgl. auch VGH Bad.-Württ., Beschluss vom 7.5.2001, VBlBW 2002, 32 = NVwZ-Beil. I 2001, 107 = AuAS 2001, 174.

80 Art. 2 Abs. 2 Satz 1 GG.

sundheitsgefahr zu gewinnen, damit eine Abschiebung verantwortet werden kann. Eine Abschiebung, die als solche eine erhebliche konkrete Gefahr für den Gesundheitszustand des Ausländers bedeutet, muss unterbleiben. Dies ist dann der Fall, wenn das ernsthafte Risiko besteht, dass unmittelbar durch die Abschiebung – sei es während des Abschiebeverfahrens, sei es im direkten Anschluss an dessen Vollzug – der Gesundheitszustand des Ausländers wesentlich oder gar lebensbedrohlich verschlechtert wird, dass also die Abschiebung den Ausländer in diesem Sinn krank oder kränker macht und diese Gesundheitsgefahr nicht durch bestimmte Vorkehrungen ausgeschlossen oder gemindert werden kann.[81] Im Hinblick auf eine ungesicherte Zukunft im Heimatland sind für Ausländer, denen die Abschiebung droht, häufig Angstsituationen gegeben, die zu erkennbaren Krankheitssymptomen führen (wie z. B. Schlaflosigkeit, Panikattacken). Die insoweit feststellbaren Anzeichen reichen jedoch für sich genommen grundsätzlich nicht aus, um ein Abschiebungsverbot in dem dargelegten Sinne zu begründen und eine Reiseunfähigkeit im weiteren Sinne zu belegen.

2. Für Nichtasylbewerber

In den insoweit in Betracht kommenden Fällen der bestehenden vollziehbaren Ausreisepflicht für den Ausländer, der kein Asylverfahren betrieben hat und für den auch die Erteilung einer Aufenthaltserlaubnis aus humanitären Gründen[82] nicht erfolgen kann, kommen als ausländerrechtliche Regelungen, die zu einem Aufschub der drohenden Abschiebung aus gesundheitlichen Gründen führen können, grundsätzlich nur zwei aufenthaltsrechtliche Möglichkeiten in Betracht:
– Die Verlängerung einer bereits gesetzten Ausreisefrist und
– die Duldung.

a)   Bei ausreisepflichtigen Nichtasylbewerbern muss die zuständige (Landes-)Ausländerbehörde die Abschiebungsandrohung erlassen.[83] Sie hat daher auch über die Bestimmung und Verlängerung der Ausreisefrist nach pflichtgemäßem Ermessen zu entscheiden. Dabei hat sie die widerstreitenden öffentlichen und privaten Interessen unter Beachtung der gesetzlichen Vorgaben und des Grundsatzes der Verhältnismäßigkeit ge-

---

81   Vgl. VGH Bad.-Württ., Beschlüsse vom 07.05.2001, InfAuslR 2001, 384 = VBlBW 2002, 32 = NVwZ-Beil. I 2001, 107 = AuAS 2001, 174, vom 10.7.2003, VBlBW 2003, 482 und vom 06.02.2008, InfAuslR 2008, 213; s. auch BVerfG, Beschluss vom 26.02.1998, InfAuslR 1998, 241.

82   Vgl. § 25 Abs. 3 AufenthG.

83   Vgl. §§ 59, 71 Abs. 1 AufenthG.

geneinander abzuwägen. Als gesetzliche Regelung ist insoweit zu beachten, dass die Ausreisefrist spätestens sechs Monate nach dem Eintritt der Unanfechtbarkeit der Ausreisepflicht endet, jedoch in besonderen Härtefällen befristet verlängert werden kann.[84] Für das Ziel, die dem Ausländer gesetzte Ausreisefrist aus gesundheitlichen Gründen zu verlängern, kommt eine medizinische Fachauskunft in Betracht. In dieser Fachauskunft muss der Grund für eine Verlängerung der Ausreisefrist plausibel insbesondere in Bezug auf die Zeitdauer dargelegt werden (z. B. eine zeitlich begrenzte Behandlung oder eine zu erwartende Heilung).

b) Für eine zeitweise Aussetzung der Abschiebung (Duldung[85]) gilt insoweit grundsätzlich dasselbe wie bei einem unanfechtbar abgelehnten Asylbewerber. Jedoch muss in diesen Fällen die (Landes-)Ausländerbehörde sowohl zielstaatsbezogene als auch inlandsbezogene Abschiebungsverbote berücksichtigen.

4. Anforderungen der gerichtlichen Praxis an medizinische Fachauskünfte

Im Folgenden soll unter Berücksichtigung von Entscheidungen der Verwaltungsgerichte versucht werden, die Anforderungen besonders an medizinisch-psychologische Fachauskünfte zusammenzufassen und zu präzisieren, soweit sich diese nicht bereits nach dem bisher Dargelegten aus der Natur der Sache und des Verfahrens ergeben.

Die jeweilige verfahrens- und materiell-rechtliche Bedeutsamkeit einer medizinischen Fachauskunft für die zu treffende ausländerbehördliche oder gerichtliche Entscheidung im Einzelfall bestimmt grundsätzlich auch die Anforderungen an ihre Qualität. Daher lassen sich diese Anforderungen im Wesentlichen danach beurteilen, ob die Fachauskunft unter Beachtung
– der formalen Anforderungen (dazu nachfolgend unter 1.) und
– der inhaltlichen Anforderungen (dazu nachfolgend unter 2.) erstattet wurde.

---

84 Vgl. § 50 Abs. 2 Satz 2 und 3 AufenthG.
85 Anspruch auf Duldung wegen rechtlicher Unmöglichkeit der Abschiebung, vgl. § 60a Abs. 2 Satz 1 AufenthG i.V.m. Art. 2 Abs. 2 Satz 1 GG.

Dazu im Einzelnen:

1. Für die rechtliche Beurteilung, ob eine medizinisch-psychologische Fachauskunft rechtserhebliche Bedeutung erlangen kann, sind zunächst die dafür zu beachtenden formalen Anforderungen zu betrachten. Dabei ergibt sich aus dem bereits Ausgeführten, dass eine solche Stellungnahme in dem richtigen Verfahren, das dem von dem Ausländer in seiner jeweiligen Situation verfolgten Ziel dient, und zur richtigen Zeit (d. h. in jedem Fall vor einer Entscheidung des jeweiligen Entscheidungsträgers) vorgelegt werden muss.

a) Zur allgemeinen verfahrensrechtlichen Bedeutsamkeit medizinisch-psychologischer Fachauskünfte ist stets zu beachten, dass

– eine solche Fachauskunft ausschließlich der Aufbereitung und Klärung der tatsächlichen Umstände (des Sachverhalts) dienen kann. Wird die Einholung eines Gutachtens von einer Behörde oder einem Verwaltungsgericht angeordnet, so muss die gestellte Frage beantwortet werden. Das Ergebnis muss klar und eindeutig sein. Lässt sich eine bestimmte Unklarheit der tatsächlichen Lage nicht eindeutig klären, so ist auch dies als Ergebnis der Begutachtung eindeutig und klar anzugeben. Die Folgerungen daraus sind nicht in dem Gutachten zu ziehen, sondern bleiben dem Entscheidungsträger vorbehalten.

– eine solche Fachauskunft immer nur eine sachverständige Hilfe bei der selbständigen rechtlichen Beurteilung der Situation durch das Gericht oder die Behörde ist. Eine Fachauskunft kann lediglich eine Entscheidungshilfe sein, nie die Entscheidung selbst. Die eigentliche Entscheidung muss der zuständige Entscheidungsträger (Behörde oder Gericht) nach den gesetzlichen Vorgaben selbst treffen und verantworten.[86]

b) Zur unterschiedlichen rechtlichen Beurteilung von medizinisch-psychologischen *Privatgutachten* und von Amts wegen eingeholten *Sachverständigengutachten*:

Zwischen einer Begutachtung, die auf einem ausdrücklichen Gutachtenauftrag eines Gerichts oder einer Behörde beruht (*Sachverständigengutachten*[87]), und einem ärztlichen Attest oder einer sonstigen medi-

---

86 Vgl. OVG NW, Beschluss vom 05.01.2005 – 21 A 3093/04.A –.

87 Bei einem *Sachverständigengutachten* handelt es sich um eine wissenschaftliche Leistung, in der ein einschlägig ausgewiesener, unabhängiger Experte auf Grund seines Fachwissens über den aktuellen Forschungsstand und seiner Erfahrung konkrete Fragestellungen des Auftraggebers nach anerkannten Regeln beantwortet (vgl. Lösel/Bender, Asylpraxis, Band 7 (2001). S. 175, 180). Für den formalen Aufbau eines solchen Gutachtens (als elementarste Anforderung) muss – nach den Richtlinien der Föderation Deutscher Psychologenvereinigun-

zinischen Fachauskunft, die auf die Bitte des Patienten erstellt wird (*Privatgutachten*), bestehen grundsätzliche Unterschiede in Bezug auf die Darlegung der gewonnenen Erkenntnisse – sowohl in der Exploration als auch in der Diagnose – und damit auch auf die Bedeutsamkeit für die daraus zu ziehenden aufenthaltsrechtlichen Folgerungen. Ein ärztliches Gutachten, das auf Grund eines Beweisbeschlusses eines Gerichts oder eines entsprechenden Auftrags einer Behörde erstellt wird, muss in jedem Fall die medizinischen Untersuchungsmethoden nach dem aktuellen wissenschaftlichen Kenntnisstand darlegen und eine nachvollziehbare, logisch begründete Antwort auf die gestellte (Beweis-) Frage enthalten (siehe dazu unter 2.). Bei ärztlichen Bescheinigungen (Attesten) oder sonstigen medizinischen Fachauskünften, die auf die Bitte des Patienten erstellt werden, sind derart strenge Anforderungen grundsätzlich nicht zu stellen. Solche medizinischen Fachauskünfte müssen aber jedenfalls die erforderlichen Mindestvoraussetzungen für eine fachliche Beurteilung erfüllen, damit sie überhaupt für den jeweiligen Entscheidungsträger bedeutsam sein können. Aus einem solchen Privatgutachten muss sich ein hinreichender Anlass für die Behörde oder das Verwaltungsgericht ergeben, weitere Ermittlungen des Sachverhalts von Amts wegen vorzunehmen, falls die zu treffende Entscheidung nicht bereits auf der hinreichenden Grundlage eines solchen Privatgutachtens ergehen kann. Deshalb müssen auch Privatgutachten zumindest nachvollziehbar die *tatsächlichen Umstände* angeben, auf deren Grundlage eine fachliche Beurteilung erfolgt ist (»Befundtatsachen«), und gegebenenfalls müssen sie die Methode der Tatsachenerhebung benennen. Ferner ist die fachliche medizinische Beurteilung des Krankheitsbilds (*Diagnose*) nachvollziehbar ebenso darzulegen wie die Folgen, die sich nach ärztlicher Beurteilung aus der krankheitsbedingten Situation voraussichtlich ergeben (*prognostische Diagnose*). Der Umfang und die Genauigkeit der erforderlichen Darlegungen richten sich nach den Umständen des jeweiligen Einzelfalls (insbesondere: Komplexität des Krankheitsbildes, Gewichtigkeit und Konsequenzen der Diagnose) und entziehen sich einer generellen Beurteilung. So sind etwa Angaben über die Einhaltung und die Berücksichtigung internationaler

---

gen – das Gutachten die Fragestellung, die Untersuchungsverfahren, die relevanten Daten, deren Interpretation und die Schlussfolgerungen des Gutachters umfassen (vgl. Lösel und Bender, a. a. O., S. 186). Nach dem Informations- und Kriterienkatalog des Innenministeriums Nordrhein-Westfalen (vgl. FN 48) ist ein Gutachten die umfassende und mit Gründen versehene Beurteilung einer oder mehrerer konkreter Fragestellungen durch einen medizinischen Sachverständigen.

Qualitätsstandards[88] dann zu verlangen, wenn eine entsprechend gewichtige und komplexe Diagnose mit weitreichenden Folgen bescheinigt wird. Andererseits kann beispielsweise auch eine nur kurze ärztliche Bescheinigung (z. B. über eine akute und eindeutig diagnostizierbare Erkrankung oder einen Unfall) zur hinreichenden Glaubhaftmachung einer Reiseunfähigkeit ausreichen.

Daraus folgt im Ergebnis, dass die inhaltlichen Anforderungen an die Qualität von Sachverständigengutachten (s. dazu unter 2.) grundsätzlich auch als Kriterien für die Beurteilung von Privatgutachten gelten, damit diese Fachauskünfte rechtliche Erheblichkeit beanspruchen können.

2. Für die rechtliche Beurteilung, ob eine medizinische Fachauskunft rechtserhebliche Bedeutung erlangen kann, sind auch die dafür grundsätzlich zu verlangenden inhaltlichen Anforderungen zu beachten.

Die Behörden und Gerichte müssen als Entscheidungsträger – wie ausgeführt – Fachauskünfte in eigener Verantwortung in Bezug auf die zu treffende ausländerrechtliche Entscheidung würdigen und verwerten. Bei der daher *entscheidend* zu berücksichtigenden *Qualität* solcher Fachauskünfte ist zunächst festzustellen, dass für medizinisch-psychologische Fachauskünfte im Bereich psychischer Traumatisierungen und ihrer Folgen keine rechtsverbindlich festgelegten formalen oder inhaltlichen Anforderungen[89] und auch keine berufsrechtlich allgemein verbindliche Standards bestehen.[90] Zwar gibt es eine ganze Reihe sehr sorgfältig ausgearbeiteter Merkblätter, Richtlinien und Anleitungen zur Erstellung ärztlicher Gutachten bei psychisch Traumatisierten bzw. zur Begutachtung reaktiver Traumafolgen, insbesondere in Bezug zu auf-

---

88 Wie z. B. der Krankheitsklassifikationen nach der ICD-10 für eine Posttraumatische Belastungsstörung.

89 Siehe dazu aber auch den Informations- und Kriterienkatalog »Medizinische Begutachtung bei der Rückführung von Ausländerinnen und Ausländern« (www.aekno.de/htmljava/a/kammerarchiv/kriterienkatalognrw.pdf), dessen Anwendung für die nordrhein-westfälischen Ausländerbehörden, nicht jedoch allgemein für alle Ausländerbehörden in Deutschland als verbindliche Vorgabe angeordnet wurde; s. dazu auch VGH Bad.-Württ., Beschluss vom 06.02.2008 – 11 S 2439/07 –.

90 Vgl. insoweit auch die Entschließung des 108. Deutschen Ärztetages (03.–06.05.2005) über die »Medizinische Begutachtung bei der Rückführung ausreisepflichtiger Ausländerinnen und Ausländer – besserer Abschiebeschutz aus Gesundheitsgründen« (vgl. www.bundesaerztekammer.de/page.asp? his=-0.2.20.1827.1832.1932.1955.1956); siehe dazu auch VGH Baden-Württemberg, Beschluss vom 06.02.2008 – 11 S 2439/07 –.

enthaltsrechtlichen Verfahren.[91] All diesen fachkundigen ärztlichen Regelwerken kommt jedoch insoweit keine rechtliche Verbindlichkeit zu, als etwa bestimmte standardisierte Formen zwingend einzuhalten wären und daher bereits aus der Beachtung oder Nichtbeachtung der formalen Fassung einer medizinischen Fachauskunft rechtserhebliche Folgerungen für ihre inhaltliche Bedeutsamkeit im behördlichen oder gerichtlichen Verfahren gezogen werden könnten. Für die rechtliche Bedeutung einer solchen medizinischen Fachauskunft kommt es demnach entscheidend auf ihre inhaltliche Aussagekraft und Qualität an. Insoweit besteht jedoch für den jeweiligen Entscheidungsträger (Behörde oder Gericht) ein erhebliches Problem darin, bei der rechtlichen Berücksichtigung und Würdigung medizinischer oder psychologischer Fachauskünfte deren Möglichkeiten und Grenzen[92] sowie die Unterschiede in der Herangehensweise und der Darlegung, die sich aus der spezifischen Aufgabenstellung ergeben, hinreichend gewichtig zu beachten.

Im Hinblick darauf, dass die besonders in den Blick zu nehmenden psychischen Erkrankungen und Problemlagen nicht ohne weiteres für medizinisch-psychologische Laien in ihrem Gewicht, ihrer Bedeutung und ihren Auswirkungen erkennbar sind, sind die Behörden und Gerichte in diesem Bereich zur Klärung des Sachverhalts besonders auf fachkundige und ordnungsgemäß erstellte Gutachten und medizinische Fachauskünfte angewiesen.[93] Daher führen Fehler oder Mängel solcher Auskünfte regelmäßig dazu, dass sie für die behördliche oder gerichtliche Entscheidung als unerheblich angesehen werden. So werden medizinische Fachauskünfte, die in sich widersprüchlich sind oder bisher bereits feststehenden Tatsachen oder auch dem eigenen tatsächlichen Vorbringen des Ausländers widersprechen, ohne diese Widersprüche im Einzelnen nachvollziehbar aufzuklären, von den Behörden und Ver-

---

91 Vgl. dazu die Hinweise bei Lösel und Bender, Asylpraxis, Band 7 (2001). S. 175, 178 (u. a. auf Richtlinien für die Erstellung psychologischer Gutachten der Föderation Deutscher Psychologenvereinigungen); s. insoweit auch das – im Jahr 2004 vom Office of the UN High Commissioner for Human Rights veröffentlichte, in Deutschland nicht implementierte – Istanbul-Protokoll, das (u. a.) internationale Standards zur Untersuchung von Folterfällen enthält, siehe »Istanbul Protocol. Manual on the Effective Investigation and Documentation of Torture and Other Cruel, Inhuman or Degrading Treatment or Punishment.« Professional Training Series No. 8/Rev. 1 HR/P/PT/8/Rev. 1, Geneva. (www.unhchr.ch/pdf/8istprot.pdf).

92 Vgl. dazu Gierlichs u. a., ZAR 2005, 158.

93 Vgl. BVerwG, insbesondere Urteil vom 11.09.2007 – 10 C 8.07 –, BVerwGE 129, 251 = NVwZ 2008, 330 = InfAuslR 2008, 142 =, DVBl. 2008, 132;Beschlüsse vom 24.06.2006, InfAuslR 2006, 485, und vom 13.3.2009, InfAuslR 2009, 231; VG Stuttgart, Urteil .vom 14.1.2008, InfAuslR 2008, 323.

waltungsgerichten regelmäßig als unbeachtlich gewertet. Widersprüche, Ungereimtheiten und Unvereinbarkeiten machen eine Zeugen- oder Sachverständigenaussage im gerichtlichen Verfahren grundsätzlich beweisrechtlich unerheblich. Dies gilt auch für schriftliche medizinische Fachauskünfte.

Eine medizinische Fachauskunft darf auch keine rechtlichen Bewertungen oder Beurteilungen enthalten. Einem von einem Gericht oder einer Behörde bestellten Gutachter und auch dem Arzt oder sonstigen Beurteilenden, der ein privates Attest ausstellt, ist es untersagt, darin etwa rechtliche Folgen seiner fachlich begründeten Feststellungen und Folgerungen darzulegen oder sich mit Rechtsfragen auseinander zu setzen. Entsprechende fachfremde Ausführungen mindern den Wert einer medizinischen Fachauskunft bis zur Unerheblichkeit. Insbesondere unzutreffende Stellungnahmen eines Arztes (z. B. zu einer nicht verfügten Ausweisung oder zu einem Aufenthalts- oder Bleiberecht des Ausländers) können bei einer Gesamtwürdigung seiner medizinischen Fachauskunft den Wert und die Aussagekraft seiner Beurteilung erheblich einschränken. Dies gilt auch für polemische Ausführungen in medizinischen Fachauskünften.[94] Eine solche Fachauskunft ist auch nicht der Ort, sich kritisch mit der geltenden Rechts- und Gesetzeslage auseinanderzusetzen.

Für medizinische Fachauskünfte bestehen keine gesetzlich festgelegten Anforderungen. Für die rechtliche Bedeutung einer solchen Fachauskunft ist – wie allgemein bei Sachverständigengutachten – die inhaltliche Qualität entscheidend. Da sich diese Qualität und die sich daraus ergebende Überzeugungskraft jedoch nicht generell vorschreiben und messen lassen, sind zumindest gewisse äußere Anforderungen hierfür zu erfüllen, die sich auf der Grundlage von Anleitungen und Richtlinien als allgemein anerkannte Standards herausgebildet haben, von den ärztlichen und psychologischen Fachgremien empfohlen und in der Praxis qualifizierter Gutachter beachtet werden. Dementsprechend geht auch die gerichtliche Praxis überwiegend davon aus, dass grundsätzlich immer folgende Voraussetzungen – gleichsam als Regel-Anforderungen für die Verwertbarkeit medizinisch-psychologischer Fachauskünfte – erfüllt sein müssen:

a) Der Beurteilende (Arzt, Psychiater, Psychotherapeut oder Psychologe, der die medizinische Fachauskunft erstellt) muss in jedem Fall über die *Fachkunde* verfügen, die für die von ihm abgegebene Beurteilung Voraussetzung ist. Die *Qualifikation und Kompetenz* des Beurteilenden

---

94 Vgl. dazu beispielsweise BayVGH, Beschluss vom 30.09.2003, BayVBl. 2004, 87.

muss in dem Gutachten oder der Fachauskunft deutlich zum Ausdruck kommen. Es sollte außer der Berufsbezeichnung auch die Erfahrung des Beurteilenden (z. B. die Dauer der entsprechenden Tätigkeit sowie gegebenenfalls die Tätigkeitsfelder) auf dem Gebiet mitgeteilt werden, auf das sich die Fachauskunft bezieht. Zwar bestehen im ärztlichen Bereich Bestrebungen zu einer besonderen Qualifizierung und Zertifizierung von Gutachtern in dem hier interessierenden Bereich,[95] jedoch sind – soweit ersichtlich – bisher die erforderlichen berufsrechtlich verbindlichen Voraussetzungen für eine (formale) »Ernennung« entsprechend Qualifizierter (noch) nicht geschaffen worden. Daher bestehen grundsätzlich keine besonderen formalen Anforderungen an die Personen, die als »Gutachter« in dem hier maßgeblichen Bereich, insbesondere bei der Erstellung von »Privatgutachten«, tätig werden.

Es kann fraglich sein, ob ein Facharzt für Allgemeinmedizin oder ein Amtsarzt[96] in Bezug auf medizinisch-psychologische Fachauskünfte stets die erforderliche Qualifikation besitzen. Bei einer interdisziplinären Fachtagung[97] wurde jedoch als Ergebnis (u. a.) festgestellt,

---

95 Vgl. dazu z. B. die »Standards zur Begutachtung psychisch reaktiver Traumafolgen (in aufenthaltsrechtlichen Verfahren)« von SBPM (Projektgruppe »Standards zur Begutachtung psychotraumatisierter Menschen«), in denen im Einzelnen fachliche Voraussetzungen der Gutachter gefordert sowie Fortbildungsinhalte (mit Grund- und Aufbaumodulen) ausgewiesen sowie eine »Ernennung« durch ein gemeinsames Gremium aus Ärztekammer und Psychotherapeutenkammer vorgeschlagen wird. Wie sich aus einer Entschließung des 105. Deutschen Ärztetags (vom Mai 2002) ergibt, die im Wesentlichen diese Vorstellungen aufnimmt, wurde die Bundesärztekammer »gebeten, die Entwicklung von Standards zur Begutachtung psychisch reaktiver Traumafolgen bei ausländischen Flüchtlingen in Asyl- sowie anderen aufenthaltsrechtlichen Antrags- und Klageverfahren zu unterstützen und hierzu ein entsprechendes Fortbildungscurriculum mit Bescheinigung zur fachgerechten Erstellung dieser speziellen Gutachten zu entwickeln«; eine solche Bescheinigung mache »auch für nichtärztliche Behördenvertreter die Qualifikation der/des unterzeichnenden Gutachters vorab erkennbar.« Entsprechende Regelungen oder Reaktionen der Bundesärztekammer sind nicht bekannt. Eine (anerkannte) Qualifizierung zum »Rechtspsychologen« kann für den hier interessierenden Bereich ersichtlich nicht maßgeblich sein.

96 Vgl. zur unterschiedlichen Beurteilung gutachtlicher Äußerungen von Amtsärzten einerseits BayVGH, Beschluss vom 30.09.2003, BayVBl. 2004, 87, wonach der entsprechenden Stellungnahme des Amtsarztes »eine herausgehobene Bedeutung gegenüber anderen ärztlichen Stellungnahmen zukommt«, und andererseits Marx (in InfAuslR 2000, 357, 362), wonach das amtsärztliche Untersuchungsergebnis »auf der Diagnose eines Laien« beruhe.

97 4. Tagung zur transkulturellen Begutachtung (Thema: »Migrationsspezifische Begutachtung im Spannungsfeld von Medizin, Recht, Psychologie und Politik«)

der Öffentliche Gesundheitsdienst biete sich »für alle Beteiligten im Bereich migrationsspezifischer Begutachtung als neutraler Sachwalter und Gutachter in besonderer Weise auch für die Zukunft an.« Im Bereich psychischer Erkrankungen, insbesondere in Bezug auf eine Posttraumatische Belastungsstörung, wird in der Rechtsprechung[98] eine einschlägige fachärztliche Kompetenz für eine brauchbare medizinische Stellungnahme gefordert, die nur von Fachärzten für Psychiatrie oder Fachärzten für Psychotherapeutische Medizin erfüllt werden könne.

b) Es ist immer erforderlich, dass der Beurteilende die medizinische Fachauskunft in strikter *Objektivität* erstellt.[99] Der Arzt, Psychotherapeut oder Psychologe muss seine Fachbeurteilung so neutral wie möglich abgeben. Zwar sind insbesondere bei Privatgutachten, die auf Bitte des Ausländers erstellt werden, auch die persönlichen Erfahrungen des Beurteilers mit seinem Patienten – wie sich dies bereits aus der Natur der Äußerung ergibt – für seine fachliche Stellungnahme maßgebend. Objektivität ist auch nicht in einem absoluten Sinne zu verlangen, sondern als Annäherung an eine vorurteilsfreie Darstellung der Gegebenheiten. Jedoch ist zu verlangen, dass der Beurteilende – wie dies bei einem Sachverständigengutachten selbstverständlich ist, das vom Gericht durch Beauftragung eines anderen als den Ausländer bisher behandelnden Gutachters angefordert wird – seine fachliche Stellungnahme unabhängig vom Interesse seines Patienten (ohne »Befangenheit«) abgibt. Jede persönliche Identifikation des Beurteilenden mit dem Beurteilten mindert den Wert der Beurteilung bis zur rechtlichen Unerheblichkeit. Der Beurteilende tut daher seinem Patienten oder Klienten keinen Gefallen, wenn er ein »Gefälligkeitsgutachten« ausstellt. Insbesondere für Mediziner besteht bei der Behandlung traumatisierter Personen die Gefahr, dass sie in eine Befangenheit geraten, die im Gutachten sichtbar wird (z. B. indem alle Narben oder Beschwerden als »schwer, schwer-

---

am 02. und 03.11.2001 in Hannover; s. auch VGH Bad.-Württ., Beschluss vom 06.02.2008, InfAuslR 2008, 213, in dem (im Wege der einstweiligen Anordnung [§ 123 VwGO]) die Ausländerbehörde verpflichtet wurde, die Abschiebung eines Ausländers bis zur Einholung eines (amts-)ärztlichen Zeugnisses vorläufig zu unterlassen.

98 Vgl. VG München, Urteil vom 04.12.2000, NVwZ-RR 2002, 230; VG Sigmaringen, Beschluss vom 13.10.2003 – 7 K 1604/03 –.

99 Zur fehlenden Objektivität der Feststellungen in einem Gutachten, das von einer Psychologin und Psychotherapeutin erstellt worden ist, weil die zweckgerichteten Angaben des Ausländers ungeprüft übernommen wurden und ohne fachliche Kompetenz mit Nichtwissen die Behauptung aufgestellt wurde, eine angemessene Therapie könne im Heimatland nicht angeboten werden; vgl. VG Augsburg, Urteil vom 13.10.2003 – Au 2 K 02.30452 –.

wiegend, stark, beträchtlich« oder alle Aussagen als »glaubhaft, nicht zu bezweifeln, naheliegend« bezeichnet werden[100]), und ein »Plädoyer« für den Ausländer abgeben.

c) Die medizinische Fachauskunft muss immer eindeutig erkennen lassen, auf welchen *tatsächlichen Grundlagen* sie beruht sowie dass sie den maßgeblichen Sachverhalt vollständig berücksichtigt. Insoweit kommen nur objektiv (d. h. auch von einem anderen Beurteiler) feststellbare Fakten in Betracht, die insbesondere bei der Exploration und (Eigen- oder Fremd-) Anamnese festgestellt wurden. Es muss in dem Gutachten eindeutig zum Ausdruck kommen, welche Vorbefunde berücksichtigt wurden und wie die eigene Befunderhebung durch den Beurteilenden erfolgt ist. Im ärztlichen Bereich wird als Voraussetzung für eine wissenschaftlich fundierte Begutachtung psychischer Erkrankungen eine systematische Prüfstrategie verlangt.[101] Für qualifizierte Fachauskünfte sind genaue Angaben über die explorative Situation erforderlich, insbesondere wann und während welcher Zeitdauer Gespräche mit dem Ausländer geführt wurden oder sonstige Kontakte bestanden, ob eine unmittelbare Kommunikation oder nur eine Verständigung durch einen (in welcher Weise qualifizierten) Sprachmittler (Dolmetscher) erfolgt ist und welches Verhalten der Ausländer dabei gezeigt hat. Tragfähige Aussagen beispielsweise zu dem Krankheitsbild der Posttraumatischen Belastungsstörung werden regelmäßig erst nach mehreren Sitzungen möglich sein.

Als wesentlicher Bestandteil der Begutachtung wird die inhaltliche Analyse der vom Facharzt selbst erhobenen Aussagen in Bezug auf das Vorliegen und den Ausprägungsgrad von Glaubhaftigkeitsmerkmalen angesehen.[102]

Für eine qualitativ gute Fachauskunft ist weiter Voraussetzung, dass der Beurteilende sich von dem Ausländer alle schriftlichen Unterlagen, die bisher in Bezug auf das von dem Ausländer erstrebte Ziel ergangen sind (Schreiben, Protokolle, Verfügungen, gerichtliche Entscheidungen etc.), vorlegen lässt und diese Unterlagen als Tatsachen-

---

100 Vgl. Lindstedt in Asylpraxis, Band 7 (2001), S. 97, 115.
101 Die psychodiagnostische Untersuchung entspricht einem wissenschaftlichen Einzelexperiment, für das ein hypothesengeleiteter Prüfprozess unter Nutzung empirisch fundierten Bedingungs- und Änderungswissens erforderlich ist (vgl. Lösel/Bender in Asylpraxis, Band 7 (2001), S. 175, 182.
102 Vgl. VG München, Urteil vom 04.12.2000, NVwZ-RR 2002, 230; VG Sigmaringen, Beschluss vom 13.10.2003 – 7 K 1604/03 – (mit Ausführungen zu den Erfordernissen einer Konstanzanalyse, Kompetenzanalyse und Motivationsanalyse); zu den Anforderungen an eine gerichtliche Prüfung der Glaubhaftigkeit s. auch BVerfG, Beschluss vom 27.09.2007, InfAuslR (2008), S. 94.

material auswertet und berücksichtigt. Auf diese Weise lassen sich Probleme der Glaubwürdigkeit des Ausländers, die häufig in der Praxis auftreten, möglicherweise bereits im Gespräch mit dem Beurteilenden klären. Zwar ist es nicht in erster Linie Aufgabe des Beurteilenden, der eine medizinische Fachauskunft zu einer Erkrankung abgibt, die Glaubwürdigkeit des Ausländers insgesamt oder die Glaubhaftigkeit seines Vorbringens zu klären;[103] jedoch ist von dem Beurteilenden zu verlangen, dass er jedenfalls evidente Ungereimtheiten und Widersprüche in dem Vorbringen des Ausländers – insbesondere in Bezug auf objektiv vorliegende Unterlagen – im Gespräch mit dem Ausländer zu klären sucht und das dabei erreichte Ergebnis in dem Gutachten zum Ausdruck bringt. Eine – hinsichtlich des Wahrheitsgehalts – unkritische Übernahme der Angaben des Ausländers zu seinem angeblichen Verfolgungsschicksal als Auslöser einer Erkrankung kann gegebenenfalls dazu führen, dass die medizinische Fachauskunft insgesamt als rechtlich unerheblich betrachtet wird, falls diese Angaben in unaufgelöstem Widerspruch[104] etwa zu früheren Angaben des Ausländers stehen, die bereits in einem endgültig abgeschlossenen Verfahren überprüft wurden.

Der Einwand, ein Arzt müsse wegen des Vertrauensverhältnisses zwischen Patient und Arzt so lange davon ausgehen, der Patient sage ihm die Wahrheit, bis das Gegenteil bewiesen sei,[105] ist im vorliegenden Zusammenhang nicht tragfähig. Dieses Vertrauensverhältnis befreit den Arzt nicht von seiner Pflicht, bei Erstellung einer medizinischen Fachauskunft im Rahmen des ihm Möglichen und Zumutbaren an der Klärung der tatsächlichen Gegebenheiten mitzuwirken und gegebenenfalls auch seinem Patienten kritische Fragen zu stellen. Eine unkritische

---

103 Vgl. jedoch die Anforderungen an die ärztliche Begutachtung Posttraumatischer Belastungsstörungen, wonach wesentlicher Bestandteil der Begutachtung eine inhaltliche Analyse der erhobenen Aussagen in Bezug auf Glaubhaftigkeitsmerkmale sei (vgl. VG München, Urteil vom 04.12.2000, NVwZ-RR 2002, 230); s. auch VG Braunschweig, Urteil vom 14.02.2005 – 2 A 233/03 –: keine Auseinandersetzung mit dem Wahrheitsgehalt der Angaben bei erheblicher gesundheitlicher Gefährdung des Patienten.

104 Zu einer – das Gericht überzeugenden – Auflösung maßgeblicher Unstimmigkeiten und Widersprüche im Sachvortrag eines Asylbewerbers durch ein Sachverständigengutachten, das eine Posttraumatische Belastungsstörung attestiert hat, vgl. Thür.OVG, Urteil vom 25.09.2003, NVwZ-RR 2004,455 = Asylmagazin 2004, 26; s. auch OVG NW, Urteil vom 09.12.2003 – 8 A 5501/00.A –, VG Düsseldorf, Urteil vom 24.08.2004 – 2 K 2430/02.A –. Bei einer Posttraumatischen Belastungsstörung sind nur geringe Anforderungen an die Widerspruchsfreiheit des Sachvortrages zu stellen (vgl. Thür.OVG, Urteil vom 18.03.2005 – 3 KO 611/99 –).

105 Vgl. OVG NW, Urteil vom 04.11.2003 – 15 A 5193/00.A.

Übernahme ersichtlich fragwürdiger oder unzutreffender tatsächlicher Angaben des Patienten durch den Beurteilenden als Grundlage medizinisch-psychologischer Ausführungen begründet grundsätzliche Zweifel an dessen Kompetenz zur Erstellung einer ordnungsgemäßen medizinischen Fachauskunft.

Insbesondere die Verwaltungsgerichte achten bei der Verwertung medizinischer Fachauskünfte sorgfältig darauf, ob die ärztliche Beurteilung auf der Grundlage der im Einzelfall gegebenen vollständig berücksichtigten, zutreffenden Tatsachenlage erstellt wurde. Stellt sich heraus, dass der Beurteilende von einem unvollständig berücksichtigten Sachverhalt oder sonstigen falschen Tatsachen ausgegangen ist, so führt dies regelmäßig dazu, dass dem Gutachten keine ausschlaggebende Bedeutung zugemessen wird, auch wenn die Diagnose möglicherweise dazu führen könnte, das vom Ausländer erstrebte Ziel zu erreichen. Da beispielsweise ein Trauma nicht dadurch bewiesen werden kann, dass die Symptomatik einer Posttraumatischen Belastungsstörung dem Gutachter glaubhaft dargestellt wird,[106] kann einem ärztlichen Gutachten, das entgegen dieser gesicherten Erkenntnis eine solche Erkrankung attestiert, insoweit keine Beweiskraft zukommen.

d)   Die medizinische Fachauskunft muss ein schlüssig begründetes *Ergebnis* enthalten. Insoweit ist erforderlich, dass auf der Grundlage zutreffender tatsächlicher Feststellungen die medizinische Diagnose in sich schlüssig, logisch nachvollziehbar und unter Darlegung der Diagnosemethode begründet wird. Eine Diagnose, die auf unrichtigen Befundgrundlagen beruht, hat keinen gerichtlich beachtlichen Aussagewert. Ärztliche Aussagen müssen eine hinreichende Verlässlichkeit erkennen lassen. Dies ist nicht der Fall, wenn die Diagnose einer Traumatisierung oder einer sonstigen psychischen Störung auf Anknüpfungstatsachen beruht, die – gemessen an den Mindestanforderungen für den Nachweis psychischer Erkrankungen[107] – in unzureichender Weise festgestellt worden sind. Die Gerichte dürfen sachverständige Äußerungen nicht einfach für ihre Entscheidungen übernehmen, sondern müssen die Feststellungen und Schlussfolgerungen des Gutachters im Rahmen ihrer tatrichterlichen Würdigung unter Berücksichtigung aller Umstände, der eigenen Sachkunde und der allgemeinen Lebenserfahrung selbstverantwortlich auf deren Schlüssigkeit überprüfen und nachvollziehen.[108]

---

106 Vgl. Ebert/Kindt, VBlBW 2004, 41, 43.

107 Vgl. dazu VG München, Urteil vom 04.12.2000, NVwZ-RR 2002, 230; Treiber, ZAR 2002, 282.

108 Vgl. VGH Bad.-Württ., Beschluss vom 30.06.2003 – 14 S 1598/02 – unter Hinweis auf Kopp/Schenke, VwGO, Komm, § 86, RdNr. 9, § 108, RdNr. 9;

Je nach dem Gewicht und der Schwere der diagnostizierten Erkrankung ist es geboten, die Kriterien im Einzelnen aufzuführen, die nach der fachkundigen Einschätzung des Beurteilenden die gestellte Diagnose rechtfertigen. So ist insbesondere in den Fällen der sogenannten Posttraumatischen Belastungsstörung (PTBS), für die mehrere international übliche und akzeptierte Diagnosesysteme bestehen,[109] für ein verwertbares Gutachten unbedingt erforderlich, dass der Beurteilende angibt, nach welchem System und nach welchen Kriterien er diagnostiziert hat. Eine einfache Angabe der Diagnose »PTBS« ist wertlos. Ebenso ist lediglich ein Hinweis in einer ärztlichen Stellungnahme, der Ausländer werde »wegen PTBS behandelt«, für sich genommen nicht aussagekräftig. Fehlt der ärztlichen Stellungnahme zu einer psychischen Störung jede Konkretisierung des angenommenen Krankheitsbilds und wird kein wissenschaftlich fundierter und nachvollziehbarer Zusammenhang zwischen den lapidar aneinandergereihten Symptomen, die von dem Ausländer geschildert wurden, und daraus zu ziehenden Schlussfolgerungen hergestellt, so ist ein solches Gutachten zum Nachweis einer PTBS nicht geeignet.[110]

Gegebenenfalls kann es erforderlich sein, eine nachvollziehbare Differenzialdiagnose zu erstellen, die eine Abgrenzung zu möglichen anderen Angststörungen enthält; fehlt eine solche Differenzialdiagnose, so kann dies den Wert der Diagnose in einer medizinischen Fachauskunft erheblich mindern.[111]

e) Die medizinische Fachauskunft muss abschließend auch eine medizinische *Beurteilung und Prognose* des zu erwartenden Krankheitsverlaufs enthalten. Insoweit sind besonders ein möglicher Therapiebedarf und gegebenenfalls die (auch zeitlichen) Anforderungen und Bedingungen für einen Therapieerfolg oder eine mögliche, gegebenenfalls auch eine

---

auch VG Sigmaringen, Beschluss vom 13.10.2003 – 7 K 1604/03 –; vgl. auch BayVGH, Beschluss vom 30.09.2003, BayVBl. 2004, 87.

109 Vgl. dazu die diagnostischen Kriterien der Posttraumatischen Belastungsstörung (Posttraumatisches Belastungssyndrom bzw. Post-Traumatic Stress Disorder [PTSD] nach ICD-10 [International Statistical Classification of Diseases and Related Health Problems, tenth revision, siehe: www.dimdi.de] der Weltgesundheitsorganisation [WHO] in der Version der Forschungskriterien, sowie die diagnostischen Kriterien der Posttraumatischen Stress-Störung nach DSM-IV [Diagnostic and Statistical Manual of Mental Disorders, 4. Fassung]; zit. bei Ebert/Kindt, VBlBW 2004, 41; vgl. dazu auch Haenel/Birck, VBlBW 2004, 321; Marx, InfAuslR 2000, 357, und InfAuslR 2003, 21; Hess.VGH, Beschluss vom 26.3.2007 – 7 UZ 3020/06.A –.

110 Vgl. VG Gera, Beschluss vom 04.10.2002 – 1 E 1055/02 GE –.

111 Vgl. VG Freiburg, Beschluss vom 17.06.2004 – 5 K 1038/04 –.

nicht absehbar mögliche Heilung der Erkrankung ebenso schlüssig und nachvollziehbar darzustellen wie eine eventuell vorhersehbare Verschlechterung der Krankheit. Dabei können auch die gesundheitlichen Folgen für den Ausländer bei einer Rückkehr in seinen Herkunftsstaat (z. B. die Gefahr einer Retraumatisierung) diskutiert werden, falls entsprechende Kenntnisse mit hinreichender Verlässlichkeit vorhanden sind.

5. Abschließende Betrachtung

Als Ergebnis dieser Betrachtung lassen sich keine allgemein gültigen Aussagen über die ausländerrechtliche Bedeutsamkeit eines verletzenden, traumatisierenden Ereignisses machen, das ein Ausländer außerhalb Deutschlands erlitten hat. Es kommt in jedem Einzelfall darauf an, in welcher Weise der jeweilige Mensch von einem solchen Erlebnis erkennbar konkret betroffen wurde. Ergibt sich dabei ein Zustand mit Krankheitswert, so sind zunächst die Heilberufe (Mediziner, Psychotherapeuten oder Psychologen) zur Hilfeleistung für den erkrankten Menschen berufen. Die rechtliche Beurteilung setzt erst danach ein und ist im vorliegenden Zusammenhang auf die Frage der Ermöglichung einer weiteren Anwesenheit des Ausländers in Deutschland beschränkt. Bei der Beurteilung dieser Frage sind die gesetzlichen Vorgaben allein entscheidend. Die Behörden und Gerichte haben dabei die schwierige Aufgabe, zu entscheiden, wann die Schutzvoraussetzungen erfüllt sind und wann nicht.

Thomas Wenzel, Fabian Friedrich,
Burcu Coskun, Roman Reindl-Schwaighofer

Das Istanbul-Protokoll – ein zu wenig genutztes
Instrument. Ziele, Implikationen und mögliche
Anwendungen

Das »Istanbul-Protokoll« (IP)[1] bildet als »*Manual on Effective Investigation
and Documentation of Torture and other Cruel, Inhuman or Degrading
Treatment or Punishment*« einen grundlegenden Rahmen für die Dokumentation von Folter und Folgen von unmenschlicher oder herabwürdigender
Behandlung oder Strafe in einem potenziell offenen und weit gefassten
Spektrum von Situationen. Die Schwere von gravierenden Menschenrechtsverletzungen wie auch die offensichtliche politische und juristische Sensiti-
vität des Themenbereiches lassen dabei eine unabhängige Festlegung von
allgemeinen Ausbildungs- und Begutachtungsrichtlinien durch die Vereinten
Nationen sinnvoll erscheinen.

Im Folgenden soll auf einige oft nicht reflektierte, weitreichende Aspekte und Möglichkeiten in der Anwendung des Istanbul-Protokolls eingegangen werden.

1. Implementierung

Während das Protokoll vor allem als allgemeiner standardisierter Referenz-
rahmen zu sehen ist, können Erläuterungen und Präzisierungen, beispielsweise zur Anpassung an Gesetzgebung, Begriffsverwendung und andere
Gegebenheiten eines Landes, an die Entwicklung der verschiedenen Fachge-
biete oder an besondere Situationen wie Asylverfahren erforderlich werden.
Spezifische Folterformen und ihre Folgen, aber auch die Bedingungen der
Rechtssysteme und der Arbeit der Angehörigen der Gesundheitsberufe im
Kontakt mit Folterüberlebenden können auf diese Weise über die allgemein-
gültigen Formulierungen im Istanbul-Protokoll hinaus Berücksichtigung
finden. Diese Ergänzungen sollten dort angesprochene Aspekte verdeutlichen
und konkretisieren, aber nicht die durch das IP vorgegebenen grundsätzlichen
Inhalte in Frage stellen, wobei eine internationale Zusammenarbeit die miss-

---

1   Siehe United Nations (1999), Frewer et al. (2009) und Furtmayr/Frewer (2008).

bräuchliche Verwendung im Rahmen politischer Interessen verhindern soll. Erläuternde Interpretationen wurden daher beispielsweise im Rahmen des von der EU unterstützten IP-Implementierungsprogramms[2] in einer ausgewählten Gruppe von Ländern mit unterschiedlichen Kulturen, Rechtssystemen und politischem Hintergrund in Form von länderspezifischen Fortbildungsprogrammen umgesetzt. Diese und ähnliche Programme helfen, das IP und die nachhaltige Dokumentation zur »gelebten« Praxis in einer Region zu machen. Dachverbände verschiedener Berufsgruppen haben spezifische Implementierungsprogramme zur Umsetzung des Istanbul-Protokolls entwickelt[3,4] oder dieses in existierende Programme integriert. Änderungen der Dokumentationspraxis und spezifische Trainingsprogramme, aber auch die Einbeziehung des IP in die Ausbildung und Fortbildungsprogramme aller relevanten Berufsgruppen sind dabei nicht als akademischer Selbstzweck zu sehen, sondern können zu einer Reihe von wesentlichen direkten (unmittelbaren) und indirekten (sekundären) Zielen beitragen.

2. Anwendungsbereiche des Istanbul-Protokolls bei Überlebenden im Exil

Nicht nur in den Herkunftsländern, in denen Folter angewendet wird, sondern auch in »Aufnahmeländern« für geflüchtete Überlende, ist Dokumentation und Begutachtung von oft wesentlicher Bedeutung. Besonders im Asylverfahren kommt medizinischen und psychologischen Gutachten aus unterschiedlichen Gründen oft eine besonders wichtige Rolle zu.[5] Bei verfolgten Asylwerbern entscheiden Gutachten u. U. bei Gefahr einer Abschiebung nicht nur über erneute Verfolgung, Folter, Leben und Tod des Betroffenen selbst, sondern auch von Familienangehörigen. Obwohl eine Flucht oft die einzige Möglichkeit darstellt, weiterer Folter oder der Ermordung im Rahmen von Verfolgungshandlungen zu entgehen, kann die Angst um Freunde und Angehörige wegen der möglichen Folgen der eigenen Flucht, deren Schutzlosigkeit und ungewisses Schicksal, wesentlich zur psychologischen Belastung beitragen und sollte – nicht nur – in Gutachten Berücksichtigung finden.[6]
  Ziele verbesserter Dokumentation von Folterfolgen beschränken sich daher allgemein nicht auf die Rechtspflege als Selbstzweck und bei geflüchteten Überlebenden nicht ausschließlich auf das Asylverfahren.

---

2   Siehe www.irct.org.
3   Siehe www.wpatrauma.de und www.wpanet.org.
4   Vgl. Rauchfuss (o. J.).
5   Vgl. Arnold (2008), Silove et al. (2007), Ryan et al. (2008), Matthews (2007), O'Donnell et al. (2007) und Lustig et al. (2008).
6   Siehe auch den Beitrag von Fronek et al. in diesem Band.

Im Herkunftsland	In Aufnahmeländern
Gerechtigkeit: Beweissicherung als Basis der Strafverfolgung von Tätern vor lokalen und internationalen Gerichtshöfen.	Dokumentation für künftige Strafverfolgung und Sanktionen; auch vor internationalen Gerichtshöfen, falls diese in Herkunftsländern nicht oder erschwert möglich wäre.
Prävention durch Unterstützung von Strafverfolgung und zivilrechtlichen Prozessen; Informationen können an UN- und EU-Organe o. a. weitergegeben werden.	Möglichkeit der (auch anonymen) Publikation – dies kann Probleme aufzeigen und zum internationalen Druck auf Verfolger beitragen.
Rehabilitation von Folteropfern durch Anerkennung, Diagnostik und Anspruch auf Kostenübernahme oder Entschädigung.	Verfolgungssicherheit, Zugang zu erweiterten Behandlungsmöglichkeiten.
Bewusstseinsbildung gegen Folter und Teilnahme daran bei wesentlichen Berufsgruppen.	Verstärktes Auftreten von Angehörigen der Gesundheitsberufe und Juristen für geflüchtete Folteropfer.
Verstärktes Bewusstsein zur Fragestellung von Folter in der Öffentlichkeit (»Awareness«).	Folter als allgemein relevante Fragestellung auch in »sicheren« Drittländern.
Soziale Unterstützung und Schutz bei medizinischer Beeinträchtigung (z. B. Arbeitsunfähigkeit).	Interaktion mit Sozialeinrichtungen und Behörden.
Prävention sekundärer Folgen, einschließlich Sonderfragestellungen wie bei der Beurteilung von Haftfähigkeit.	Prävention sekundärer Folgen, wie bei der Beurteilung von Haftfähigkeit oder Anhaltemaßnahmen und Schubhaft, oder Abschiebung.
Betonung und Bestätigung verbindlicher Standards: Das IP reflektiert das absolute Verbot von Folter und die Verantwortung aller Staaten für Strafverfolgung, Sanktionen und Rehabilitation von Überlebenden.	Opferrechte gelten auch und besonders für Verfolgte in Aufnahmeländern, für die keine »rechtsfreien« Räume oder erneute Verfolgung entstehen dürfen.

Tabelle I. Mögliche direkte und mittelbare Ziele der allgemeinen Anwendung des Istanbul-Protokolls.

Ein in der Praxis noch nicht geklärter Aspekt ist dabei, inwieweit es eine Aufgabe der Behörden der Aufnahmeländer ist, über nachweisliche Folter Bericht z. B. an die entsprechenden Organe der internationalen Staatengemeinschaft(en) zu erstatten oder eine Strafverfolgung einzuleiten, wie es beispielsweise durch die UN-Deklaration gegen Folter nahegelegt wird.[7]

3. Dokumentation von Folter:
Wissen, Rollen und Rollenkonflikte im interdisziplinären Rahmen

Den psychiatrischen bzw. psychologischen Gutachten kommt aufgrund der Chronizität, Interaktion sowie der hohen Wahrscheinlichkeit von belastungsabhängigen und anderen reaktiven psychologischen bzw. psychiatrischen Erkrankungen bei Folterüberlebenden[8] wiederum eine besondere Bedeutung zu, die im Istanbul-Protokoll Berücksichtigung findet. Dabei geht es keineswegs nur um die Fragestellung einer möglichen Traumatisierung, die dann Hinweis z. B. auf Verfolgungshandlungen oder spezifischer Folter wäre, sondern auch um eine Reihe weiterer wichtiger Fragen, die während einer Befunderstellung oder in einem Gutachten – auch in Asylverfahren – zu berücksichtigen sind.[9]

Eine Begutachtung oder auch jede andere Form der beruflichen Intervention, wie die Erstellung eines Befundberichtes, sollte dabei nach Möglichkeit einen/e ExpertIn im Bereich der Psychiatrie bzw. Psychologie und hier wiederum vorzugsweise einen im Umgang mit traumatisierten PatientInnen erfahrenen/e ExpertIn einbeziehen. Sogar bei ExpertInnen bestehen dabei oft Defizite im Umgang mit spezifischen Teilfragestellungen, vor allem im Bereich interdisziplinären Wissens. Dass das Istanbul-Protokoll selbst dabei nicht eine konstante und vollständige Enzyklopädie möglicher Folgen sein kann, ist durch die kontinuierliche Entwicklung medizinischen Wissens und das breite Spektrum unterschiedlicher Folterformen offensichtlich. Deutlich wird dies beispielsweise im Bereich psychischer bzw. psychiatrischer Folgen bei der Entwicklung der Anwendungsmöglichkeiten bildgebender Verfahren und im Bereich standardisierter Fragebogen, die inzwischen auch in vielen Fällen kultursensitiv und in für Folterüberlebende passender Form vorliegen.[10]

In der fachübergreifenden Dokumentation, die das IP zu Recht betont, überlagern sich Fragestellungen aus unterschiedlichen medizinischen Fächern und Psychologie bzw. Psychiatrie mit juristischen und forensischen Fragestellungen – erst ein interdisziplinäres Verständnis aller betroffenen Bereiche und Integration aller Aspekte kann eine sinnvolle Dokumentation ermögli-

---

7   Siehe www2.ohchr.org/english/law/cat.htm.
8   Vgl. Wenzel (2007).
9   Für eine Diskussion am Beispiel der Anwendung bei geflüchteten Überlebenden anhand eines konkreten Landes siehe den Beitrag von Fronek et al. im vorliegenden Band.
10   Vgl. Eytan et al. (2007), Mollica et al. (1987) und (1992).

chen. So können beispielsweise körperliche, soziale, kulturabhängige oder kulturunabhängige psychologische Aspekte von Folterfolgen dazu führen, dass Betroffene in Verfahren oder auch bei unerfahrenen GutachterInnen nicht vollständig oder widersprüchlich berichten, was unter anderem zu einer Fehleinschätzung der Glaubwürdigkeit, Missinterpretation von Befunden und zu unvollständiger Dokumentation führen kann. Die sehr häufigen, aber oft komplexen polyätiologischen Störungen von Konzentration, Auffassung, Gedächtnisspeicherung und Gedächtnisabruf bei Folteropfern[11] erfordern eine besonders qualifizierte sowohl körperliche wie auch psychologisch/psychiatrische und medizinische Abklärung und Berücksichtigung in der Befundwürdigung und Verfahrensgestaltung. PsychologInnen unterschätzen, korrespondierend zu fehlender Berücksichtigung kultureller, praktischer und psychologischer Aspekte durch Mediziner, eher die möglichen hirnorganischen Faktoren oder Teilfaktoren für eine psychologische Symptomatik, wie etwa ein stumpfes bzw. diffuses Schädelhirntrauma nach Schlägen, Sturz, Malnutrition, körperliche Erkrankungen und spezifische Foltertechniken.

Es ist weiters zu berücksichtigen, dass Dokumentation nicht immer während eines umfassenden Gutachtens stattfindet, sondern oft verschiedene Einzel- oder Teilbefunde erhoben werden, die aber als Teil einer Beweiskette beziehungsweise als Vorbefunde Teil der Gesamtdokumentation oder eines alle Informationen berücksichtigenden Gesamtgutachtens sein können, und die daher bereits eine Mindestqualität aufweisen sollten.

ÄrztInnen oder PsychologInnen, die nicht regelmäßig mit der Dokumentation oder Erstellung von Gutachten beschäftigt sind oder nicht über eine entsprechende forensische oder medizinisch-juristische Ausbildung verfügen, verwenden dabei oft Dokumentationsstrategien, die juristischen und kriminalistischen Erfordernissen und Fragestellungen nicht genügen.

Die Notwendigkeit korrespondierenden zuverlässigen medizinischen und psychologischen Basiswissens bei JuristInnen und besonders RichterInnen, die in den meisten Ländern die endgültige Entscheidung auf der Basis ihrer Interpretation oder Würdigung der Gutachten treffen, kann vor allem bei der sehr unterschiedlichen Gutachtensqualität und der unter Umständen vitalen Relevanz der getroffenen Entscheidung nicht ernst genug genommen werden. Dies kann nicht das Fachwissen von ÄrztInnen und PsychologInnen bzw. FachgutachterInnen ersetzen, sondern eine sinnvolle Würdigung der entsprechenden Fachgutachten ermöglichen, und helfen, häufige Fehler und Missverständnisse durch Bezugnahme auf unabhängige und gut abgesicherte Standards zu vermeiden.

Die Brücke zwischen verschiedenen medizinischen und juristischen Fachgebieten, lokalen und internationalen Rechtsstandards, ihren Bedürfnis-

---

11 Vgl. Laub et al. (1993), Mollica et al. (2007), Petersen et al. (1985), Ray et al. (2007) und Wenzel (2007).

sen, Modellen und der jeweiligen Sprachverwendung kann daher ein wesentliches Ziel in der praktischen Anwendung des IP sein. Bei den bereits angesprochenen Trainingsprogrammen[12] wurden daher bewusst neben fachspezifischen auch gemeinsame interdisziplinäre Fortbildungen einbezogen, die auch der verbesserten Kommunikation, dem Austausch von spezifischem Wissen und der Vertiefung des gegenseitigen Verständnisses dienten.

Der perspektivische Fokus auf die Begutachtung und Dokumentation sollte auch nicht von den notwendigen Aufgaben aller Tätigkeiten in den Gesundheitsberufen ablenken. Ziel jedes Kontaktes im Rahmen der Gesundheitsversorgung, im erweiterten Sinne aber auch des Kontaktes mit jeder anderen Organisation oder jedem/r HelferIn ist es, im Weiteren durch rechtzeitige Erkennung von körperlichen oder psychologischen Problemen (beispielsweise eines unbehandelten Bluthochdruckes oder einer Blutzuckererkrankung) Beeinträchtigung und Leiden zu verkürzen sowie der Entstehung, Verschlechterung oder Chronifizierung bzw. der Entstehung von Komplikationen entgegenzuwirken, auch wenn Informationen und Indizien über mögliche Folter wie auch andere Verfolgungshandlungen zu juristischen Zwecken erhoben werden. Das Istanbul-Protokoll betont die auch durch den Weltärzteverband geforderte absolute Verantwortung von ÄrztInnen in Situationen der direkten oder indirekten Abhängigkeit von politisch beeinflussten Arbeitgebern oder Behörden (»double obligation physicians«[13]), die sich auch nicht durch Verträge mit Dienstgebern oder durch Pflichten in dienstlichen Funktionen aufheben lässt. Neben GutachterInnen betrifft dies in Bezug auf AsylwerberInnen auch ÄrztInnen und Angehörige anderer Gesundheitsberufe in Betreuungseinrichtungen, Schubhaft und vergleichbaren Dienst- oder Anstellungsverhältnissen. Die besondere Hilflosigkeit und Abhängigkeit von der Aufmerksamkeit der BetreuerInnen sowie das verstärkte Risiko von unzumutbarem Stress und Retraumatisierung, die besonders in haftähnlichen Einrichtungen und in Aufnahmeländern in der Schubhaft entstehen, aber auch durch Unterbringung in Flüchtlingsunterkünften bedingt sein können, erfordern eine gewissenhafte Abwägung der Bedürfnisse der PatientInnen auch gegenüber allen administrativen oder anderen Behördenmaßnahmen und sind sinngemäß auch in objektiv gehaltenen Begutachtungen zu berücksichtigen.

In vielen Bereichen von Verwaltung und Rechtspflege steht die Strafverfolgung von Tätern, oft unter erheblicher Belastung von Opfern und ZeugInnen, im Vordergrund der wahrgenommenen Prioritäten von Gesetzgebung und Rechtspraxis. Der auch in Österreich und Deutschland gültige EU-Rah-

---

12 Siehe u. a. www.wpatrauma.de, www.irct.org.
13 Vgl. Heisler et al. (2003), Howe (2003), Iacopino et al. (1996), Keller et al. (2003), Lisoskie (1987), Nightingale (1990) und Pellegrino (1993).

menbeschluss zum Opferschutz[14] betont – und dies kann als Paradigmen-
wechsel in Folge der Berücksichtigung medizinischen und psychologischen
Wissens gesehen werden – die Schutzbedürftigkeit und den Anspruch des
Opfers gegenüber den allgemeinen Interessen des Staates im Rahmen von
Strafverfolgung oder anderen Maßnahmen. Bestehende belastende Vorerfah-
rungen aufgrund der psychischen und physischen Folgen vor allem von extremer Gewalt wie Folter, führen einerseits zu der bereits angesprochenen
Beeinträchtigung der Möglichkeiten im Verfahren und der Verfahrensqualität, aber eben auch zu besonderem Stress, Leiden und einer möglichen
(Re-)traumatisierung im Verfahren.[15] Dem entgegen steht die im Istanbul-
Protokoll indirekt angesprochene »therapeutische« Wirkung[16] eines adäqua-
ten Verfahrens, das nicht nur unzumutbare Belastungen vermeidet, sondern
sogar eine Rolle in der psychologischen und sozialpsychologischen Heilung
spielen kann. Dazu können unter anderem die neuropsychologische Integration eines »fragmentierten« Traumagedächtnisses, Sinngebung und der Wie-
deraufbau der Erfahrung von Gerechtigkeit gegenüber der Verzerrung durch
Behauptungen der Täter beitragen. Diese wesentliche Überlegung wäre sinngemäß auch für Asylverfahren anzuwenden, in denen es zu unterschiedlichen
Rollen der Betroffenen im Verfahren als ZeugInnen, Opfer und, in der Erwartung vieler Behörden, als potenzielle »Täter« der »Irreführung durch
unberechtigte Verfolgungsbehauptung« kommen kann.

4. Schwerpunkt: Symptome, Diagnosen und Diagnosesysteme

Eine Beschreibung relevanter Beeinträchtigungen, Symptome oder Reaktionen auf die Verfolgung und andere Belastungen muss dabei nicht allein auf
der Basis von primär auch forschungsorientierten Diagnosesystemen wie dem
»Diagnostisch-Statistischen Handbuch« (DSM IV TR) der *American Psychiatric Association* erfolgen.[18] Letzteres ist dabei im Gegensatz zum korrespondierenden ICD-10 (International Classification of Diseases)-Standard der
Weltgesundheitsorganisation außerdem auf psychiatrische Diagnosen beschränkt, was zu einer unsystematischen Befundstruktur und zur Vernachlässigung körperlicher Erkrankungen führen kann. Jede Art von Symptom (neutraler: »Phänomen«) oder jede Reaktion kann dabei sowohl von diagnostisch-
er als auch von verfahrens- und behandlungsrelevanter Bedeutung sein. So

---

14 2001/220/JI: Rahmenbeschluss des Rates vom 15. März 2001 über die Stellung
    des Opfers im Strafverfahren, Amtsblatt Nr. L 082 vom 22/03/2001, S. 0001–
    0004.
15 Siehe United Nations (1999).
16 Vgl. Gangsei/Deutsch (2007).
17 Vgl. ebd.
18 Siehe www.dsmivtr.org/.

können durchaus, beispielsweise bei PatientInnen mit guten Copingmechanismen oder länger zurückliegendem Trauma, Symptome einer Posttraumatischen Belastungsstörung (PTBS) vorliegen, die – wie z. B. Schlafstörung – sogar zu einer erheblichen Beeinträchtigung sowohl der Lebensqualität wie auch zu der bereits angesprochenen Beeinträchtigung von Konzentration und Mnestik im Verfahren führen können,[19] ohne dass alle Kriterien einer Posttraumatischen Belastungsstörung des DSM IV erfüllt sind.

Ein anderes Beispiel ist die Berücksichtigung kulturabhängiger Symptome oder auch Reaktionsmuster auf Belastungen, die in keinem der gängigen Standardhandbücher oder nicht in ausreichender Genauigkeit erfasst und damit diagnostisch kategorisiert werden. Für die Betroffenen kann, vor allem im Erstgespräch, daher eine ganz andere Gruppe von Problemen oder Symptomen neben denen der PTBS – etwa der Besuch von Geistern ermordeter Freunde aus der Inhaftierungszeit im Herkunftsland – im Vordergrund stehen (»Idioms of distress«[20]), die neben ihrer Relevanz für Gutachten in Folge auch Ziel kultursensitiver Behandlungsstrategien wäre. Zwar lassen sich im DSM IV eine Liste der kulturabhängigen Syndrome und eine diesbezügliche Diskussion bzw. Verweise finden,[21] eine Beschreibung auf der konkreten phänomenologischen Ebene und die Einordnung als kulturabhängige Belastungsreaktion (»Idiom of distress«) erscheint aber sinnvoller, da der Zusammenhang zu Belastung und Kultur unmittelbarer beschrieben werden kann. Die Einengung der Fragestellung einer möglichen Traumatisierung auf das Vorliegen oder Nicht-Vorliegen beispielsweise einer Posttraumatischen Belastungsstörung oder einer enggefassten Gruppe von Diagnosen, vor allem im Sinne einer Ausschlussinterpretation, ist hier jedenfalls falsch.[22] Reaktionen können, wie die inzwischen zunehmend zur Verfügung stehenden Forschungsergebnisse zeigen, dabei außerdem sowohl spezifischen Charakter haben (etwa in Form der PTBS, die nur nach besonders schweren Belastungen mit erlebnisbezogener Symptomatik auftritt), die Form unspezifischer Erkrankungen oder Symptome (beispielsweise einer Depression) annehmen, oder in der Verschlechterung bestehender Erkrankungen und Probleme bestehen.[23] Prinzipiell handelt es sich meist um ursprünglich normale, nachvollziehbare Reaktionen auf abnorme Situationen und bewusste oder unbewusste Manipulationen der Täter, die aber zu erheblichem Leiden führen können – ein Aspekt der auch in der Interaktion als wichtige Information den Überlebenden zu vermitteln ist. Das häufig vorhandene Gefühl, »verrückt« zu wer-

---

19   Vgl. Herlihy et al. (2002) und (2006).
20   Siehe www.forcedmigration.org/guides/fmo004/fmo004-3.htm.
21   Vgl. Mezzich et al. (1999) und Stein (1993).
22   Vgl. United Nations (1999).
23   Vgl. Carlsson et al. (2006), Ferrada-Noli et al. (1998), Keller et al. (2006) und Wenzel et al. (2000).

den oder das eines grundsätzlichen Realitätsverlustes sowie ein Verlust des Selbstwertgefühls sind wesentliche Aspekte, die zu berücksichtigen sind, weil Überlebende oft eine vor allem psychiatrische Diagnosestellung als Bestätigung dieser Interpretation und ihrer posttraumatischen Katastrophenerwartungen erleben. Die deutlich kritische Haltung der AutorInnen des Istanbul-Protokolls gegenüber der Anwendung von etablierten standardisierten Instrumenten wie Interviews und Fragebögen im Bereich psychologischer Folgen ist am ehesten als Folge der in diesem Abschnitt zusammengefassten Überlegungen zu sehen, und sollte vor diesem Hintergrund interpretiert werden, nicht aber die Anwendung sinnvoller und validierter Instrumente für bestimmte Fragestellungen verhindern.

5. Schwerpunkt: Interaktion

Eine weitere Fragestellung ist die oft unerwartet und unterschätzt intensive Interaktion zwischen UntersucherIn, RichterIn, AnwältIn oder HelferIn und KlientIn (PatientIn), die besonders für den Umgang mit schwer traumatisierten Menschen charakteristisch ist. Es ist eine der Stärken des Istanbul-Protokolls, auf diesen Aspekt einzugehen, der wesentlich für die Begutachtung ist.[24] Die auch im Istanbul-Protokoll verwendeten, ursprünglich aus psychoanalytischen Modellen stammenden Begriffe der Übertragung und Gegenübertragung bezeichnen dabei die oft sehr starken Gefühle, die in diesen Beziehungen – in der ursprünglichen Begriffsverwendung in Therapiebeziehungen – entstehen können.

So können befragende ÄrztInnen, RichterInnen, RechtsanwältInnen oder AsylberaterInnen im Wiederaufleben vorhergehender Situationen als Verfolger erlebt werden, als strenge Elternfigur oder als Täter, die den Wahrheitsgehalt der Angaben oder die Motive des/r Betroffenen in Frage stellen. In BetreuerInnen oder GutachterInnen können andererseits das Gefühl starker Hilfosigkeit, das Gefühl der Unglaubwürdigkeit des/r Betroffenen, oder abwehrende und sadistische Impulse entstehen bzw. quasi »induziert« werden, was, wie auch in Therapiesituationen, entweder zu einer emotionalen Belastung oder zu inadäquaten Reaktionen wie Aggression oder Allmachtsgefühlen gegenüber den Betroffenen führen kann (s. zum Beispiel § 263 des Istanbul-Protokolls[25]). Die Übernahme des Gefühls der Aussichtslosigkeit oder Hilfosigkeit, das man bei vielen Folterüberlebenden findet, und die oft eben ein Ziel der Folter ist, kann auch in diesem Zusammenhang gesehen werden, und kann zu sekundärer Traumatisierung oder Burn-out beitragen.

---

24 Siehe Smith et al. (2007), Lansen (1991), Fischman (1991) und Comas-Diaz/ Padilla (1990).
25 Siehe Frewer et al. (2009), United Nations (1999).

Dieser Schwerpunkt ist dabei ein gutes Beispiel für die zahlreichen Komponenten des Protokolls, die prinzipiell auch als Lehrmodell für die Begutachtung und den Umgang mit Opfern von anderen Formen der Gewalt verwendet werden können, ohne die grundlegende spezifische Ausrichtung auf Folter in Frage zu stellen.

Das IP stellt zusammenfassend ein in seinen breitgefächerten Anwendungsmöglichkeiten oft unterschätztes interdisziplinäres Instrument im Kampf gegen Folter und unmenschliche oder erniedrigende Behandlung und in der praktischen Umsetzung der entsprechenden internationalen Konventionen[26] dar, das in seiner Bedeutung in diesem Bereich und seiner sinngemäßen Übertragung auf andere Formen der Gewalt ungenügend gewürdigt und zu wenig umgesetzt erscheint. Implementierungsstrategien sollten besonders auch in »Flucht«ländern (Aufnahme- oder Exilländern) nach den gleichen oder sogar höheren Standards umgesetzt werden, wie in Ländern, die aufgrund anhaltender Verfolgung von den Überlebenden verlassen werden, und bisher meist Ziel von Implementierungsprogrammen waren. Neben der jetzt vorgestellten deutschen Fassung sind dafür landesspezifische Ergänzungen sowie Übersetzungen und angepasste Implementierungsprogramme eine dringende Notwendigkeit. Dabei kann auf die eingangs erwähnten bereits erarbeiteten und regelmäßig aktualisierten Programme und Materialien der international in diesem Bereich tätigen Organisationen zurückgegriffen werden.

---

26 Siehe www2.ohchr.org/english/law/cat.htm für die Deklaration der UNO; www.euro.who.int/document/mnh/gdoc06.pdf für die Deklaration der EU.

Literatur

Arnold, F. W. (2008): Refused asylum seekers: Seeking medical justice. In: British Medical Journal 336, 7646, S. 683–684.

Carlsson, J. M./Olsen, D. R./Mortensen, E. L./Kastrup, M. (2006): Mental health and health-related quality of life: a 10-year follow-up of tortured refugees. In: Journal of Nervous and Mental Disease 194 (10), S. 725–731.

Comas-Diaz, L./Padilla, A. M. (1990): Countertransference in working with victims of political repression. In: American Journal of Orthopsychiatry 60 (1), S. 125–134.

Eytan, A./Durieux-Paillard, S./Whitaker-Clinch, B./Loutan, L./Bovier, P. A. (2007): Transcultural validity of a structured diagnostic interview to screen for major depression and posttraumatic stress disorder among refugees. In: Journal of Nervous and Mental Disease 195 (9), S. 723–728.

Ferrada-Noli, M./Asberg, M./Ormstad, K./Lundin, T./Sundbom, E. (1998): Suicidal behavior after severe trauma. Part 1: PTSD diagnoses, psychiatric comorbidity, and assessments of suicidal behavior. In: Journal of Traumatic Stress 11 (1), S. 103–112.

Fischman, Y. (1991): Interacting with trauma: clinicians' responses to treating psychological aftereffects of political repression. In: American Journal of Orthopsychiatry 61 (2), S. 179–185.

Frewer, A./Furtmayr, H./Krása, K./Wenzel, T. (Hrsg.) (2009): Istanbul-Protokoll. Untersuchung und Dokumentation von Folter und Menschenrechtsverletzungen. Medizin und Menschenrechte, Band 2. Göttingen.

Furtmayr, H./Frewer, A. (2008): Das Istanbul-Protokoll und die Dokumentation von Folter. In: MenschenRechtsMagazin 2 (2008), S. 155–167.

Gangsei, D./Deutsch, A. C. (2007): Psychological evaluation of asylum seekers as a therapeutic process. In: Torture 17 (2), S. 79–87.

Heisler, M./Moreno, A./DeMonner S./Keller, A./Iacopino, V. (2003): Assessment of torture and ill treatment of detainees in Mexico: attitudes and experiences of forensic physicians. In: Journal of the American Association 289 (16), S. 2135–2143.

Herlihy, J./Scragg, P./Turner, S. (2002): Discrepancies in autobiographical memories – implications for the assessment of asylum seekers: repeated interviews study. In: British Medical Journal 324, 7333, S. 324–327.

Herlihy, J./Turner, S. (2006): Should discrepant accounts given by asylum seekers be taken as proof of deceit? In: Torture 16 (2), S. 81–92.

Howe, E. G. (2003): Dilemmas in military medical ethics since 9/11. In: Kennedy Institute of Ethics Journal 13 (2), S. 175–188.

Iacopino, V./Heisler, M./Pishevar, S./Kirschner, R. H. (1996): Physician complicity in misrepresentation and omission of evidence of torture in postdetention medical examinations in Turkey. In: Journal of the American Medical Association 276 (5), S. 396–402.

Keller, A. S./Ford, D./Sachs, E./Rosenfeld, B./Trinh-Shevrin, C./Meserve, C. et al. (2003): The impact of detention on the health of asylum seekers. In: Journal of Ambulatory Care Management 26 (4), S. 383–385.

Keller, A./Lhewa, D./Rosenfeld, B./Sachs, E./Aladjem, A./Cohen, I. et al. (2006): Traumatic experiences and psychological distress in an urban refugee population seeking treatment services. In: Journal of Nervous and Mental Disease 194 (3), S. 188–194.

Lansen, J. (1991): Psychiatric experience with perpetrators and countertransference feelings in the therapist. In: Journal of Medical Ethics 17, Supplement, S. 55–57.

Laub, D/Auerhahn, N. C. (1993): Knowing and not knowing massive psychic trauma: forms of traumatic memory. In: International Journal of Psychoanalysis 74 (2), S. 287–302.

Lisoskie, S. (1987): First do no harm ... physicians and torture. In: Journal of the American Medical Womens Association 42 (3), S. 73–74.

Lustig, S. L./Kureshi, S./Delucchi, K. L./Iacopino, V./Morse, S. C. (2008): Asylum grant rates following medical evaluations of maltreatment among political asylum applicants in the United States. In: Journal of Immigrant and Minority Health 10 (1), S. 7–15.

Matthews, P. R. (2007): Asylum seekers' access to care. Document is worrying. In: British Medical Journal 335, 7630, S. 1109.

Mezzich, J. E./Kirmayer, L. J./Kleinman, A./Fabrega, H., Jr./Parron, D. L./Good, B. J. et al. (1999): The place of culture in DSM-IV. In: Journal of Nervous and Mental Disease 187 (8), S. 457–464.

Mollica R. F./Wyshak, G., de M.D./Khuon, F./Lavelle, J. (1987): Indochinese versions of the Hopkins Symptom Checklist-25: a screening instrument for the psychiatric care of refugees. In: American Journal of Psychiatry 144 (4), S. 497–500.

Mollica, R. F./Caspi-Yavin, Y./Bollini, P./Truong, T./Tor, S./Lavelle, J. (1992): The Harvard Trauma Questionnaire. Validating a cross-cultural instrument for measuring torture, trauma, and posttraumatic stress disorder in Indochinese refugees. In: Journal of Nervous and Mental Disease 180 (2), S. 111–116.

Mollica, R. F./Caridad, K. R./Massagli M. P. (2007): Longitudinal study of posttraumatic stress disorder, depression and changes in traumatic memories over time in Bosnian refugees. In: Journal of Nervous and Mental Disease 195 (7), S. 572–575.

Nightingale, E. O. (1990): The role of physicians in human rights. In: Law, Medicine & Health Care 18 (1-2), S. 132–139.

O'Donnell, C. A./Higgins, M./Chauhan, R./Mullen, K. (2007): »They think we're OK and we know we're not«. A qualitative study of asylum seekers' access, knowledge and views to health care in the UK. In: BMC Health Services Research 7, S. 75.

Pellegrino, E. D. (1993): Societal duty and moral complicity: the physician's dilemma of divided loyalty. In: International Journal of Law and Psychiatry 16 (3–4), S. 371–391.

Petersen, H. D./Jacobsen, P. (1985): Psychical and physical symptoms after torture. A Prospective controlled study. In: Forensic Science International 29 (3–4), S. 179–189.

Rauchfuss, K. (o. J.): Das Istanbul Protocol und die Folter. www.gerechtigkeit-heilt.de/texte/istanbul-protokoll.html (15.09.09).

Ray, W. J./Odenwald, M./Neuner, F./Schauer, M./Ruf, M./Wienruch, C. et al. (2006): Decoupling neural networks from reality: dissociative experiences in torture victims are reflected in abnormal brain waves in left frontal cortex. In: Psychological Science 17 (10), S. 825–829.

Ryan, D. A./Benson, C. A./Dooley, B. A. (2008): Psychological distress and the asylum process: a longitudinal study of forced migrants in Ireland. In: Journal of Nervous and Mental Disease 196 (1), S. 37–45.

Silove, D./Steel, Z./Susljik, I./Frommer, N./Loneragan, C./Chey, T. et al. (2007): The impact of the refugee decision on the trajectory of PTSD, anxiety, and depressive symptoms among asylum seekers: a longitudinal study. In: American Journal of Disaster Medicine 2 (6), S. 321–329.

Smith, A. J./Kleijn, W. C./Trijsburg, R. W./Hutschemaekers, G. J. (2007): How therapists cope with clients' traumatic experiences. In: Torture 17 (3), S. 203–215.

Stein, D. J. (1993): Cross-cultural psychiatry and the DSM-IV. In: Comprehensive Psychiatry 34 (5), S. 322–329.

United Nations (1999): Manual on the Effective Investigation and Documentation of Torture and Other Cruel, Inhuman or Degrading Treatment or Punishment: The Istanbul Protocol. Geneva.

Wenzel, T. (2007): Torture. In: Current Opinion in Psychiatry 20 (5), S. 491–496.

Wenzel, T./Griengl, H./Stompe, T./Mirzaei, S./Kieffer, W. (2000): Psychological disorders in survivors of torture: exhaustion, impairment and depression. In: Psychopathology 33 (6), S. 292–296.

World Psychiatric Association (1996): Madrid Declaration on Ethical Standards for Psychiatric Practice. WPA General Assembly. Madrid.

II. FOLTERANDROHUNG UND FOLTER IM RECHTSSTAAT?

Winfried Beck

Beteiligung von Ärzten an Folter und Todesstrafe
Menschenrechte, Berufsethik und Rollenkonflikte

Folter gehört neben Apartheid und Sklaverei zu den drei großen auszurotten-
den Menschheitsübeln. Sie stammt wohl aus dem frühen Mittelalter und
wurde vermutlich nur gegen Angehörige der Unterschichten eingesetzt. Institutionalisiert wurde sie durch die päpstliche Bulle »Ad extirpenda« in der
päpstlichen Inquisition 1252 und erreichte ihren Höhepunkt bei den Hexen-
verfolgungen nach 1484 mit ausgeklügelten Vorrichtungen, durchgeführt
vom Scharfrichter und in Strafgesetzbüchern verankert. Unter dem Einfluss
der Aufklärung wurde sie zunehmend diskriminiert und zuerst in Preußen
1740, in anderen Ländern erst nach 1800 formell abgeschafft.[1] Besonders
nach dem Ersten Weltkrieg erlebte die Folter eine Renaissance mit neuen,
raffinierteren Methoden. Sie wird heute nachweislich in mehr als 80 Ländern
angewendet[2] und gleichzeitig gibt es nicht ein Land, das dies offiziell zugibt,
weil die entsprechenden Resolutionen der Vereinten Nationen global gültig
und anerkannt sind.[3]

1.   Foltermethoden

Zu den Foltermethoden gehören: Sensorische Deprivation, Elektroschock,
Erschöpfung (Zwangsarbeit), anale oder vaginale Vergewaltigung (mit diver-
sen Gegenständen oder Gliedmaßen, mit verbundenen Augen, von mehreren
Personen), pharmakologische Folter (Drogenmissbrauch, Zwangsmedika-
tion), Zwangshaltungen (Stehen, Knien, Sitzen, Hängen, Fesseln, Zucht-
stuhl), Erniedrigung (Kot essen, Urin trinken, öffentlich masturbieren),
Schläge (Falanga, Telefono, Auspeitschen), Aufhängen (Papageienschaukel),
Sauerstoffmangel (Submarino, Masken), Schlafentzug, Nahrungsentzug, Ver-
brennungen zufügen, Verstümmelungen (Haare, Nägel, Haut, Zunge, Ohren,
Genitalien, Gliedmaßen, Embryo), Verhör-Folter, Zahnfolter, Zwangsunter-
suchungen (gynäkologisch, gastroenterologisch). Foltermethoden, die keine

---

1   Zur Geschichte und Gegenwart der Folter vgl. Richter (2001) und Helbing
    (2004); zur Entwicklung der Todesstrafe siehe etwa Boulanger et al. (2002).
2   Vgl. u. a. Amnesty International (2008).
3   Vgl. Frewer et al. (2009b).

offensichtlichen Spuren an den Opfern verursachen, nennt man weiße Folter. Dazu gehören zum Beispiel die Einzelhaft (bzw. Isolationshaft), der Schlafentzug, der Reizentzug (z. B. Dunkelhaft), die Sauerstoffmangel-Folter, Scheinhinrichtungen, Kitzeln. Gemäß Artikel 1 (1) der *UN-Konvention gegen Folter* bezeichnet »Folter«:

> »Jede Handlung, durch die einer Person vorsätzlich große körperliche oder seelische Schmerzen oder Leiden zugefügt werden, zum Beispiel um von ihr oder einem Dritten eine Aussage oder ein Geständnis zu erlangen, um sie für eine tatsächlich oder mutmaßlich von ihr oder einem Dritten begangene Tat zu bestrafen oder um sie oder einen Dritten einzuschüchtern oder zu nötigen, oder aus einem anderen, auf irgendeiner Art von Diskriminierung beruhenden Grund, wenn diese Schmerzen oder Leiden von einem Angehörigen des öffentlichen Dienstes oder einer anderen in amtlicher Eigenschaft handelnden Person, auf deren Veranlassung oder mit deren ausdrücklichem oder stillschweigendem Einverständnis verursacht werden. Der Ausdruck umfasst nicht Schmerzen oder Leiden, die sich lediglich aus gesetzlich zulässigen Sanktionen ergeben, dazu gehören oder damit verbunden sind.«[4]

Folter ist also eine verschärfte Form grausamer, unmenschlicher oder erniedrigender Behandlung oder Strafe. Die Abgrenzung, so problematisch sie ist, ergibt sich aus dem Ausmaß der Grausamkeit sowie der Intention des Übergriffs. Während sowohl bei Folter als auch bei Misshandlung beabsichtigt ist, einem Menschen Leid und Schmerzen zuzufügen, kommt bei der Folter noch der spezifische Zweck hinzu: Folter wird in vielen Ländern angewandt, um ein Geständnis sowie Informationen vom Opfer zu erpressen oder um es einzuschüchtern. Oft ist allerdings das Ziel nicht so sehr die Erlangung von Informationen, sondern die Manipulation und Einschüchterung eines ganzen Volkes oder bestimmter Teile durch Terror und präventive Bestrafung jeglicher Kritik und jeglichen politischen Handelns.

2. Internationales Recht und Folterverbot

Das Internationale Recht verbietet jede Form der Folter und Misshandlung, unabhängig von Ausmaß und Intention. Das Folterverbot ist ein so genanntes absolutes Menschenrecht und es gibt auch in Notzeiten keine Gründe, welche die Folter rechtfertigen. Jeder Versuch, Folter zu definieren, muss zu Recht scheitern, wenn das Leiden des Opfers ins Zentrum der Betrachtung rückt. Denn vom Standpunkt der gefolterten Person ist Folter – egal, zu welchem Zweck und von wem ausgeführt – ein vorsätzlicher Angriff auf ihre Menschenwürde. Allein aus diesem Grund ist Folter absolut zu verurteilen.

Das Folterverbot der Europäischen Menschenrechtskonvention (EMRK) ist rechtlich von größerer Bedeutung, da es – anders als die Menschenrechts-

---

4   Convention against torture (CAT)/UN-Konvention gegen Folter.

erklärung der Vereinten Nationen – einklagbare Rechte begründet, die von jedermann vor dem Gerichtshof der Menschenrechtskonvention geltend gemacht werden können. Das Folterverbot wird durch verschiedene Bestimmungen des deutschen Straf- und Strafprozessrechts abgesichert. So verbietet § 357 StGB es Vorgesetzten, ihnen untergebene Beamte zu rechtswidrigen Taten zu verleiten oder auch nur solche zu dulden. Ferner sind Aussagen, die unter der Androhung von Folter erpresst werden, im Gerichtsverfahren nicht verwertbar (§ 136a StPO).

3.   Ärzte und Vollstreckung der Todesstrafe

Besondere Eigenart zeigt die Mitwirkung von Ärzten bei der Todesstrafe. Ärzte setzen dabei ihr medizinisches Wissen für die sichere und »komplikationslose« Durchführung von Exekutionen ein. Sie verstoßen damit gegen alle Regeln ärztlichen Handelns. Zur Teilnahme von Ärzten an der Vollstreckung von Todesurteilen stellte der Weltärztebund in seiner Resolution 20/6.81 von 1981 fest: »[...], dass die Teilnahme an der Vollstreckung eines Todesurteils gegen die ärztliche Ethik verstößt [...]«. De facto werden diese Grundsätze weltweit missachtet:
–   In einigen Staaten der USA wird die Todesstrafe unter Beteiligung von Ärzten vollstreckt. Ärztinnen und Ärzte führen nicht nur die Injektion der Giftspritze durch, sondern untersuchen und behandeln die Verurteilten auch vor der Vollstreckung, stellen ggf. die Gesundheit soweit wieder her, dass eine Vollstreckung möglich ist.
–   Die USA und deren Ärzteverband, *American Medical Association* (AMA), haben alle Deklarationen des Weltärztebundes anerkannt. In Japan findet die Vollstreckung der Todesstrafe unter Beteiligung von Ärztinnen und Ärzten statt, wobei angesichts einer fast totalen Nachrichtensperre keine Erkenntnisse über die Rolle der Ärzte in diesen Prozessen nach außen dringt. Stellungnahmen oder gar Widerstand gegen diese Verletzung ärztlicher Berufsregeln seitens der japanischen Standesverbände sind nicht bekannt.

Während in Japan keine Reaktionen der ärztlichen Berufsverbände bekannt geworden sind, versucht die *American Medical Association* durch Veröffentlichung entsprechender Richtlinien die Beteiligung von Ärzten bei Exekutionen zu unterbinden.

Dieses Vorgehen wurde für den Bundesstaat Illinois vorübergehend außer Kraft gesetzt. Bisher konnten Ärztinnen und Ärzte, die bereit waren, sich an Hinrichtungen zu beteiligen, dafür seitens des Berufsverbandes wegen Verstoßes gegen den *Medical Practice Act* (ein Verhaltenskodex) gemahnt werden. Darüber hinaus konnten, wie bei anderem »unethischen, unprofessionellen oder unehrenhaften Verhalten«, standesrechtliche Maßnahmen gegen an Exekutionen beteiligte Ärzte ergriffen werden. Am 22.03.1995 unterzeichnete Gouverneur Edgar ein neues Gesetz mit der Abkürzung HB 204, das für Ärzte, die an Hinrichtungen teilnehmen, eine Art gesetzlich festgelegte Ausnahmerolle vorsieht und die Ärzte damit außerhalb der ethischen Verpflichtungen, die sonst einem Arzt für seine Tätigkeit auferlegt werden, stellt.[5]

Mit diesem Gesetz sollen sie für die Zeit ihrer Beteiligung an Exekutionen von ihrer ärztlichen Berufsethik »freigesprochen« werden. Gleichzeitig wird die Veröffentlichung der Namen von an Hinrichtungen beteiligten Ärzten untersagt, während weiterhin Exekutionen stattfinden. Zwischenzeitlich haben die Proteste der Ärzteorganisationen dafür gesorgt, dass Ärzte bei Hinrichtungen nicht mehr mitwirken. Dafür gibt es nun andere Helfer.

4. Was macht die Rolle von Ärztinnen und Ärzten so besonders im Zusammenhang mit Folter und Todesstrafe?

Ärztinnen und Ärzte haben im Vergleich zu anderen Berufen besonders große Nähe zu den ihnen anvertrauten Menschen. Die Patientinnen und Patienten vertrauen ihnen in der Erwartung umfassender Verschwiegenheit Intimstes an. Sie kennen Körperfunktionen, Zeichen von Störungen, Möglichkeiten der Einflussnahme. Diese Konstellation bedeutet Macht und damit auch das Risiko des Machtmissbrauchs. Und sie sind durch ihre Ausbildung und tägliche Praxis in der Lage und gewohnt, die körperliche Integrität Anderer zu verletzen. Nur bei deren Zustimmung ist ärztlich invasive Tätigkeit keine Körperverletzung.

Bei Folter mitwirkende Ärztinnen und Ärzte wenden dieses Wissen und diese Fähigkeiten an. Sie untersuchen und befragen die Folteropfer, suchen nach individuellen Schwächen, beraten die Folterer und empfehlen bestimmte, individuell abgestimmte Foltermethoden. Meist im Hintergrund stehend, beobachten sie den Folterprozess, greifen evtl. ein, bringen die Folteropfer in einen Zustand weiterer »Folterfähigkeit«, erklären, wie Folterspuren zu vermeiden sind, schreiben falsche Atteste, verschleiern den medizinischen Sachverhalt.

Die besondere Problematik des Missbrauchs ärztlicher Qualifikation wurde schon vor mehr als 2.000 Jahren erkannt und fand Eingang in den so genannten hippokratischen Eid mit der Kernaussage: *Nihil nocere* – niemals Schaden zufügen. Seit jeher wurde dieses Prinzip nicht nur als Mahnung oder Richtschnur für ärztliches Handeln, sondern als bindende Verpflichtung im Sinne eines Eides verstanden.

---

5   Weltärztebund (2004).

Die neue Dimension des historisch einmaligen, industrialisierten und bürokratisch perfektionierten Mordens der Nationalsozialisten unter Mitwirkung eines Teils der Ärzteschaft konnte von diesem Eid nicht mehr erfasst werden. Der *Nürnberger Ärzteprozess* 1946/47 fügte deshalb die Begriffe ›Verbrechen gegen die Menschlichkeit‹ und ›Völkermord‹ als neue Straftatbestände ein. Die Prozesse in Nürnberg waren zugleich auch Grundlage der Berufsordnungen für Ärzte in Deutschland sowie zahlreicher Deklarationen des Weltärztebundes.

§ 1 Berufsausübung, Abs. 2:

> »Aufgabe des Arztes ist es, das Leben zu erhalten, die Gesundheit zu schützen und wiederherzustellen sowie Leiden zu lindern und sich für die Erhaltung der Umwelt als Grundlage der Gesundheit einzusetzen. Der Arzt übt seinen Beruf nach den Geboten der Menschlichkeit aus. Er darf keine Grundsätze anerkennen und keine Vorschriften oder Anweisungen beachten, die mit seiner Aufgabe nicht vereinbar sind oder deren Befolgung er nicht verantworten kann.«[6]

Deklaration von Genf des Weltärztebundes (1948):

> »Die Gesundheit meines Patienten soll oberstes Gebot meines Handelns sein. [...] Ich werde jedem Menschenleben von seinem Beginn an Ehrfurcht entgegenbringen und selbst unter Bedrohung meine ärztliche Kunst nicht im Widerspruch zu den Geboten der Menschlichkeit anwenden.«[7]

Deklaration des Weltärztebundes von Tokio (1975):

> »Es ist die vornehmste Pflicht des Arztes, seinen Beruf im Dienste der Menschlichkeit auszuüben, die körperliche und geistige Gesundheit ohne Ansehen der Person zu erhalten und wiederherzustellen und die Leiden und das Leid der Patienten zu lindern Die höchste Achtung vor dem menschlichen Leben muss sogar unter Bedrohung aufrechterhalten werden. Ärztliches Wissen darf niemals gebraucht werden, wenn die Gesetze der Menschlichkeit dadurch verletzt würden.«[8]

Der Weltärztebund forderte 1986: »[...] berufliche Freiheit heißt, staatliche und soziale Prioritäten außer Acht zu lassen«.[9] Das schließt eine allzu starke Identifikation mit dem jeweils herrschenden Staat aus. Die ärztliche Verantwortung gegenüber den Patienten hat Priorität gegenüber der Loyalität zum Staat. Diese scheinbaren Selbstverständlichkeiten werden offensichtlich weltweit missachtet.

Folter bedeutet nämlich regelmäßig auch Mitwirkung von Ärztinnen und Ärzten. Diese ermöglichen durch Herstellung eines ausreichenden Gesundheitszustandes die Anwendung von Foltermaßnahmen, bestimmen die Dauer bzw. die Wiederaufnahme der Folter mit, tragen dazu bei, Folterspuren

---

6   (Muster-)Berufsordnung für Ärztinnen und Ärzte.
7   Weltärztebund (2004).
8   Ebd.
9   Ebd.

zu verwischen und die Wiederaufnahme der Folter zu einem späteren Zeitpunkt zu ermöglichen.

Was bringt Angehörige des ärztlichen Berufsstandes dazu, auf diese massive Weise ihren beruflichen Auftrag zu verraten? Die vorhandenen Studien zu dieser Problematik kommen zu folgendem, übereinstimmendem Ergebnis.[10]

An Folter beteiligte Ärztinnen und Ärzte sind keine außergewöhnlichen oder ausgesprochen bösartigen Menschen.

- Gemeinsam ist ihnen eine Diskriminierung bzw. Abwertung der gefolterten Opfergruppe, die als Gefahr für die eigene Person oder soziale Gruppe gesehen wird.
- Nach dem Prinzip: »in einer gerechten Welt bekommt jeder, was er verdient«, werden die Opfer zu Schuldigen gemacht, wird ihnen die Verantwortung für die Folter selbst zugeschoben.
- Es herrscht eine primäre bzw. vorauseilende Beflissenheit gegenüber einer tendenziell repressiven Macht. Seltener spielen potenzielle Vergünstigungen eine Rolle.
- Ebenso häufig wie die Mitidentifikation mit der Sache der Folterer ist eine Bürokratisierung der Rolle des Arztes in dem Sinne, dass »nur« Anweisungen ausgeführt werden und die Folgen bzw. Hintergründe die Ärztinnen und den Arzt nicht zu interessieren haben.
- Angst vor möglichen Folgen einer Weigerung spielt hingegen nur gelegentlich eine Rolle. Aus der NS-Zeit sind nur wenige Hinweise dafür bekannt geworden, dass sich weigernde Ärztinnen und Ärzte sanktioniert wurden.

5. Loyalitätskonflikt und Grauzone des Missbrauchs ärztlicher Qualifikation

So leicht die Verurteilung dieser Personengruppe und dieser Taten, die Beteiligung an Folter fällt, umso komplizierter ist die Einordnung von Vorgängen im Bereich einer Grauzone.[11]

Unter der Annahme, dass Ärztinnen und Ärzte nicht sozusagen über Nacht zu Folterern werden, sondern dass sich dahinter ein schleichender Prozess verbirgt und der Zeitpunkt, von dem an es kein Zurück mehr gibt, subjektiv unbemerkt und für Außenstehende nur schwer bestimmbar ist, und unter Berücksichtigung der oben beschriebenen Persönlichkeitsmerkmale, die auch in nichttotalitären Systemen anzutreffen sind, kommt es darauf an, Anfänge bzw. die Grauzone vor der massiven Verletzung ärztlicher ethischer

---

10 Verratene Medizin, siehe auch Behandlungszentrum für Folteropfer Berlin/ Berliner Ärztekammer (1995) und ferner Korzilius (1999).

11 Vgl. zur »dual loyalty« auch Lucas (2009).

Regeln zu erkennen. Beispiele aus unserem eigenen Lande sollten aufhorchen lassen:

- Ärzte begleiten abzuschiebende Asylbewerber mit dem Auftrag, diese physisch und psychisch soweit ruhig zu stellen, dass eine Abschiebung problemlos gewährleistet ist.
- Ärztinnen und Ärzte stellen durch Röntgenaufnahmen der Handwurzeln fest, ob Asylbewerber das 16. Lebensjahr überschritten haben oder nicht, weil ab dem 16. Lebensjahr die Behandlung als Erwachsener und damit das Flughafenschnellverfahren angewendet werden kann.
- Ärztinnen und Ärzte führen zwangsweise Nasensonden bei verdächtigen Straßendealern zum Zwecke der Einbringung von Brechmitteln mit dem Ziel der Beweissicherung ein.
- Ärztinnen und Ärzte führen gynäkologische Untersuchungen bei minderjährigen Roma-Mädchen wegen des Verdachts auf Diebstahl durch.

In all diesen Fällen handeln die beteiligten Ärztinnen und Ärzte im Auftrage des Staates oder einer dem Staate nahe stehenden Einrichtung. In all diesen Fällen wird die körperliche Integrität gegen den Willen der Betroffenen verletzt. Immer hat sich der Arzt oder die Ärztin dabei zu fragen: Schade ich damit dem Menschen? Und immer wenn diese Frage bejaht wird, muss und kann er oder sie die Maßnahme verweigern, nicht zuletzt, weil dies die Berufsordnung ausdrücklich verlangt. Selbst bei staatsanwaltlichen oder richterlichen Anordnungen kann auf den Amtsarzt verwiesen werden. Durch das verschärfte Asylgesetz, aber auch durch das Pflegegesetz, die Methadonsubstituierung, die strengere Anwendung der Regelungen im Bereich der Sozialhilfe usw. ist die Nachfrage nach bereitwilligen, gegen ein entsprechendes Honorar tätig werdenden Ärzten gestiegen.

Die Beispiele sind ein Indiz dafür, wie gefährlich eine unkritische ärztliche Haltung für die Patienten sein kann. Auch wenn diese Beispiele in Ausmaß und Qualität bei weitem die Menschenrechtsverletzungen bei Folter und Todesstrafe nicht erreichen, so handelt es sich doch um Verletzungen der Berufsordnungen und der Deklarationen des Weltärztebundes.

6. Schlussfolgerungen

Wenn wir jetzt nicht einschreiten, die Diskussion über ärztliche Verantwortung auf allen Ebenen führen, die Berufsordnung in den entsprechenden Passagen durchsetzen, dann ist ein Dammbruch zu befürchten, das heißt ein massenhafter Missbrauch ärztlicher Kompetenz für Behörden zum Schaden der Patienten.

Die Gratwanderung, auf der sich Ärzte dabei bewegen, von der Blutentnahme des Alkoholsünders über Gutachten für Behörden, Altersbestimmung von minderjährigen Asylbewerbern, Zwangsernährung bei Hungerstreikenden bis zu Beteiligung bei Folter muss präventiv bearbeitet und bewusst gemacht werden. Dies umso mehr, als sie kein oder viel zu selten Thema in der Ausbildung junger Ärztinnen und Ärzte ist.

Literatur

Amnesty International (Hrsg.) (2008): Amnesty International Report 2008. Zur weltweiten Lage der Menschenrechte. London.

Behandlungszentrum für Folteropfer Berlin/Berliner Ärztekammer (Hrsg.) (1995): Verratene Medizin. Beteiligung von Ärzten an Menschenrechtsverletzungen. Berlin.

Boulanger, C./Heyes, V./Hanfling, P. (Hrsg.) (2002): Zur Aktualität der Todesstrafe. Interdisziplinäre und globale Perspektiven. Berlin.

Frewer, A./Kolb, S./Krása, K. (Hrsg.) (2009a): Medizin, Ethik und Menschenrechte. Geschichte – Grundlagen – Praxis. Medizin und Menschenrechte, Band 1. Göttingen.

Frewer, A./Furtmayr, H./Krása, K./Wenzel, T. (Hrsg.) (2009b): Istanbul-Protokoll. Untersuchung und Dokumentation von Folter und Menschenrechtsverletzungen. Medizin und Menschenrechte, Band 2. Göttingen.

Gregg Bloche, M./Marks, J. H. (2005): When Doctors Go To War. In: New England Journal of Medicine 352 (2005), S. 4.

Helbing, F. (2004): Die Tortur. Geschichte der Folter im Kriminalverfahren aller Völker und Zeiten. Zwei Teile in einem Band. Erftstadt.

Korzilius, H. (1999): Ärzte und Todesstrafe. Heimliche Helfer, mutige Verweigerer. In: Deutsches Ärzteblatt 96 (1999), S. A-1187–1191.

Lucas, T. (2009): Dual Loyalty: Ethische Interessenkonflikte im ärztlichen Handeln – Folgen für die Menschenrechte. In: Frewer et al. (2009a), S. 121-161.

McCoy, A. W. (2006): Foltern und foltern lassen. 50 Jahre Folterforschung und -praxis von CIA und US-Militär. Frankfurt a.M.

Richter, L. (2001): Die Geschichte der Folter und Hinrichtung. Vom Altertum bis zur Jetztzeit. Wien.

Weltärztebund (2004): Handbuch der Deklarationen, Erklärungen und Entschließungen; www.bundesaerztekammer.de/downloads/handbuchwma.pdf.

Wirtgen, W. (2009): Traumatisierte Flüchtlinge in Deutschland – Beteiligung von Ärzten bei Abschiebemassnahmen. In: Frewer et al. (2009a), S. 215–239.

Robert Jay Lifton

Ärzte und Folter – das Beispiel USA

Es mehren sich die Hinweise darauf, dass amerikanische Ärzte, Pflegekräfte und Sanitäter mitschuldig an Folter und anderen rechtswidrigen Praktiken in Irak, Afghanistan und Guantanamo Bay geworden sind. Diese ärztliche Mittäterschaft lässt eine neue, beunruhigende Dimension dieses immer weitere Kreise ziehenden Skandals erahnen.

Wir wissen, dass medizinisches Personal es unterlassen hat, Verletzungen, die eindeutig durch Folter zugefügt wurden, übergeordneten Stellen zu melden, und nichts gegen diese Folter unternommen hat. Außerdem wurden Krankenakten von Gefangenen den Vernehmern überlassen, die dadurch die Schwächen oder Verwundbarkeiten der Gefangenen gezielt ausnutzen konnten. Wir wissen noch nicht, inwieweit medizinisches Personal daran beteiligt war, die Totenscheine von Gefangenen, die zu Tode gefoltert wurden, zurückzuhalten oder gar zu fälschen.

Ein Artikel über Abu Ghraib in der *New York Times* vom 22. Mai 2004 berichtet, dass »viele Hinweise auf Misshandlungen im Gefängnis aus medizinischen Unterlagen hervorgingen« und dass Berichte und Aussagen »zeigten, dass Ärzte und Sanitäter, die in den Gefängnistrakt gerufen wurden, in dem die Misshandlungen stattfanden, dort mehrmals Verletzungen nähen, zusammengebrochene Gefangene versorgen oder Patienten behandeln mussten, deren Genitalien blutunterlaufen oder geschwollen waren.«[1] Dem Artikel zufolge erkannten zwei Ärzte, die einem Gefangenen mit ausgekugelter Schulter ein Schmerzmittel verabreichten und ihn in ein Krankenhaus außerhalb des Gefängnisses überwiesen, dass die Verletzung dadurch verursacht worden war, dass die Arme des Gefangenen »über längere Zeit« mit Handschellen gefesselt über dem Kopf gehalten worden waren. Die Ärzte meldeten ihren Verdacht auf Misshandlung jedoch nicht. Ein Sanitätsunteroffizier, der den Gefangenen in dieser Haltung gesehen hatte, berichtete den Ermittlungsbeamten später, dass er einen Militärpolizisten angewiesen habe, den Mann zu befreien, dieser aber den Befehl nicht ausgeführt habe. Eine Krankenschwester, die zu einem Gefangenen mit einer Panikattacke gerufen wurde, sah eine menschliche Pyramide aus nackten Irakern mit Sandsäcken auf den Köpfen, meldete dies aber erst, als einige Monate später eine Untersuchung durchgeführt wurde.

---

1   Zernike (2004).

Ein Artikel vom 10. Juni 2004 in der *Washington Post* berichtet darüber, dass es im Gefangenenlager Guantanamo Bay seit langem üblich war, Vernehmern des Militärs Zugang zu den Krankenakten einzelner Gefangener zu geben.[2] Diese Praxis wurde auch dann noch beibehalten, als sich das Rote Kreuz darüber beschwerte, dass die Krankenblätter »von Vernehmern verwendet werden, um Informationen zu erhalten, die zur Ausarbeitung eines Vernehmungsplans herangezogen wurden.« Ein ziviler Psychiater, der einem ärztlichen Überprüfungsteam angehörte, war »irritiert« darüber, dass man ihn nicht über die Praxis informiert habe, und sagte, dass sie den Vernehmern »ungeheure Macht« über die Gefangenen gebe.

Andere, wenn auch vagere Berichte deuten darauf hin, dass die Totenscheine von Gefangenen, die durch verschiedene Arten von Misshandlungen zu Tode gekommen sein könnten, nicht nur zurückgehalten wurden, sondern möglicherweise sogar die tödlichen Misshandlungen verschleierten, indem sie Krankheiten wie etwa Herz-Kreislauf-Erkrankungen als Todesursachen bescheinigten.[3] Verschiedene ärztliche Richtlinien – namentlich die Deklaration des Weltärztebundes von Tokio 1975 – verbieten alle drei dieser Arten von ärztlicher Beihilfe zur Folter. Zudem bekundet der hippokratische Eid:

> »Meine Verordnungen werde ich treffen zum Nutzen der Kranken nach bestem Vermögen und Urteil, hüten aber werde ich mich davor, sie zum Schaden und in unrechter Weise anzuwenden.«

Als Militärarzt gerät man in potenzielle ethisch-moralische Konflikte zwischen der Verpflichtung, dem einzelnen Menschen zu helfen, auf der einen und der Unterordnung unter die militärische Hierarchie und Befehlsgewalt auf der anderen Seite. Ich habe diesen Konflikt selbst erlebt, als ich vor einigen Jahrzehnten als Psychiater der Air Force nach Japan und Korea abkommandiert wurde: Ich hatte zu entscheiden, ob psychisch kranke Männer zurück in die USA geschickt wurden, wo sie bestmöglich behandelt werden konnten, oder zurück zu ihren Einheiten, wo sie militärisch am nützlichsten waren. Es spielten natürlich auch andere Faktoren eine Rolle, wie etwa das Ehrgefühl, ihre Kameraden nicht im Stich lassen zu dürfen, doch wir Ärzte konnten uns diesem Grundkonflikt nicht entziehen.

Amerikanische Ärzte in Abu Ghraib und andernorts waren sich zweifellos ihrer ärztlichen Verantwortung bewusst, Verletzungen zu dokumentieren und zu fragen, ob sie nicht durch Misshandlungen verursacht worden sein könnten. Doch diese Ärzte und anderes medizinisches Personal waren Teil einer Befehlsstruktur, die Folter soweit zuließ, förderte oder mitunter sogar praktizierte, dass sie im unmittelbaren Gefängnisumfeld zur Norm wurde – deren Einhaltung man von den Ärzten erwartete.

---

2   Vgl. Slevin/Stephens (2004).
3   Vgl. Squitieri/Moniz (2004).

schuss kann in diesem Zusammenhang seine guten Dienste zur Verfügung stellen, um eine gütliche Regelung der Beschwerde herbeizuführen (Art. 21 Abs. 1 Buchst. e). Bedeutend effizienter als dieses schwerfällige rechtsförmige Verfahren ist das Besuchssystem, das nach europäischem Vorbild mit dem Fakultativprotokoll zum Übereinkommen gegen Folter eingeführt worden ist. Darüber hinaus sind die präventiven Instrumente des Menschenrechtszentrums der Vereinten Nationen in Genf zu nennen. So berichtet z. B. der Sonderberichterstatter gegen Folter jährlich der Menschenrechtskommission über besonders besorgniserregende Folterpraktiken. In diesem Zusammenhang sind auch die anderen Sonderberichterstatter bzw. Arbeitsgruppen zu erwähnen, die sich mit besonders gravierenden Formen von Menschenrechtsverletzungen insbesondere gegen inhaftierte Personen befassen.

Dieser geraffte Überblick über die Entwicklung des völkerrechtlichen Folterverbotes macht deutlich, dass das Verbot der Folter auf der normativen Ebene inzwischen eine kaum zu überschätzende Entwicklung erfahren hat, die noch dadurch verstärkt wird, dass dieses Verbot *notstandsfest* ist, also anders als andere Normen der menschenrechtlichen Verträge auch im Notstand, in Kriegszeiten oder zur Abwehr terroristischer Gefahren nicht eingeschränkt werden darf. Beispielhaft ist hier Art. 15 EMRK, demzufolge bestimmte Garantien eingeschränkt werden können, wenn das »Leben der Nation durch Krieg oder einen anderen öffentlichen Notstand bedroht ist«. Jedoch darf »in keinem Fall« vom Folterverbot des Art 3 abgewichen werden (Art. 15 Abs. 2 EMRK). Auch nach Art. 4 Abs. 2 IPbpR ist das Folterverbot des Art. 7 IPbpR notstandsfest. Die anderen regionalen Instrumente enthalten identische Regelungen.

Andererseits ist nicht zu übersehen, dass nach 1945 die Praxis der Folter in vielen Staaten systematisch ausgeübt wird und weit verbreitet ist. Seit 1989 sind infolge der Veränderungen der Weltkarte und der in vielen Regionen zerfallenden Staaten neue Formen der Folterpraxis durch neue Akteure hinzugekommen, die anders als Staaten kaum oder nur unzulänglich mit überkommenen völkerrechtlichen Instrumenten angesprochen werden können. Hier versagen die rechtsförmigen Schutzinstrumente vollständig. Diplomatische oder andere politische Maßnahmen setzen eher selektiv an und sind kaum effektiv. Zwischen *Norm* und *Praxis herrscht* damit eine *krasse* und *zusehends größer werdende Kluft.* Es wäre jedoch verfehlt, unter Hinweis auf die rechtswidrige Praxis das Insistieren auf die Herrschaft des Rechts aufzugeben und Verletzungen des Folterverbotes deshalb zu rechtfertigen. Recht war und ist stets mehr als bloße Praxis. Gerade wegen der zunehmend größer werdenden Kluft stellt sich unabweisbar die Herausforderung, die Geltungskraft der Norm in Inhalt, Umfang und Reichweite zu stärken und für den gesellschaftlichen Konsens zu werben.

2. Völkerrechtliche Abgrenzungsfragen

1. Die Stigmatisierungsfunktion des Folterbegriffs

Der notwendige gesellschaftliche Diskurs über die Reichweite der Schutzwirkung des absoluten Folterverbotes setzt eine klare juristische Begrifflichkeit voraus. Das Erfordernis begrifflicher Abgrenzung verdeutlicht insbesondere die Daschner-Debatte. So behaupten die Befürworter der »Rettungsfolter«, der interne Aktenvermerk vom 1. Oktober 2002 erfülle nicht die Voraussetzungen des Folterbegriffs. Dieser Rechtfertigungsversuch ist verständlich, hat doch der Europäische Gerichtshof für Menschenrechte darauf hingewiesen, dass die Verfasser der Europäischen Menschenrechtskonvention mit der Unterscheidung zwischen Folter und anderen unmenschlichen Maßnahmen dem Folterbegriff ein *spezifisches Stigma* anheften wollten.[2] Zwar verbietet Art. 3 der Konvention beide Maßnahmen, aber ein Staat, dem eine Folterpraxis nachgewiesen wird, verliert im internationalen Ansehen dramatisch an Reputation. Deshalb ist es verständlich, wenn jene, die aus nachvollziehbaren und verstehbaren Motiven polizeilichen Zwang zur Aussagenerpressung befürworten, sich dagegen wehren, mit Folterstaaten auf eine Stufe gestellt zu werden. Dies verdeutlicht, wie zentral gerade in der Debatte um die »Rettungsfolter« juristische Abgrenzungsfragen sind.

2. Begriff der Folter

Ausgangspunkt für die juristische Erfassung des Folterbegriffs ist Art. 1 Abs. 1 des Übereinkommens gegen Folter, der insoweit unter Rückgriff auf die bis dahin entwickelte Rechtsprechung und den wissenschaftlichen Diskurs Folter als jede Handlung definiert,

> »durch die einer Person vorsätzlich große körperliche oder seelische Schmerzen zugefügt werden, zum Beispiel, um von ihr oder einem Dritten eine Aussage oder ein Geständnis zu erlangen, um sie für eine tatsächlich oder mutmaßlich von ihr oder einem Dritten begangene Tat zu bestrafen oder um sie oder einen Dritten einzuschüchtern oder zu nötigen, oder aus einem anderen, auf irgendeiner Art von Diskriminierung beruhenden Grund, wenn diese Schmerzen oder Leiden von einem Angehörigen des öffentlichen Dienstes oder einer anderen in amtlicher Eigenschaft handelnden Person, auf seine Veranlassung oder mit deren ausdrücklichem oder stillschweigendem Einverständnis verursacht werden.«

Es sind damit vier tatbestandliche Elemente, die den Folterbegriff prägen: Es muss eine dem Staat zurechenbare Handlung festgestellt werden, die Schmerzzufügung muss einen bestimmten Intensitätsgrad erreichen, die Handlung muss vorsätzlich begangen werden und sie muss einen bestimmten Zweck verfolgen.

---

2 ECHR, Irland v. UK, Series A 25, § 161, EGMR, Selmouni v. France, RJD 1999-V = HRLJ (1999), S. 238.

a)   Verantwortlichkeit des Staates für die Folterhandlung

Nach der Definition des Übereinkommens muss die Folterhandlung dem Staat zurechenbar sein. Die Schmerzzufügung durch private Personen, die weder auf Veranlassung des Staates noch mit dessen ausdrücklichem oder stillschweigendem Einverständnis erfolgt, erfüllt danach nicht den Folterbegriff. Der Ausschuss gegen Folter hat allerdings in einem Flüchtlingsfall im Fall Somalia die dort agierenden *Warlords* unter den Begriff »Angehörige des öffentlichen Dienstes« (*public officials*) subsumiert, weil er insoweit den Begriff der *quasi-governmental institution* als erfüllt angesehen hat.[3] Demgegenüber hat der Europäische Gerichtshof in ständiger Rechtsprechung einen deutlich weitergehenden Begriff der Regierungsverantwortlichkeit entwickelt. Danach ist der Staat positiv verpflichtet, Misshandlungen durch private Täter zu unterbinden.[4] Ebenso wie der Ausschuss gegen Folter hält der Gerichtshof in Flüchtlingsfällen auch Übergriffe durch somalische *Warlords* für erheblich.[5] Fraglich ist jedoch, ob im Ergebnis zwischen beiden Ansätzen ein Unterschied besteht. Während der Gerichtshof durch Auslegung der Konvention positive Staatenverpflichtungen identifizieren muss, werden derartige Verpflichtungen im Übereinkommen bereits ausdrücklich geregelt (vgl. Art. 2, 4, 10-12). Gleichwohl besteht zwischen beiden Ansätzen ein Unterschied, weil das Übereinkommen den Zurechnungsbegriff sehr eng fasst und damit Folterungen durch private Täter aus dem Folterbegriff herausfallen. Konzeptionell gelingt es demgegenüber dem Gerichtshof, auch Misshandlungen durch Private in den Folterbegriff zu integrieren. Allerdings sind bislang keine Fälle bekannt geworden, in denen Gewalt durch private Täter als dem Staat zurechenbare Folterhandlungen bewertet, wohl aber als unmenschliche Behandlung dem untätigen Staat zugerechnet wurden.[6]

b)   Grad der Schmerzzufügung

Nach Art. 1 Abs. 1 des Übereinkommens setzt der Folterbegriff die Zufügung »großer körperlicher oder seelischer Schmerzen« voraus. Ebenso hat der

---

3   CAT, Dadig Shek Elmi v. Australia, Entscheidung vom 14. Mai 1999 – Nr. 120/1998.

4   ECHR, D.P and J.C. v UK, Nr. 38719/97, Entscheidung vom 10. Oktober 2002, § 109, ECHR, A. UK, Reports 1998-VI, § 22; ECHR, Z. et al. v UK, Nr. 29392/95, Entscheidung vom 10. Mai 2001, § 73.

5   ECHR, Ahmed v. Austria, Reports n1996-VI, § 44.

6   ECHR, Cyprus v. Turkey, RJD 2001-IV, § 81; ECHR, Tyrer v. UK, Series A 26 § 29-35 (1978) – Körperstrafen, s. aber ECHR, Campbell and Cosans v. UK, HRLJ 1982, 221 (225), ECHR, X and Y v. UK, HRLJ 1991, 61 (62), ECHR, Costello-Roberts, Series A 247-C (1993), in sämtlichen Fällen erreicht die Prügelstrafe in der Schule nicht die für unmenschliche Behandlung erforderliche Schwelle der Schmerzzufügung.

Gerichtshof in ständiger Rechtsprechung den Unterschied zwischen Folterungen und anderen unmenschlichen oder erniedrigenden Behandlungen im *Grad der Intensität der Schmerzzufügung* gesehen. Während Foltermethoden[7], wie etwa die *Palästinenserschaukel*[8] oder *Vergewaltigungen*[9] unzweifelhaft den erforderlichen Schweregrad erreichen, ist die erforderliche Abgrenzung in anderen Fällen nicht ohne Weiteres derart eindeutig zu vollziehen. Diese ist nach Ansicht des Gerichtshofes notwendigerweise eine *relative*. Sie sei abhängig von allen Umständen des konkreten Einzelfalles, z. B. der Dauer der Behandlung, den körperlichen oder seelischen Auswirkungen, und – in einigen Fällen – dem Geschlecht, Alter und dem gesundheitlichen Zustand des Opfers.[10] In diesem Zusammenhang herrschte im *Nordirlandfall* zwischen der (seit 1999 nicht mehr tätigen) Kommission und dem Gerichtshof Dissens in der Bewertung der in den Internierungslagern gegen Inhaftierte angewendeten fünf Vernehmungstechniken (stundenlanges an der Wandstehen, Überstülpen einer Kapuze über den Kopf des Vernehmenden, fortwährendes hohes zischendes Geräusch während der Vernehmung, Schlaf- und Nahrungsentzug). Während die Kommission wegen des Zusammenwirkens dieser fünf Techniken die für Folterhandlungen erforderliche Schwelle bejahte, wurde diese vom Gerichtshof verneint.[11] Konnte damit früher der Relativitätstest dahin verstanden werden, als sei es im Falle polizeilicher und Schmerz zufügender Ermittlungsmethoden von den bezeichneten Kriterien abhängig, ob der erforderliche Grad der Schmerzzufügung erreicht worden sei, ist der Gerichtshof in seiner späteren Rechtsprechung dieser Interpretation entschieden entgegen getreten.

So hatte die französische Regierung im Falle eines in Polizeihaft misshandelten Anhängers einer korsischen Befreiungsorganisation argumentiert, wegen des jugendlichen Alters und des guten Gesundheitszustandes des Beschwerdeführers in Verbindung mit der Tatsache, dass dieser verdächtigt worden sei, an terroristischen Aktionen beteiligt gewesen zu sein, sei der erforderliche Schweregrad der Schmerzzufügung nicht erreicht worden. Der Gerichtshof wies diesen Einwand deutlich zurück und verwies auf die ärztlich bestätigten zahlreichen körperlichen Zeichen von Gewalteinwirkung und deren Intensität. Darüber hinaus könnte die Notwendigkeit polizeilicher Ermittlungen zwecks Abwehr terroristischer Übergriffe nicht dazu führen, dass der konventionsrechtliche Schutz der körperlichen Unversehrtheit eingeschränkt werde.[12] Polizeiliche Misshandlungen im Rahmen von Ermittlungen,

---

7   Grabenwarter (2003), S. 161.
8   ECHR, Aksoy v. Turkey, HRLJ (1997), S. 221, 227f.
9   ECHR, Aydin v. Turkey, HRLJ (1998), S. 59, 68.
10   ECHR, Selmouni v. France, RJD 1999-V = HRLJ (1999), S. 238.
11   ECHR, Irland v. UK, Series A 25, § 167 (1978).
12   ECHR, Tomasi v. France, HRLJ (1992), S. 453, 459.

die dem Opfer gezielt Schmerz zufügen, erreichen damit stets den erforderlichen Schweregrad der Folterhandlung. Der Relativitätstest verfolgt vielmehr den Zweck, etwa bei Beschwerden über Haftbedingungen, körperliche Untersuchungen, polizeiliche Bedrohungen und rassische Diskriminierungen die Abgrenzung zwischen Folterhandlungen und anderen unmenschlichen oder erniedrigenden Behandlungen vorzunehmen.

Der Gerichtshof hat darüber hinaus in Übereinstimmung mit seiner Auffassung, dass die Konvention dem Wandel der Rechtsauffassung Rechnung tragen müsse, also ein *living instrument*[13] sei, hervorgehoben, dass bestimmte Maßnahmen, die in der Vergangenheit lediglich als »inhuman und erniedrigend« klassifiziert worden seien, in Zukunft als Folterhandlungen bewertet werden könnten. Der zunehmende hohe Standard, der im Bereich des Menschenrechtsschutzes zu beachten sei, erfordere größere Nachdrücklichkeit bei der Feststellung von Verletzungen fundamentaler Werte demokratischer Gesellschaften. Deshalb bewertete der Gerichtshof die polizeilichen Misshandlungen eines marokkanischen Beschwerdeführers in französischer Polizeihaft als Folter. Der Beschwerdeführer war gezwungen worden, durch ein Spalier von Polizeibeamten zu laufen und war dabei geschlagen worden. Er hatte sich vor einer jungen Frau hinknien müssen, zu der ein Beamter sagte, »Schau, du wirst gleich jemand singen hören.« Ein anderer Polizeibeamter hatte ihm seinen Penis gezeigt und gedroht:»Schau, lutsch dies«, und hatte anschließend über seinen Körper uriniert. Schließlich war er mit einer Lötlampe und einer Spritze bedroht worden. Der Gerichtshof verwies auf die Vielzahl der inhumanen Handlungen und stellte fest, dass diese unabhängig von deren gewaltsamer Natur für jedermann abscheulich und erniedrigend seien, unabhängig von ihrer Kondition. Betrachte man die angewendete körperliche und seelische Gewalt als Ganzes, hätte sie dem Beschwerdeführer ernsthafte Schmerzen zugefügt und sei sie insbesondere ernsthaft und grausam gewesen. Eine derartige Behandlung müsse als Folter bezeichnet werden.[14]

Bewertet man anhand der Rechtsprechung des Gerichtshofes den internen Aktenvermerk, dürfte der erforderliche Grad der Schmerzzufügung erreicht worden sein. Die Anweisung schloss ausdrücklich aus, dass keine Verletzungen zugefügt werden. Daschner hat nach Bekanntwerden der Anweisung nochmals hervorgehoben, dass »Schlagen, Zufügen von Verletzungen, Einsatz von Hilfsmitteln« von ihm ausdrücklich ausgeschlossen worden seien. Auf Frage, was geschehen wäre, hätte Gäfgen trotz Gewaltanwendung nicht mehr geschwiegen, hatte er geantwortet:»Irgendwann hätte er nicht mehr geschwiegen«. Daschner wies darauf hin, dass es sich bei einem solchen Vorgehen, um »eine polizeiliche Maßnahme« und nicht etwa um eine

---

13   ECHR, Tyrer v. UK, Series A 26 § 29–35 (1978).
14   ECHR, Selmouni v. France, RJD 1999-V = HRLJ (1999), S. 239.

Folterhandlung gehandelt habe. Dem ist zu widersprechen. Für die völkerrechtliche Folterdefinition ist es unerheblich, dass Verletzungen ausgeschlossen wurden. Denn es kommt nicht auf Verletzungen, sondern auf die Schmerzzufügung an. In Ausführung des Aktenvermerks hatte ein Polizeibeamter Gäfgen gedroht, es werde ihm Schmerzen zugefügt werden, wie er sie noch nie verspürt habe. Per Hubschrauber werde ein Experte eingeflogen, der diese Schmerzen zufügen werde. Dabei habe der Beamte das Geräusch eines Hubschraubers imitiert und überdies gedroht, Gäfgen werde »mit zwei großen Negern in eine Zelle gesperrt«, welche sich an ihm »sexuell vergehen könnten.« Daschner hatte in einem Zeitungsinterview bestätigt, dass ein Polizeibeamter, der eine Übungsleiterlizenz des Deutschen Sportbundes besitzt und sich damals gerade im Urlaub befand, eingeflogen werden sollte, um Gäfgen Schmerzen zuzufügen.

Für die Frage, ob der Aktenvermerk und seine Ausführung den erforderlichen Grad der Schmerzzufügung erreicht hat, kommt es auf eine Gesamtbewertung der Maßnahmen an. Bereits die Drohung mit einem empfindlichen Übel in Verbindung mit vergleichbaren inhumanen und erniedrigenden Maßnahmen kann den erforderlichen Grad der Schmerzzufügung erreichen. Ob man den Aktenvermerk nach innerstaatlichen strafrechtlichen Grundsätzen lediglich als Versuch der Aussagenerpressung, bewerten will oder nicht, ist für die völkerrechtliche Bewertung unerheblich. Insoweit hat der vernehmende Polizeibeamte auf Veranlassung seines Vorgesetzten (vgl. Art. 1 Abs. 1 Satz 1 des Übereinkommens gegen Folter) eine Vielzahl von Bedrohungen ausgesprochen, die in ihrer Gesamtbewertung durchaus den erforderlichen Grad der Schmerzzufügung erreicht hatten. Dies wird auch daraus ersichtlich, dass Gäfgen zwecks Vermeidung deren Realisierung eine Aussage gemacht hatte. Daschner hatte in dem bezeichneten Zeitungsinterview ausgeführt, es gebe »die Möglichkeit, durch einfache körperliche Einwirkung, z. B. durch Überdehnen eines Handgelenkes, Schmerzen zuzufügen. Es gibt am Ohr bestimmte Stellen – jeder Kampfsportler weiß das – wo man draufdrückt, und es tut sehr weh, ohne dass irgendeine Verletzung entsteht.«[15] Sofern man auch bei einer Gesamtschau der Bedrohungen gegen Gäfgen diese nicht als ausreichend ansehen mag, ist festzuhalten, dass diese jedenfalls als unmenschliche Behandlung und damit als völkerrechtlich unzulässig einzustufen sind. Daschner hatte eine klare Anweisung zur Schmerzzufügung gegeben. Jedenfalls dann, wenn die von ihm intendierte körperliche Gewalt durch den eingeflogenen »Experten« realisiert worden wäre, wäre dem Betroffenen zweifellos ein als Folter zu bewertender Schmerz zugefügt worden.

---

15   Amnesty International (2004), S. 28.

c) Vorsätzliche Handlung

Nach Art. 1 Abs. 1 des Übereinkommens gegen Folter muss die in Rede stehende Handlung vorsätzlich verübt werden. Ebenso verlangt der Gerichtshof für die Klassifizierung einer Handlung als Folter deren vorsätzliche Begehung.[16] Demgegenüber wird bei den unmenschlichen oder erniedrigenden Behandlungen – wie etwa das Beispiel der Haftbedingungen erweist – keine vorsätzliche Begehungsform gefordert. Zwar zieht der Gerichtshof selbst nicht absichtlich verursachte Gefahren für Leib und Leben in Betracht. So hat er die dramatische Verschlechterung des Gesundheitszustandes infolge von Abschiebung im Rahmen von Art. 3 EMRK berücksichtigt.[17] Anknüpfungspunkt für das vorsätzliche Handeln ist in diesem Zusammenhang aber der die Abschiebung durchführende Vertragsstaat. Dieser muss vor der Abschiebung alle erkennbaren oder vorgetragenen konkreten Risiken für die körperliche Unversehrtheit des Beschwerdeführers im Zielstaat der Abschiebung, unabhängig davon, durch wen sie verursacht werden, berücksichtigen und ausschließen. Kann er dies nicht und führt er gleichwohl die Abschiebung durch, verletzt er vorsätzlich Art. 3 EMRK.[18]

d) Zweckrichtung der Misshandlung

Schließlich werden nur die Misshandlungen als Folter qualifiziert, die ausgeübt werden, um eine Aussage oder ein Geständnis zu erlangen, um den Misshandelten für eine tatsächlich oder mutmaßlich von ihm oder einem Dritten begangene Tat zu bestrafen, oder um diesen oder einen Dritten einzuschüchtern oder zu nötigen, oder aus einem anderen, auf irgendeiner Art von Diskriminierung beruhenden Grund (Art. 1 Abs. 1 Übereinkommen gegen Folter). Das Übereinkommen bezeichnet damit eine weite Brandbreite von Zweckrichtungen. Fehlt es an einem derartigen Zweck, liegt lediglich eine unmenschliche Behandlung oder Strafe vor. Umgekehrt wird keine Folter angenommen, wenn zwar bestimmte zweckgerichtete Misshandlungen festgestellt werden, die Misshandlungen als solche jedoch nicht die erforderliche Schwere aufweisen.[19]

---

16 ECHR, Aksoy v. Turkey, HRLJ (1997), S. 221, 227f.
17 ECHR, D. v. UK, Reports 1997-III, § 51–53.
18 ECHR, Soering v. UK, Series A 161 § 86 = HRLJ (1990), S. 335 = EuGRZ (1989), S. 314, EGMR, Vilvarajah et al. v. UK, Series A 201, § 102 = NVwZ (1992), S. 869.
19 ECHR, Irland v. UK, Series A 25, § 167 (1978).

3. Behandlung von Gefangenen und Festgenommenen

1. Verfahrensgarantien für Festnahme und Inhaftierung

Der Staat übernimmt mit der Inhaftnahme von Personen, die seiner Obhut unterstehen, eine besondere, durch das Völkerrecht geregelte Verantwortung. Willkürlicher Arrest, d. h. ungerechtfertigte Freiheitsentziehungen eröffnen den Weg zu Folterhandlungen und anderen inhumanen Maßnahmen. Eine zentrale, in Art. 9 Abs. 1 IPbpR verankerte Schutzvorkehrung gegen diese Gefahren besteht deshalb darin, dass klare und angemessene Gründe und Verfahren für Freiheitsentziehungen festgelegt und in der Verwaltungspraxis beachtet werden.[20] Das Überwachungsorgan des Paktes, der Menschenrechtsausschuss, hat festgestellt, Art. 9 Abs. 1 sei bei sämtlichen Formen von Freiheitsentziehungen zu beachten, also nicht nur in strafrechtlichen, sondern etwa auch in Verfahren zur Unterbringung von Geisteskranken, Obdachlosen, Drogenabhängigen oder bei Freiheitsentziehungen aus erzieherischen Gründen oder zum Zwecke der Einwanderungskontrolle.[21] Darüber hinaus ordnet Art. 9 Abs. 2 IPbpR an, dass jeder Festgenommene bei seiner Festnahme über die Gründe der Festnahme und unverzüglich über die gegen ihn erhobenen Beschuldigungen zu unterrichten ist. Grundsatz 16 Abs. 1 des Grundsatzkataloges der Vereinten Nationen für den Schutz aller irgendeiner Form von Haft oder Strafgefangenschaft unterworfenen Personen vom Dezember 1988[22] regelt darüber hinaus, dass sogleich nach der Festnahme und nach jeder Verlegung aus einer Haft- oder Strafanstalt in eine andere der Inhaftierte oder Strafgefangene einen Anspruch darauf hat, seine Familienangehörigen oder andere in Betracht kommende Personen seiner Wahl über seine Festnahme, Haft oder Strafgefangenschaft oder über seine Verlegung und den Ort, an dem er in Gewahrsam gehalten wird, zu benachrichtigen oder eine Benachrichtigung durch die zuständige Behörde zu verlangen.

Nach Grundsatz 12 des Grundsatzkataloges sind ordnungsgemäße Aufzeichnungen zu führen über die Gründe und den Zeitpunkt der Festnahme und der Überführung des Festgenommenen an einen Ort des Gewahrsams sowie seines ersten Erscheinens vor einem Richter oder einer Behörde, die Angaben zur Person der jeweiligen Vollzugsbeamten, die genauen Angaben über den Ort des Gewahrsams. In diesem Zusammenhang hat das Kommittee des Europarates zur Verhütung von Folter es als fundamentale Verfahrenssicherung bezeichnet, dass ein einzelner und vollständiger Haftbericht über jeden Festgenommen geführt werde, in dem alle die Haft betreffenden Daten und die in diesem Zusammenhang unternommenen Maßnahmen geführt

---

20 Die nachfolgenden Prinzipien werden aufgelistet in: Amnesty International, (2002), S. 92ff.
21 Allgemeine Bemerkung Nr. 8 zu Art. 9 IPbpR, § 1.
22 Abgedruckt in: Simma/Fastenrath (1998), S. 252.

werden.[23] Nach Art. 10 der Erklärung der Vereinten Nationen über Verschwundene ist es darüber hinaus untersagt, Personen an geheim gehaltenen Plätzen festzuhalten. Vielmehr muss jeder Festgenommene in einem offiziell anerkannten Haftort festgehalten werden.

Nach Art. 9 Abs. 3 IPbpR muss jede unter dem Vorwurf einer strafbaren Handlung festgenommene oder in Haft gehaltene Person unverzüglich einem Richter oder einer anderen gesetzlich zur Ausübung richterlicher Funktionen ermächtigten Amtsperson vorgeführt werden und hat Anspruch auf ein Gerichtsverfahren innerhalb angemessener Frist oder auf Haftentlassung. Der Zugang des Gefangenen zur Außenwelt und damit das Verbot der Incommunicadohaft ist eine weitere, zentrale Verfahrensgarantie gegen Folter. Der Menschenrechtsausschuss verlangt deshalb, dass unverzüglicher und regelmäßiger Verkehr mit Ärzten, Rechtsanwälten und – gegebenenfalls unter Beachtung entsprechender Sicherheitsvorkehrungen – mit Familienangehörigen sichergestellt wird.[24]

2. Verfahrensgarantien bei Vernehmungen

Nach Grundsatz 21 des Grundsatzkataloges ist es verboten, die Situation des Inhaftierten oder Strafgefangenen auszunutzen, um ihn zu einem Geständnis, zu einer anderweitigen Belastung seiner selbst oder zu einer Aussage gegen einen anderen zu zwingen. Der Inhaftierte darf während seiner Vernehmung keinen Gewalttätigkeiten, Drohungen oder Vernehmungsmethoden unterworfen werden, die seine Entscheidungs- und Urteilsfähigkeit beeinträchtigen. Darüber hinaus ist eine klare *Trennung zwischen den für die Inhaftierung und den für die Vernehmung zuständigen Behörden* zu beachten. Der Sonderberichterstatter der Vereinten Nationen gegen Folter hat festgestellt, dass Festgenommene nicht über die Zeit hinaus, die für die Erlangung eines Haftbefehls erforderlich ist, in Einrichtungen festgehalten werden sollten, für die die Vernehmung durchführende Behörde verantwortlich ist. Diese Zeitspanne sollte 48 Stunden nicht überschreiten.

Der Ausschuss gegen Folter der Vereinten Nationen hat empfohlen, dass dem *Verteidiger* erlaubt werden sollte, *während der polizeilichen Vernehmungen anwesend* zu sein. Ebenso hat der Ausschuss des Europarates zur Verhütung von Folter festgestellt, dass dem Festgenommenen das Recht gewährt werden sollte, während der polizeilichen Vernehmung einen Rechtsanwalt hinzuziehen.[25] Der Sonderberichterstatter gegen Folter hat darüber hinaus gefordert, dass eine Aussage oder ein Geständnis nur dann verwertet werden darf, wenn ein Richter oder Rechtsanwalt dabei anwesend gewesen

---

23 CPT, 2nd General Report, § 40.
24 Allgemeine Bemerkung Nr. 20 zu Art. 9 IPbpR, § 11.
25 CPT, 2nd General Report, § 38.

war. Zu Beginn jeder Vernehmung sollte sämtliche anwesende Personen identifiziert werden. Die Praxis des Augenverbindens und des Überstülpens einer Kapuze über den Kopf sollten verboten werden, weil diese Techniken die strafrechtliche Verfolgung von Folterern unmöglich mache. Eine ähnliche Empfehlung hat der Ausschuss gegen Folter beschlossen. Der Menschenrechtsausschuss hat darüber hinaus vorgeschlagen, dass vernommene Personen nach jeder Vernehmungsphase durch einen unabhängigen Arzt untersucht werden sollten. Nach Grundsatz 23 des Grundsatzkataloges sind die Dauer der Vernehmungen des Inhaftierten oder Strafgefangenen und die Zeitabstände zwischen den Vernehmungen sowie die Personalien der Amtspersonen, die die Vernehmungen vorgenommen haben, wie auch der anderen Anwesenden in der gesetzlich vorgeschriebenen Form festzuhalten und zu bestätigen. Dem Inhaftierten oder Strafgefangenen bzw. seinem Verteidiger, wenn ein solcher gesetzlich vorgesehen ist, muss Zugang zu diesen Niederschriften gewährt werden.

3. »Rettungsfolter« im Lichte des Völkerrechts

1. Eine neuartige Theorie der »Güterabwägung«

In einer Reihe von Zeitungsmeldungen im Februar 2003 wurde Daschner mit der Forderung zitiert, der Einsatz von Gewalt bei Behörden müsse als letztes Mittel rechtlich zulässig sein, um Menschenleben zu retten. Der Vorfall löste eine heftige Debatte über die Frage aus, ob es Situationen geben könne, in denen in Deutschland Folterhandlungen zulässig sein sollten. Während viele Politiker und Vertreter der Zivilgesellschaft derartigen Überlegungen unverzüglich entgegentraten, bekundeten insbesondere regionale Politiker und andere Personen des öffentlichen Lebens Verständnis für Daschner und erklärten, sie könnten sich in Deutschland Ausnahmen vom Folterverbot vorstellen. Eine Forsa-Umfrage für die Illustrierte »Stern« ergab, dass 63 % der Befragten sich gegen eine strafrechtliche Verfolgung von Daschner aussprachen. Während aus aktuellem Anlass initiierte, komplexe Fragestellungen auf verkürzende Alternativen reduzierende demoskopische Umfragen noch keine verlässlichen Aussagen über gesellschaftliche Wertvorstellungen zulassen, wiegt schwerer, dass der Präsident des Bundesgerichtshofes zum Fall Daschner erklärte, dass zwar das Folterverbot ein »hohes ethisches, rechtliches und kulturelles Prinzip« sei, die strafrechtliche Prüfung des Einzelfalles damit aber nicht zu tun habe.[26] Angesichts der Bedeutung, die dem Kampf gegen Straflosigkeit im Hinblick auf schwerwiegende Menschenrechtsverletzungen zukommt, stärken diese diffusen Windungen eines hohen deutschen

---

26   Hirsch (2003).

Justizbeamten zumindest nicht das erforderliche Rechtsbewusstsein gegen die Folterpraxis.

Der Aktenvermerk und seine praktische Ausführung stellt zwar einen besonders spektakulären Angriff auf das absolute Folterverbot dar und ist auch insoweit singulär, als bislang in Deutschland kein hoher Polizeibeamter nachhaltig und offensiv für Ausnahmen vom Folterverbot eingetreten ist. Der philosophische und verfassungsrechtliche Diskurs über diese Frage begann jedoch bereits Mitte der siebziger Jahre des vorigen Jahrhunderts. So hatte 1976 der damalige niedersächsische Ministerpräsident *Ernst Albrecht* in seiner Monographie »Der Staat. Idee und Wirklichkeit« die Auffassung vertreten, dass Folter zur Abwehr einer terroristischen Aktion *sittlich geboten* sein könne. Bemerkenswert ist, dass Albrecht diese Forderung nicht in dem Abschnitt, der den wirklichen Staat behandelt, sondern im Abschnitt über den idealen Staat erhob.[27] Der als erwünscht vorgestellte ideale Staat wurde danach als Staat konzipiert, den unter bestimmten Voraussetzungen die *Verpflichtung* zur *Folteranwendung* trifft. In Reaktion auf eine durch *amnesty international* initiierte Kampagne gegen diese Forderung zog Albrecht diese zurück und brachte eine zweite Auflage seiner Monographie ohne die umstrittene Passage heraus. Bedeutsam ist dieser längst vergessene Vorfall gleichwohl, war doch der Autor immerhin ein führendes Mitglied der politischen Elite und 1980 sogar als Kandidat für das Amt des Bundeskanzlers im Gespräch.

Ein Vierteljahrhundert nach diesem Vorfall vertrat der Heidelberger Rechtsphilosoph und Verfassungsrechtler *Winfried Brugger* in der angesehenen, insbesondere den verfassungspolitischen Diskurs fördernden *Juristenzeitung* die These, dass die durch eine terroristische Aktion bedrohten Bürger gegen den von der Polizei festgenommenen und der Komplizenschaft mit den Tätern verdächtigten Mittäter ein *subjektives Recht auf Folteranwendung* hätten, wenn durch seine Aussage die terroristische Gefahr abgewendet werden könne.[28] Danach kann also jeder gefährdete Bürger – und das ist bei terroristischen Bedrohungen heutigen Ausmaßes jeder Bürger – bei dem für den Gewahrsamort zuständigen Verwaltungsgericht einen Antrag nach § 123 VwGO auf Erlass einer einstweiligen Anordnung stellen, um eine unwillige Polizei zu zwingen, gegen den Komplizen zwecks Aussagenerpressung die Folter anzuwenden. Bemerkenswert ist die Reaktion der Zunft der Verfassungsrechtler auf diese abwegige These: Sie schwieg.

Brugger entwickelt eine »*Schutznormlehre*«, welche die Voraussetzungen festlegt, unter denen eine Handlungspflicht der Polizei zum Foltern sich zugleich in einen Anspruch der durch die Pflicht begünstigten Bürger wandelt. Er bestreitet, dass seine Lehre zu einer generellen Schwächung des Fol-

---

27 Albrecht (1976), S. 174.
28 Brugger (2000), S. 165, 171.

terverbotes führen werde, sondern im Gegenteil »durch Spezifizierung und Herausnahme einer Fallgruppe, in der das absolute Folterverbot zu widersinnigen und ungerechten Ergebnissen, zu einem ›ethischen Skandalon‹ führen würde«, dieses stärken werde. Die absoluten Folterverbote seien bei terroristischen Gefahren erheblichen Ausmaßes »ungerecht«. Sie aufrechtzuerhalten, untergrabe das Vertrauen der Bürger in die Rechtsordnung als System gegenseitiger Sicherheit und Freiheit. Es gehe um eine »Rechtsabwägung und Spezifizierung der Ausnahmesituation«. Es stehe »körperliche Integrität gegen körperliche Integrität und Würde gegen Würde. Und falls ein solcher Konflikt nicht anderweitig auflösbar ist, darf im Zweifel der Staat die Interessen des Opfers denjenigen der Täter überordnen.« Die Menschenwürde komme jedem Menschen zu, auch dem Störer und vermutlichen Straftäter. Doch bleibe »hier schon ausgeblendet, dass der drohende Zwang nur dazu dienen soll, den Erpresser in den ihm zustehenden Rechtsraum zurückzudrängen, den er eigenmächtig und in Verletzung individueller Rechte anderer überschritten hat. Kantisch gesprochen, wird der Zwang nur ausgeübt, um den Freiheitsgebrauch aller wieder kompatibel zu machen.«[29]

Diese zunächst vereinzelte verfassungsrechtliche Position hat mit dem Erscheinen der 42. Ergänzungslieferung des führenden Kommentars zum Grundgesetz im Februar 2003 eine bislang noch nicht absehbare neuartige verfassungspolitische Dynamik erfahren. Die von *Günter Dürig* begründete Kommentierung zu Art. 1 Abs. 1 des Grundgesetzes, die über fünfzig Jahre den verfassungsrechtlichen Diskurs zur Menschenwürdegarantie und die Rechtsprechung des Bundesverfassungsgerichts geprägt hatte, wurde ersetzt durch die Neukommentierung des Bonner Verfassungsrechtlers *Mathias Herdegen*. Dieser löst die absolute Würdegarantie im Interesse einer *Abwägungsoffenheit* auf. Ausdrücklich wendet er sich gegen die Interpretation der Menschenwürde als »unantastbare Garantie«. Seit den Beratungen des Parlamentarischen Rates habe die kategorische Ächtung bestimmter Formen des staatlichen Terrors das Verfassungsverständnis geprägt. Dieses Verständnis sperre sich gegen die »Öffnung des Würdegehalts und einer Diagnose der Würdeverletzung für irgendwelche Abwägungen.« Nur in wenigen Fällen, etwa beim Genozid oder bei Massenvertreibungen, gebe es jedoch Evidenzen für eine Verletzung des »Würdekerns«. Jenseits dieses »engsten Kreises von Würdeverletzungen«, die durch »Verfolgungsmaßnahmen totalitärer Regime und polizeiliche Exzesse aus rassisch-ethnischen Gründen ausgefüllt« werde, müsse der Menschenwürde ein »Begriffshof« zugeordnet werden, der für eine bilanzierende Würdigung aller für die Schwere des Eingriffs und des verfolgten Zwecks maßgeblichen Umstände offen ist. Hierfür spricht, dass dem Würdeanspruch der Schutz vor völlig unangemessenen Eingriffen im Sinne eines rudimentären *Übermaßverbotes* immanent ist. Auf der Basis einer der-

---

29   Brugger (2000), S. 165, 169, 171–172.

artigen Abschichtung von *Würdekern* und *weiterem Schutzbereich* (Begriffshof) werde auch eine »sachgerechte Beurteilung körperlicher und seelischer Eingriffe für *präventive Zwecke*« erreicht. Die gängigen »Lehrbuchprobleme« der körperlichen Schmerzzufügung zur Rettung von Menschenleben würden verkürzt, »wenn jede Anwendung derart willensbeugender oder willenskontrollierender Eingriffe rein modal beurteilt und deshalb stets – in völliger Abstraktion vom intendierten Lebensschutz – als Würdeverletzung beurteilt wird.« Daraus könne sich im Einzelfall ergeben, »dass die Androhung oder Zufügung körperlichen Übels, die sonstige Überwindung willentlicher Steuerung oder die Ausforschung unwillkürlicher Vorgänge wegen der auf Lebensrettung gerichteten Finalität eben nicht den Würdeanspruch verletzen.«[30]

Was Herdegen nicht vorhersehen konnte, hat Daschner materialisiert. Er hat die schwer verdauliche dogmatische Abstraktion Herdegens konkretisiert; vorgemacht, dass es nach seiner Auffassung nicht beim »Lehrbuchproblem«, bei der »geringen praktischen Relevanz unausweichlicher Konflikte«[31] bleiben darf. Der führende Standardkommentar zum Grundgesetz, an dem immerhin der frühere Präsident des Bundesverfassungsgerichtes und frühere Bundespräsident, *Roman Herzog*, sowie die führenden Mitglieder der Gesellschaft der Verfassungsinterpreten beteiligt sind, verwendet nunmehr für die inhaltliche Konkretisierung der verfassungsrechtlichen Menschenwürdegarantie die dogmatisch geschulten Juristen so bekannte Differenzierung in »Kerngehalt« und »Vorhof«, die insbesondere bei uneingeschränkt gewährleisteten Grundrechten angewendet wird.[32] Der Kerngehalt ist abwägungsfeindlich, indes auf die Exzesse totalitärer Regime, den Genozid und Massenvertreibungen begrenzt, für die derzeitige Bundesrepublik mithin ohne Bedeutung. Unterhalb dieser extrem hohen Schwelle – und damit ausnahmslos für alle bei uns derzeit vorstellbaren Fallkonstellationen – wird das absolute Folterverbot des Völkerrechts jedenfalls mit Wirkung für die deutsche Verfassungswirklichkeit aufgelöst und einem »bilanzierenden« Abwägungsgebot anheim gegeben. Wie die willentlich freigelassenen Geister gebannt werden können, verrät der Autor nicht. Fatalistisch stellt er stattdessen fest, dass der Konsens über unverbrüchliche Werte leicht bei jedem konkreten Szenario zerbreche, an dem sich »ein abwägungsfreier Würdeschutz der Rettung von Menschenleben in den Weg zu stellen scheint.«

Der ehemalige Bundesverfassungsrichter und Verfassungslehrer *Ernst-Wolfgang Böckenförde* erkennt in Herdegens Neukommentierung einen »*Epochenwechsel*«. Dürigs Kommentierung habe die Menschenwürdegaran-

---

30 Herdegen (o. J.), Erläuterungen zu Art. 1 Abs. 1, Rdn. 43–45.
31 Ebd., Rdn. 45.
32 BVerfGE 48, 127 (163f), zum Grundrecht auf Kriegsdienstverweigerung, BVerwGE 49, 202 (205f), zum Asylgrundrecht.

tie »als Übernahme eines grundlegenden, in der europäischen Geistesgeschichte hervorgetretenen ›sittlichen Werts‹ in das positive Verfassungsrecht« verstanden, »das sich dadurch selbst auf ein vorpositives Fundament, eine Art naturrechtlicher Anker« beziehe. Die Menschenwürde sei nach Dürig – und vom Bundesverfassungsgericht so übernommen – dann getroffen, wenn der konkrete Mensch zum Objekt, zu einem bloßen Mittel, zur vertretbaren Größe herabgewürdigt werde. Demgegenüber stelle Herdegens Neukommentierung die Menschenwürde ganz auf sich, löse und schneide sie ab »von der Verknüpfung mit dem vorgelagerten geistig-ethischen Inhalt.« Was hierzu zu sagen sei, wandere ab in den »geistesgeschichtlichen Hintergrund«, worüber kundig berichtet werde, indes ohne normative Relevanz. Zutreffend spitzt Böckenförde seine Kritik zu: Was der Abfolge der Kommentierungen ihre symptomatische Bedeutung verleihe, sei die Veränderung der Argumentationsebene und des grundsätzlichen Ansatzpunktes. Es sei der »Wechsel im Verständnis der *Menschenwürdegarantie* vom tragenden Fundament der neu errichteten staatlichen Ordnung, das deren *Identität* aufweist, zu einer Verfassungsnorm auf gleicher Ebene neben anderen, die rein staatsrechtlich, das heißt, aus sich heraus positivrechtlich zu interpretieren ist.« Art. 1 Abs. 1 des Grundgesetzes sei »nicht mehr die Grundfeste und meta-positive Verankerung der grundgesetzlichen Ordnung, nicht mehr ›Pfeiler im Strom‹ des verfassungsrechtlichen Diskurses, sondern fließt darin mit, anheim gegeben und anvertraut der Gesellschaft der Verfassungsinterpreten, für die *kein verbindlicher Kanon der Interpretationswege* existiert.«[33]

Die Entwicklung des verfassungspolitischen Diskurses ist besorgniserregend. Das Grundgesetz enthält kein ausdrückliches Folterverbot. Es wird aus dem Zusammenhang der Vorschriften des Art. 1 Abs. 1 mit Art. 2 Abs. 2 Satz 1 verfassungsrechtlich konstruiert. Der dargestellte Diskurs verdeutlicht indes, wie schwach das Grundgesetz auf normativer, dogmatischer Ebene gegen Relativierungen unverbrüchlicher Werte im Interesse einer letztlich der Beliebigkeit anheim gegebenen Abwägungs- und Schaukellehre ist. Der bislang angelaufene verfassungspolitische Diskurs ist auf den deutschen Geltungsrahmen begrenzt. Die Rechtsprechung des Europäischen Gerichtshofes für Menschenrechte wird lediglich begrenzt und in verkürzender Weise[34] rezipiert. Lediglich Böckenförde verweist auf die grundlegenden Werte der europäischen Geistesgeschichte, zu der nach der Rechtsprechung des Gerichtshofes insbesondere das abwägungsfeste, absolute Folterverbot gehört. Besorgniserregend erscheint insbesondere, dass ohne textliche Änderung der Verfassung – allein durch die Schar der Verfassungsinterpreten – das Folterverbot aufgelöst und einer Praxis der Weg in deutsche Amtsstuben

---

33   Böckenförde (2003).
34   Illustrativ Herdegen (o. J.), Rdn. 46.

eröffnet werden kann, die die bestehende Verfassungsordnung von innen heraus zersetzen würde.

Allein die »Gesellschaft der Verfassungsinterpreten« kann diese Kehrtwende nicht vollziehen, wenn nicht das Bundesverfassungsgericht den Diskurs aufgreift. Dieses zeigt sich jedoch bislang unbeeindruckt von der Neukommentierung und hält im Urteil vom 3. März 2004 zum Lauschangriff an seiner gefestigten Rechtsprechung fest: Die Menschenwürde ist oberstes Konstitutionsprinzip und oberster Verfassungswert. Anknüpfend an die Erfahrungen in der Zeit des Nationalsozialismus standen in der Rechtsprechung zunächst Erscheinungen wie Misshandlung, Verfolgung und Diskriminierung im Zentrum der Überlegungen. Später wurde die Menschenwürdegarantie im Hinblick auf neue Gefährdungen maßgebend, so in den 1980er Jahren für den Missbrauch der Erhebung und Verwertung von Daten. Gegenwärtig bestimmen insbesondere Fragen des Schutzes der personalen Identität und der psychisch-sozialen Integrität die Auseinandersetzungen über den Menschenwürdegehalt. Es ist mit der Würde des Menschen nicht vereinbar, ihn zum bloßen Objekt der Staatsgewalt zu machen. Allerdings sind der *»Leistungskraft der Objektformel«* auch Grenzen gesetzt.

> »Die Menschenwürde ist nicht schon dadurch verletzt, dass jemand zum Adressaten von Maßnahmen der Strafverfolgung wird, wohl aber dann, wenn durch die Art der ergriffenen Maßnahme die *Subjektqualität des Betroffenen* grundsätzlich in Frage gestellt wird. Das ist der Fall, wenn die Behandlung durch die öffentliche Gewalt die Achtung des Wertes vermissen lässt, der jedem Menschen um seiner selbst willen zukommt. Solche Maßnahmen *dürfen auch nicht im Interesse der Effektivität der Strafrechtspflege und der Wahrheitserforschung vorgenommen werden.«*[35]

2. Eine Herausforderung für die Menschenrechtsbewegung

Änderungen der bestehenden Gesellschafts- und Rechtsordnung und damit einhergehend inhaltliche Umwandlungen überkommener Werte erfolgen in aller Regel nicht eruptiv, schlagartig, mit der Folge, dass gegenläufige gesellschaftliche Mobilisierungsschübe ausgelöst werden. Vielmehr werden diese häufig durch eine Vielzahl von Ereignissen und Diskussionen bewirkt, die jeweils für sich genommen zunächst die Gemüter erhitzen, nach einer gewissen Zeitspanne aber wieder abflauen. Unmerklich und eher stillschweigend verändert die Abfolge der unterschiedlichen Vorfälle die Anschauungen über universelle und gesellschaftliche Werte. Es ist deshalb die Aufgabe der Menschenrechtsbewegung mit dem Ohr ganz unmittelbar und nah am Puls der gesellschaftlichen Entwicklung zu bleiben, mit besonderer Sensibilität wie

---

35 BVerfG, Urt. v. 3. März 2004 – 1 BvR 2378/98 und 1 BvR 1084/99, UA, S. 19f. Hervorhebung nicht im Orginal.

ein hochempfindlicher Seismograph Pulsausschläge zu registrieren und im konkreten Fall Alarm zu schlagen, um diesem unmerklichen Prozess des Zerfalls der Wertvorstellungen entgegen zu wirken. Wie die Reaktionen auf den Aktenvermerk belegen, kann die Bewegung sich auf einen grundlegenden gesellschaftlichen Konsens, wie er in der höchstrichterlichen Rechtsprechung und in politischen Meinungsäußerungen der führenden Eliten zum Ausdruck kommt, berufen. Die Bezugnahme auf den positivrechtlichen Besitzstand ist damit eine zentrale Voraussetzung für die Entwicklung einer menschenrechtlichen Gegenstrategie gegen Erschütterungen des Folterverbots.

Wie jedoch die Diskussion um die deutsche Menschenwürdegarantie erweist, besteht die Gefahr, dass eine ausschließlich positivrechtliche Herangehensweise den heraufgezogenen und -ziehenden Gefahren für die universelle Werteordnung nicht gerecht werden kann. Vielmehr müssen die zentralen Motive und Rechtfertigungen für das absolute Folterverbot vor dem Hintergrund neuartiger terroristischer Bedrohungen neu diskutiert werden. Die Befürworter der »Rettungsfolter« mobilisieren intensive, moralisch aufgeladene Stimmungsbilder, verweisen darauf, dass die handelnden Polizeibeamten vor Ort »nur die Wahl zwischen zwei (rechts-)fehlerhaften Verhaltensweisen« hätten.

> »Sich angesichts dieses im Wortsinne tragischen Dilemmas in den Schmollwinkel der moralisch-rechtlichen Gewissheit zurückzuziehen und die Entscheidungsträger dahingehend zu belehren, dass Eingriffe in die Menschenwürde unter keinen Umständen rechtfertigungsfähig seien, ist wohlfeil, aber spätestens seit den Frankfurter Vorfällen – sit venia verbo – verantwortungslos«.[36]

Damit wird deutlich, dass das Beharren auf überkommenen unverbrüchlichen universellen Werten als verantwortungslose Gesinnungsethik denunziert wird. Es muss deshalb dem Eindruck entgegen gewirkt werden, dass das Insistieren auf der Beachtung des absoluten Folterverbotes abstrakt bleibender Fundamentalismus ist, der ohne gute Gründe selbst den Tod unschuldiger Kinder um eines Prinzips willen in Kauf nimmt. Vielmehr ist die hier deutlich werdende dualistische Aufspaltung in *Verantwortungsethik* und *Gesinnungsethik* aufzubrechen und überzeugend zu vermitteln, dass der unbeirrbare Einsatz für das Folterverbot aus der Sorge um den Bestand der freiheitlichen Gesellschafts- und Staatsordnung seine Motivation erfährt.

---

36   Wittreck (2003), S. 873, 882.

3. Eine menschenrechtliche Strategie gegen Erschütterungen des Folterverbotes

1. Berufung auf völkerrechtliche Verpflichtungen

Die Menschenrechtsbewegung ist international organisiert, legitimiert sich durch universelle Werte und beruft sich gegenüber Regierungen auf internationale Normen. Daher kann nicht das deutsche Grundgesetz und der in Deutschland hervorgebrachte Konsens über den Achtungsanspruch der Menschenwürdegarantie die Basis für die Entwicklung einer menschenrechtlichen Strategie sein. Andererseits muss eine auf die deutsche Gesellschaft einwirkende Strategie den verfassungsrechtlichen und – politischen Diskurs integrieren, das heißt, diesen berücksichtigen, wenn er den Achtungsanspruch völkerrechtlicher Normen verstärkt, und entschieden zurückweisen, wenn er mit universellen Werten in Widerspruch gerät. Für das absolute Folterverbot hat dies zur Folge, dass die Menschenrechtsbewegung sich vorrangig auf dessen *ius cogens*-Charakter beruft. Anders als die deutsche Verfassung, die auf eine naturrechtliche Legitimation zurückgreifen muss, um die uneingeschränkte Geltung des Folterverbots als Ausfluss der Menschenwürdegarantie zu begründen, erfolgt die völkerrechtliche Begründung der absoluten Schutzwirkung dagegen positivrechtlich.

Der *Europäische Gerichtshof für Menschenrechte* weist in ständiger Rechtsprechung darauf hin, dass das Folterverbot in Art. 3 EMRK *keine Ausnahmen* zulässt. Einschränkungen wie nach Art. 15 Abs. 1 EMRK im Falle eines Krieges oder eines anderen öffentlichen Notstandes seien nicht zulässig (Art. 15 Abs. 2 EMRK). Dieses absolute Verbot der Folter und unmenschlicher oder erniedrigender Behandlung oder Bestrafung in den Bestimmungen der Konvention zeige, dass Art. 3 EMRK einen der grundlegendsten Werte der demokratischen Gesellschaften bilde. Die gleiche Regelung könne heute in ähnlichen Bestimmungen anderer internationaler Übereinkünfte gefunden werden.[37] Der Gerichtshof betont, er sei »sich der *immensen Schwierigkeiten*, mit denen sich Staaten in modernen Zeiten beim Schutz ihrer Gemeinschaften *vor terroristischer Gewalt* konfrontiert sehen, durchaus bewusst. Allerdings, selbst unter diesen Umständen verbietet die Konvention in *absoluten Begriffen* Folter, unmenschliche oder erniedrigende Behandlung oder Strafe«,[38] *unabhängig vom Verhalten des Opfers*.[39] Anders als die meisten anderen konventionsrechtlichen Bestimmungen lasse Art. 3

---

37 ECHR, Ireland v. UK, Series A 25 §§ 163, 203–224, ECHR Soering v. UK, Series A 161 No. 161 § 88 = HRLJ (1990), S. 335, ECHR, Chahal v. UK, Reports 1996-V, § 79, ECHR, D. v. UK, Reports 1997-III § 47.
38 ECHR, Chahal v. UK, Reports 1996-V, § 79.
39 ECHR, Chahal v. UK, Reports 1996-V, § 79, ECHR, D. v. UK, Reports 1997-III § 47, ECHR, Ahmed v. Austria, Reports-VI, § 40.

EMRK keinen Raum für Ausnahmen und erlaube kein Außerkraftsetzen nach Art. 15 EMRK.[40]

Mit dem Hinweis auf die grundlegenden Werte demokratischer Gesellschaften beruft sich der Gerichtshof zwar auch auf naturrechtliche Begründungen. Diese haben jedoch im normativen Zusammenhang von Art. 3 mit Art. 15 Abs. 2 EMRK ihren positivrechtlichen Ausdruck gefunden. Danach kommt es weder auf die Motive der Verletzer von Art. 3 EMRK an, seien sie auch noch so verständlich und legitim. Die Verletzung des Folterverbots zur Durchsetzung legitimer Ziele zerstört vielmehr die legitime Zielsetzung. Noch kommt es auf das vorangegangene Verhalten des Opfers an. Das absolute Folterverbot markiert vielmehr eine nicht überschreitbare Grenze für Sanktionen, lässt jede Strafe und Behandlung allein wegen des Tabubruchs als unverhältnismäßig erscheinen. Es zeichnet ja gerade den kulturellen Standard einer zivilisierten Nation aus, dass der Zweck nicht absolut gesetzt werden darf, sondern die angewendeten Mittel zur Zweckdurchsetzung in einem angemessenen Verhältnis stehen müssen. Bestimmte Mittel, wie die Folter, sind nicht erlaubt, verletzen allein wegen ihrer Anwendung das Übermaßverbot. Dies gilt selbst bei der Abwehr terroristischer Gefahren. Auch wenn die Gefahr noch so groß, in ihren quantitativen und qualitativen Auswirkungen so bedrohlich ist, die Staaten dürfen zu ihrer Abwehr nicht auf das Mittel der Folter oder anderer unmenschlicher oder erniedrigender Behandlung zurückgreifen. Der Gerichtshof hat deshalb auch folgerichtig den Rechtfertigungsgrund der Terrorismusbekämpfung für die Folteranwendung mit einfachen und klaren Worten zurückgewiesen.[41]

Die Behauptung, auch die Rechtsprechung des Gerichtshofes präge die »Offenheit für eine bilanzierende Gewichtung und Bewertung,« weil dieser »sowohl auf die Intensität des zugefügten Leidens als auch auf den verfolgten Zweck« abstelle,[42] verfehlt die Ratio der dargestellten Rechtsprechung. Wie die Ausführungen zur Terrorismusbekämpfung erweisen, hat es der Gerichtshof vielmehr mit klaren Worten abgelehnt, wegen des besonderen Gewichtes bestimmter politischer Zwecksetzungen irgendwelche Einschränkungen des Folterverbotes zuzulassen. Zwar fordert er für den Begriff der unmenschlichen Behandlung eine Zielgerichtetheit und verlangt er für den Begriff der Folter wie Art. 1 Abs. 1 des Übereinkommens gegen Folter bestimmte Zwecksetzungen, wie etwa die Geständnis- oder Aussagenerpressung.[43] Diese bestimmte Zwecksetzung grenzt jedoch lediglich die Folter von un-

---

40   ECHR, Ireland v. UK, Series A 25 §§ 163, 203-224, ECHR, Chahal v. UK, Reports 1996-V, § 79.

41   ECHR, Chahal v. UK, Reports 1996-V, § 79, ECHR, Tomasi v. France, 13 HRLJ (1992), S. 453, 459.

42   Herdegen (o. J.), Rdn. 45.

43   ECHR, Adkoy v. Turkey, RJD 1996-VI, § 64, so auch Harris et al., S. 60, Evans/Morgan (1998), S. 77.

menschlicher Behandlung ab, schränkt also nicht den absoluten Schutz des Folterverbotes ein. Darüber hinaus muss regelmäßig eine bestimmte Intention auf seiten des Verletzers festgestellt werden, um unmenschliche Maßnahmen von jenen Maßnahmen abzugrenzen, die notwendigerweise aus der Sicht des Belasteten als unmenschlich empfunden werden, wie etwa die Inhaftierung an sich.[44] Die Funktion einer derartigen Abgrenzung übernimmt Art. 1 Abs. 1 Satz 2 des Übereinkommens gegen Folter mit dem Begriff der »gesetzlich zulässigen Sanktionen.« Wie ausgeführt, vollzieht der Gerichtshof anhand des Grades des zugefügten Leidens die Abgrenzung zwischen Folter- und unmenschlichen Handlungen; beides gleichermaßen vom absoluten Folterverbot erfasste Gewaltmaßnahmen, gegen die absoluter Schutz gewährleistet wird.

Es ist angesichts der in fünf Jahrzehnten entwickelten deutschen verfassungsgerichtlichen Rechtsprechung kaum denkbar, dass diese den Schwenk der Schutznormlehre mitvollziehen und offen für »eine bilanzierende Gewichtung und Bewertung« zielgerichtet ausgeübter Schmerzzufügung werden könnte. Andernfalls entstünden schwerwiegende Rechtskonflikte, weil die allgemeinen Regeln des Völkerrechts und damit auch die ius cogens-Regeln lediglich dem einfachen Gesetzesrecht übergeordnet sind,[45] das Verfassungsrecht diesen also vorgeordnet ist. Maßgebend für die Menschenrechtsbewegung ist ohnehin das Völkerrecht. Auch wenn die deutsche Verfassung für Einschränkungen des Folterverbotes offen werden sollte, bleibt der absolute Schutzcharakter des völkerrechtlichen Folterverbotes strategischer Ausgangspunkt für die Menschenrechtsbewegung.

2.   Der Legitimationsgrund historischer Unrechtserfahrungen

Allein der positivrechtliche Ansatz greift für die Entwicklung einer menschenrechtlichen Strategie zu kurz. Terroristische Bedrohungen schaffen permanente Unruhe, massenhafte Unsicherheitsgefühle, rufen eine allgemeine Verunsicherung hervor, die für jede Ordnung und ihre Institutionen sowie deren sinnstiftende Bedeutung gefährlich werden[46] und den positivrechtlichen Besitzstand zerstören kann. Sich wiederholende Anschläge von der Qualität des 11. September 2001 in den Vereinigten Staaten und vom 11. März 2004 in Madrid könnten sehr schnell einen »*permanenten Ausnahmezustand*« und eine »*fürsorgliche Despotie*« im Namen nationaler Sicherheit (*Richard Rorty*) hervorbringen. Die Vision einer offenen Gesellschaft wäre nur noch ein Topos antiquarischer Bücher. Die Menschenrechtsbewe-

---

44   ECHR, V. v. UK, HRLJ (1999), S. 459, 468, EGMR, Kalashnikov v. Russia, HRLJ (2002), S. 378, 384.
45   BVerfGE 37, S. 271, 279.
46   Marx (2003), von Arnim et al. (2002), S. 55, 57.

gung muss deshalb nach Begründungen suchen, die dem positivrechtlichen Ansatz vorgelagert sind. Dies sind insbesondere und an erster Stelle die gesicherten historischen kollektiven wie individuellen Unrechtserfahrungen, die mit der Folteranwendung verbunden sind und die belegen, dass jede Einschränkung des absoluten Verbotes nicht mehr regulierbare gesellschaftliche und politische Auswirkungen hat und zur nicht wieder heilbaren seelischen Zerstörung des Foltereropfers wie des Folterers führt. Gerade die Menschenrechtsbewegung kann aufgrund ihrer Erfahrungen mit der Folterpraxis für diese eskalierende Dynamik der Folter überzeugungskräftige Strategien entwickeln.

So weist etwa *amnesty international* im ersten Folterbericht auf die historischen Erfahrungen mit der Folter hin, die ein »*praktisches Argument*« gegen ihre Anwendung liefere. Die Geschichte zeige, dass die Folter *niemals begrenzt* sei. Werde die Folter einmal erlaubt, würden bald die Grenzen ihrer vermeintlichen Regulierung überschritten und neue Kapitel würden den Annalen menschlicher Grausamkeit und Leiden hinzugefügt. Dem zugelassenen Einzelfall folge der nächste Einzelfall, die Folteranwendung werde zur Praxis und schließlich zur Institution. Im Alten Rom sei die Folter zunächst gegen jene angewendet worden, die gegen die souveräne Macht handelten. Zunächst zurückhaltend praktiziert, habe sie sich im gleichen Maße ausgeweitet, wie der despotische Charakter der Macht des Souveräns zugenommen habe.

> »Sobald die Folter erst einmal erlaubt ist – z. B. in einer extremen Situation, wie im Beispiel mit der Bombe – dann ist es nur logisch, sie auf Leute anzuwenden, die Bomben legen könnten oder auf Leute die daran denken könnten, Bomben zu legen, oder auf Leute, die die Leute, die ans Bombenlegen denken könnten, verteidigen. Das Beispiel *Algerien* ist ein klassischer Fall. Die Folter begann mit gewissen Einschränkungen, und dann *weitete sie sich aus zu einer Orgie der Brutalität;* ihre Opfer waren zuerst Einheimische, dann griff sie auf Frankreich über. Sie war wirksam als Waffe im Kampf, und die Franzosen gewannen die Schlachten, aber sie verloren den Krieg. Der *Krebs* ist eine *passende Metapher* für die Folter und ihre Ausbreitung im gesellschaftlichen Organismus. Die Praxis der Folter kann nicht vom Rest der Gesellschaft getrennt werden; sie hat ihre Konsequenzen, sie erniedrigt diejenigen, die sie anwenden, die von ihr profitieren, und sie ist der denkbar eklatanteste Widerspruch zur Gerechtigkeit, eben jenem Ideal, auf das der Staat seine Autorität zu gründen bestrebt ist.«[47]

Die historischen Unrechtserfahrungen beziehen sich insbesondere auf politische Systeme, in denen die Folter systematisch und in institutionalisierter Form praktiziert wurde. Wegen der eskalierenden Dynamik der Folter und auch aus konkretem Anlass erregen jedoch insbesondere die politischen Entstehungsbedingungen von Folter das Interesse. Wohin führt die Zulassung von Ausnahmen vom Folterverbot in demokratischen Rechtsstaaten? Was sind die Folgen für diese Systeme, wenn den Ausnahmen nicht widerspro-

---

47 Amnesty International (1973), S. 26–27.

chen wird? Wie kann Widerstand unter Bedingungen der Folterbedrohung organisiert werden? In der Literatur werden zwei Anwendungskontexte von Folter unterschieden: Die *situationsspezifische Folter* im Fall einer Bedrohung der nationalen Sicherheit durch Terrorismus, Guerilla und Aufstände gehe zumeist einher mit der Außerkraftsetzung einiger systemstruktureller und rechtlicher Sicherungen. Exekutive Befugnisse würden verstärkt, Grundrechte eingeschränkt und Schutzvorkehrungen gegen den Missbrauch von Gewalt gegenüber Inhaftierten aufgehoben. Davon wird die *institutionalisierte Folter* als Bestandteil systematischer Unterdrückung friedlicher politischer Opposition, ethnischer und religiöser Minderheiten oder zur allgemeinen Terrorisierung der Bevölkerung unterschieden. Der Übergang von der ersten zur zweiten Kategorie erfolge häufig durch einen Putsch. Die Bekämpfung staatlicher Duldung der Folter in einer funktionierenden rechtsstaatlichen pluralistischen Demokratie könne sich auf funktionierende Strukturen der Herrschaftsbegrenzung stützen. Um institutionalisierte Folter einzudämmen, bedürfe es dagegen der strukturellen Sicherung von Herrschaftsbegrenzung.[48]

Diese Unterscheidung ist fragwürdig, weil sie übersieht, dass die Zulassung situationsspezifischer Folter auf Dauer Strukturen der Herrschaftsbegrenzung von innen heraus zerstört und deshalb den gesellschaftlichen Widerstand gegen staatliche Folterpraxis erschwert und schließlich unmöglich macht. Darüber hinaus findet die situationsspezifische Folter nicht erst unter den Bedingungen des Ausnahmezustands statt, sondern – wie die Fälle *Selmouni*[49] und *Daschner* erweisen – kann sie bedeutend früher einsetzen, unter völlig normalen Verhältnissen im demokratischen Rechtsstaat. Damit die Menschenrechtsbewegung – gemünzt auf derartige Situationen – überzeugungskräftige Strategien entwickeln kann, sind Studien über die Veränderungen der gesellschaftlichen und staatlichen Institutionen in funktionierenden demokratischen Rechtsstaaten erforderlich, in denen Verletzungen des Folterverbotes festgestellt wurden. Zu nennen sind hier etwa die Beispiele Frankreich während des Algerienkrieges, das Vereinigte Königreich im Krieg gegen die IRA, Spanien im Kampf gegen die ETA und Israel während der Intifada I und II. Die griechischen, chilenischen und verschiedenen türkischen Juntasysteme, in denen die Folter vom ersten Tag der Herrschaft an integrierter Bestandteil des Staatsapparates zur Unterdrückung der Opposition und zur allgemeinen Terrorisierung gewesen war, bezeichnen dagegen den Typ des schlagartigen Übergangs nach einem Militärputsch. Verhüllt die Folter wie in derartigen Systemen nicht mehr ihr Gesicht hinter moralisch hochgreifenden Legitimationsformeln, offenbart sie vielmehr in unverfälschter Deutlichkeit ihre barbarische Fratze, besteht Einigkeit über ihre

---

48 Devries (1997), S. 274–281.
49 ECHR, Selmouni v. France, RJD 1999-V = HRLJ (1999), S. 238.

Unzulässigkeit. Die Sensibilität für den zerstörerischen Charakter der Folter muss jedoch bedeutend früher ansetzen: beim ersten bekannt werdenden Folterfall im demokratischen Rechtsstaat.

Festzuhalten ist, dass bereits mit der Zulassung der situationsbezogenen Folter im funktionierenden Verfassungsstaat der Weg für die Umwandlung in ein System institutionalisierter Folter vorgezeichnet wird. Wenn die Unterscheidung auch problematisch ist, bekräftigt sie andererseits doch die These, dass die Zulassung von Ausnahmen vom absoluten Folterverbot eine unkontrollierbare eskalierende Repressionsspirale in Bewegung setzt. Denn die Unterscheidung ist eine strategische, sie macht deutlich, dass Folterpraxis in unterschiedlichen Kontexten vorkommt und ihre Bekämpfung deshalb unterschiedliche Gegenstrategien erfordert. Es wird bei dieser Unterscheidung aber die evidente Tatsache vorausgesetzt, dass fehlende Mobilisierung gegen situationsbezogene Folter diese Praxis institutionalisiert. Die gesellschaftliche Duldung derartiger Folterpraxis öffnet mithin der totalen Herrschaft der Folter das Tor und zersetzt zunächst den Staat von innen; anschließend richtet sich das aufgestaute gesellschaftliche und staatliche Aggressionspotenzial nach außen gegen andere Staaten. Nur durch einen wirksamen gesellschaftlichen Kampf gegen jeden bekannt werdenden Folterfall kann die in Gang gesetzte Eskalationsspirale umgedreht werden. Dazu gehören nicht nur entschiedener Widerstand gegen Relativierungen des Folterverbots in der Praxis wie im Falle Daschner, sondern auch die Entwicklung überzeugungskräftiger verfassungsrechtlicher Positionen gegen die Schutznormlehre. Was vor allem ernsthafte Besorgnis erregt, ist die verfassungsrechtliche Legitimierung der von Praktikern erhobenen Forderung nach Relativierung des Folterverbotes. Gegenüber einem derart praktisch-theoretisch aufgeladenen Diskurs reicht es nicht aus, lediglich den konkreten Einzelfall aufzugreifen. Vielmehr muss die Menschenrechtsbewegung die »Gesellschaft der Verfassungsinterpreten« mobilisieren, um den verfassungsrechtlichen und – politischen Konsens, auf dem auch die verfassungsrechtliche und internationale Rechtsprechung beruht, für die uneingeschränkte Achtung des Folterverbotes zu bewahren und zu stärken.

Die Befürworter der »Rettungsfolter« verkennen die Aufgabe des Rechts. Werden keine Anstrengungen gegen situationsbezogene Folterfälle unternommen, ist der Siegeszug totaler Herrschaft und damit der Verneinung der Herrschaft des Rechts nicht mehr aufzuhalten. Der unbeirrbare Einsatz gegen jeden Foltervorgang ist danach notwendig, um die zivilgesellschaftlichen Strukturen als soziale Basis der Herrschaftsbegrenzung zu bewahren und zu stärken. Historisch gesicherte Erfahrungen belegen, dass jegliche Einschränkung des Folterverbotes am Ende zivilgesellschaftliche Strukturen zersetzt und totalitäre Herrschaftsformen hervorbringt. Deshalb muss das Rechtssystem demokratischer Rechtsstaaten eindeutig sein: Es darf die Folteranwendung auch unter bestimmten Ausnahmebedingungen nicht zulassen, muss jene, die das Folterverbot verletzen, strafrechtlich und disziplinarisch zur Verantwortung ziehen und rechtliche und politische Strukturen gewährleisten, die die offene pluralistische gesellschaftliche Auseinandersetzung als Grundbedingung herrschaftskritischer Opposition und als Grundlage eines diskursiven Rechtssystems ermöglicht.

3. Die Verflüchtigung historischer Unrechtserfahrungen im »Präventionsstaat«

Alle historische Erfahrung spricht danach gegen die Zulassung von Ausnahmen vom Folterverbot. Deshalb ist der unbeirrbare Widerspruch gegen jeden Einzelfall von Folter bereits im demokratischen Rechtsstaat ein zwingendes politisches und rechtliches Gebot. Neuartige terroristische Bedrohungen haben jedoch eine komplexe gesellschaftliche und politische Gemengelage hervorgebracht. Es besteht die ernsthafte Gefahr, dass die beschleunigte Wandlung der demokratischen Verfassungsstaaten zum Modell des »*Präventionsstaates*« die bisherige gesellschaftlich wirksame Kraft historischer Unrechtserfahrungen entscheidend schwächen wird. Zutreffend weist der Vizepräsident des Bundesverfassungsgerichtes auf eine »*präventionsorientierte*« Gesellschaft hin, die nicht mehr »*normfolgenorientiert*« ist,[50] also die in Schutznormen verdichteten historischen Unrechtserfahrungen nicht mehr als stete Mahnung für das gesellschaftliche Miteinander begreift. Es ist die Funktionslogik dieses Staatsmodells, welche die Befürchtung aufkommen lässt, dass unter den Bedingungen eines vorrangig auf die »Gefahrenabwehr« gerichteten Staates die Zulassung von Ausnahmen vom Folterverbot unumkehrbare Auswirkungen haben und die demokratische Substanz der Verfassungsstaaten von innen heraus zerfressen wird. Es liegt in der Logik der Schutznormlehre, dem verfassungsrechtlichen Schwert des Präventionsstaates, dass dieser Staat das »absolute Folterverbot« nicht dulden kann. Denn er verspricht den Bürgern ein »*Grundrecht auf Sicherheit*«. Zu seiner Logik gehört die *Maßlosigkeit, weil Grenzenlosigkeit* eines nie erreichbaren Ideals. Dieses Ideal heißt Sicherheit. Sicherheit ist nicht mehr die »Gewissheit der gesetzmäßigen Freiheit« (*Wilhelm von Humboldt*), sondern Sicherheit meint jetzt »die Zusage einer *prinzipiell unbegrenzten, nie endenden staatlichen Aktivität* zum Schutze der Bürgers vor sozialen, technik- und umweltbedingten oder auch kriminellen Risiken und Gefahren.«[51] Es liegt in der Logik des Präventionshandelns, dass es nicht mehr nur an »Gefahr«, an generelle potenzielle Kriminalität, nicht mehr an »Verdacht« anknüpft, sondern im Verhältnis Staat-Bürger eine generelle Umkehr der Beweislast stattfindet. Weil das »Risiko« immer und überall existiert, wird es zur Normalität, die Nicht-

---

50 Hassemer (2003).
51 Denninger (1994), S. 48.

gefährlichkeit bildet dann die Ausnahme, die der Bürger für seine Person beweisen muss.[52]

Sicherheit scheint ein selbstevidenter öffentlicher Belang geworden zu sein, der keiner normativen verfassungsrechtlichen Herleitung mehr bedarf. Die Abwägung von Freiheit und Sicherheit ist einseitig geworden. Rechtlich wird diese Entwicklung dadurch begründet, dass der polizeirechtliche Gefahrenbegriff von individuellen Handlungen entkoppelt wird. Denn beim *internationalen Terrorismus* lassen sich Gefahren nicht mehr tatbestandlich bestimmen und individualisieren, da sie von losen Netzwerken ausgehen. »Proaktives Polizeihandeln« ist gefordert. Die Konturen solcher Aktionen werden aber nicht durch raum-zeitlich bestimmbare Schadenswahrscheinlichkeiten *bestimmt,* vielmehr bleiben sie *unbestimmt,* so unbestimmt und unberechenbar wie die Risiken, deren Verwirklichung sie verhüten sollen. Es entfällt die Möglichkeit, präventives Staatshandeln als »Gegenmaßnahme an vorangegangenes Tun der Straftäter zu orientieren, zu individualisieren und damit zu dosieren.«[53] Die Freiheit des Einzelnen wird in dieser Konstellation nicht mehr individuell geschützt, sondern nur noch als Reflex der Freiheit der Gesellschaft. Da die Freiheit der Gesellschaft bedroht ist, muss er mögliche, auch an weit unterhalb konkreter Verdachtsmomente anknüpfende Einschränkungen seiner individuellen Freiheit hinnehmen, sofern sie dem Ziel der Sicherung der gesellschaftlichen Freiheit dienen. Damit wird die *individuelle Freiheit* zu einer *Freiheit unter Gesellschaftsvorbehalt.*[54] Sicherheit zielt nicht mehr auf Rechtssubjekte als Verpflichtete, und auch auf der Berechtigtenseite wird Sicherheit subjektlos, da sie auf die Gesellschaft bezogen wird.

Wird diese Entwicklung des Präventionsstaates zu Ende gedacht, gewinnen die Gefahren, die mit der Zulassung von Ausnahmen vom Folterverbot ausgelöst werden könnten, schärfere Konturen: Die Schutznormlehre knüpft für die Gefahrenabwehr durch »Rettungsfolter« an den polizeirechtlichen Störerbegriff und an die »Pflicht zur Gefahrenbeseitigung« an.[55] Da aber im Präventionsstaat der Störerbegriff zunehmend entindividualisiert und deshalb auch die Verdachtsschwelle zunehmend herabgesetzt wird, andererseits nach der Schutznormlehre grundsätzlich alle geeigneten und verfügbaren Mittel und somit prinzipiell auch die Folter zugelassen wird und diese bei besonders großen Gefährdungen auch angewendet werden soll, wird die denkbar schärfste Form der Menschenrechtsverletzung von individuell zurechenbarem Störerverhalten vollständig entkoppelt. Zu Recht beklagt der Vizepräsident des Bundesverfassungsgerichtes, dass die Gesellschaft in einer

---

52 Denninger (2003), S. 467, 472.
53 Ebd., S. 471f.
54 Lepsius (2004), S. 64, 83.
55 Brugger (2000), S. 165, 170.

gefährlichen Situation in der Wahl der Mittel frei sein, jede Möglichkeit, Rechtsgutverletzungen zu verhindern, ergreifen wolle, egal was es koste.[56] Die Schutznormlehre legt dem Betroffenen die Beweislast dafür auf, dass er zur Gefahrenabwehr nichts beitragen kann. *Im Zweifel* muss er also die Folter erdulden.[57] Historische, mit der Folteranwendung verbundene Unrechtserfahrungen verlieren ihre bisherige gesellschaftlich wirksame Kraft, können gegenüber einem gefestigten, durch die Schutznormlehre geprägten gesellschaftlichen und verfassungsrechtlichen Konsens nicht mehr durchdringen. Mit einer derart verfassungsrechtlichen Grundausrüstung ausgestattet löst die verfassungsrechtlich legitimierte Zulassung eng begrenzter Ausnahmen vom Folterverbot unter den Bedingungen des Präventionsstaates unverzüglich einen Flächenbrand aus.

4.   Gegen die »Bilanzierung« des Unverfügbaren

Die »*menschliche Würde*« ist einer »*bilanzierenden Gewichtung und Bewertung*«[58] nicht zugänglich. Die buchhalterisch-kaufmännische Verwertung eines unverfügbaren, jeder menschlichen Verfügung entzogenen Wertes ist das vielleicht erschreckendste Moment am neuen verfassungsrechtlichen Diskurs. Es liegt in dem auf Universalität gerichteten Anspruch der westeuropäischen politischen Philosophie seit dem Zeitalter des »Vernunftrechts«, die »Natur« des Menschen *allgemeingültig, abstrahiert von allen empirischen, historischen, gesellschaftlichen* und *politischen Bedingungen* bestimmen zu wollen. Der Gedanke der »natürlichen«, »eingeborenen« und »unveräußerlichen« Rechte, die das Individuum in den staatlichen Verband einbringt, der zwar in der praktischen Wirklichkeit vielfach gebrochen, doch als das bewegende Moment der Geschichte der Menschenrechte unverändert und unabdingbar Geltung einfordert, hat aber die

> »*Begrenzung jeder staatlichen Herrschaft durch Recht,* die Bindung der staatlichen Macht mindestens an jene Rechte, zur unausweichlichen Konsequenz. Dies ist die Idee des modernen Rechtsstaates. Wie die Grenze zwischen Bürgerfreiheit und Staatsgewalt im Einzelnen auch immer verlaufen mag: der Leviathan ist durch Recht und Gesetz gebunden, nie darf er den Menschen in seiner Totalität ergreifen.«[59]

Nicht schon die Grundrechte, wohl aber die Menschenrechte setzen notwendigerweise voraus, dass es im Rechtsverhältnis zwischen Staat und Individuum etwas gibt, was nicht erst vom Gesetzgeber gewährt wird, sondern von ihm als vorgängig anerkannt und als nicht verfügbar respektiert werden soll.

---

56   Hassemer (2003).
57   So ausdrücklich Brugger (2000), S. 165, 171. Hervorhebung nicht im Orginal.
58   So aber Herdegen (o. J.), Rdn. 46.
59   Denninger (1994), S. 84.

Danach kommt dem Menschen eine Eigenständigkeit gegenüber allen Weltbezügen, in die er verflochten ist, zu. Er ist also nicht nur Ensemble der gesellschaftlichen Verhältnisse, sondern er kann sich noch einmal gegenüber der Gesamtheit der Weltverhältnisse, die er ist, verhalten.[60] Der Mensch ist nicht das Wesen der Willkür, sondern der Vernunft, und zwar nicht einer fremden, von außen kommenden Vernunft des Leibes oder gesellschaftlicher Gesetzmäßigkeiten, sondern seiner eigenen, von ihm selbst gesetzten Vernunft.[61]

Aus dieser Idee eines sich selbst bestimmenden, nicht von außen verfügbaren Individuums schöpfen die Menschenrechte ihre revolutionäre Sprengkraft, bauen die Geschichte der Menschenrechte und die Geschichte moderner gewaltenteilender und grundrechtssichernder Rechtsstaaten auf. Es ist die gewissenhafte Umsetzung der Idee der menschlichen Selbstbestimmung, die den »*normativen Ursprung* grundrechtlicher Garantien« bezeichnet »und deren unbedingter – in der Idee der Würde eines jeden Menschen begründeter Verbindlichkeit.«[62] Die verfassungsrechtliche Ordnung dient der Autonomie des Individuums. Sie setzt sie zudem voraus, indem sie den Menschen zum Legitimationssubjekt der Verfassung erklärt. Die Verfassung schützt die Autonomie des Menschen daher nicht nur aus Respekt vor seiner Individualität, sondern auch als *Voraussetzung eines demokratischen Gemeinwesens* und als verfassungsrechtliches Legitimationssubjekt.[63] Die Folter hingegen erfasst den Menschen total, kehrt sein Innerstes mit unbedingten Zwang nach außen. Der Betroffene wird zum total verfügbaren Objekt gemacht, das keinerlei Möglichkeiten mehr zur Wahrnehmung eigener Rechte hat.[64] Die Folter zerreißt die auf Vernunft und Achtung dem Gegenüber aufbauenden Kommunikationsstrukturen, ersetzt Sprache durch auf Erniedrigung, Unterwerfung und Vernichtung zielende unbedingte Gewalt und zerstört damit alle Voraussetzungen einer nur als diskursive Kommunikationsgemeinschaft vorstellbaren staatlich verfassten Gesellschaft. Anders als die Tötung ist die Folter ein Mittel zur fortgesetzten Verfügbarmachung der Psyche des Gefolterten, das über die Unschädlichmachung weit hinausgehend die innere Unterwerfung dauerhaft belegen will.[65] Deshalb verfehlt der Hinweis auf den »*finalen Rettungsschuss*« zur Legitimation der »Rettungsfolter« das entscheidende Merkmal der Folter. Die Folter überschreitet mithin jene Grenze, die dem modernen demokratischen Rechtsstaat um seiner selbst willen gesetzt ist und aus der er zugleich seine Legitimation erfährt. Mit dem

---

60   Huber/Tödt (1977), S. 85.
61   Schild (1978), S. 37f.
62   Brugger (1981), S. 27, 29.
63   Lepsius (2004), S. 64, 71.
64   Eid (1976), S. 47, 49.
65   Devries (1997), S. 272.

Tabubruch zerstört der Staat sich also selbst. Es steht also alles auf dem Spiel, wenn Ausnahmen vom Folterverbot zugelassen werden. So verständlich der Drang ist, Leben unter allen Umständen und unter Anwendung aller verfügbaren technischen Mittel zu retten, die Anwendung eines den Menschen in seiner Totalität erfassenden Mittels zerstört die Grundlagen des Staates. Man kann verstehen, dass der zum Schutz von Gefährdeten berufene Polizeibeamte in der zerreißenden Anspannung der konkreten Situation die Nerven verliert. Doch darf ein derart verstehbarer Fehler unter der Herrschaft des Rechts nicht positivrechtlich erlaubt werden, wie dies die Befürworter der »Rettungsfolter« fordern. Im Fall Daschner erfolgt die Anweisung zur Folter indes vorbedacht und wurde eigens zu deren Ausführung ein Spezialist eingeflogen.

Grund- und Menschenrechten eignet der Bezug auf die *voraussetzungslose Würde der Person*. Gegen sie verstieße man, wenn man die Rechte nur dem zukommen ließe, der sich durch Pflichterfüllung gegen die Gemeinschaft als würdig erwiesen hat. Räumt das Gemeinwesen dem Menschen als Menschen Rechte ein, so muss es in Kauf nehmen, dass die menschenrechtliche Komponente der Grundrechte eine direkte Parallelität zwischen Rechten und Pflichten ausschließt. Nur wo die Gesellschaftsordnung eine Interessenidentität zwischen Individuen und Gemeinschaft – wie in gleichgeschalteten totalitären Gemeinschaften – voraussetzt, ist eine Symmetrie von Rechten und Pflichten möglich. Wo dies nicht der Fall ist, sie aber dennoch erzwungen wird, geht die Tiefendimension der Menschenwürde verloren.[66] Daher verfehlt die Ansicht, dass die Misshandlung nur dazu dienen soll, den Erpresser in dem ihm zustehenden Rechtsraum zurückzudrängen,[67] das Wesen der Menschenwürde.

Nicht beantworten können die Befürworter der »Rettungsfolter« die Frage, aus welchen Gründen ein Unschuldiger, der über die erforderlichen Informationen verfügt, nicht gefoltert werden darf. Die Logik der Gefahrenabwehr kann auch einen Journalisten nicht verschonen, der sich auf die Zusicherung der vertraulichen Behandlung erhaltener Informationen beruft, die er bei einem Interview mit einem gesuchten terroristischen Straftäter erlangt hat, dessen Aufenthaltsort er aber aus legitimen Gründen nicht preisgeben möchte. Ebensowenig kann sie Rücksicht nehmen auf den Rechtsanwalt des als gefährlich eingeschätzten Mandaten, der im anwaltlichen Beratungsgespräch mutmaßlich Wissen über eine unmittelbar bevorstehende Gefahr erlangt hat. Sie kann auch den Zufallszeugen eines entscheidenden Geschehens nicht verschonen, der aus Angst vor Vergeltung schweigt. Da für den technokratisch »bilanzierenden« nüchternen Rechner vorrangig der Umfang und die Größe der abzuwehrenden Gefahr ins Gewicht fällt und allein deshalb unver-

---

66   Huber/Tödt (1977), S. 109.
67   Brugger (2000), S. 165, 169.

brüchliche Werte aufgelöst und in die Bilanz eingestellt werden, ist nach der Logik der Schutznormlehre der polizeirechtliche Störerbegriff und die »Pflicht zur Gefahrenbeseitigung« entscheidend,[68] sodass nach dieser Lehre kein Grund ersichtlich ist, warum der Unschuldige, der zur Gefahrenabwehr beitragen kann, nicht gefoltert werden dürfte. Dass die Schutzwirkung des absoluten Folterverbotes unabhängig vom Verhalten des Opfers eingreift,[69] ist für die präventionsorientierte Schutznormlehre unerheblich. Vielmehr fragt sie gar nicht mehr nach dem individuellen Verhalten des Opfers, sondern allein danach, welchen Beitrag dieser zur Gefahrenabwehr möglicherweise leisten kann und erlaubt die Folter, um im Weigerungsfall diesen Beitrag zu erzwingen. Der Einzelne wird im bilanzierenden Rechenwerk des Präventionsstaates mechanistisch auf seinen gesellschaftlichen Nutzen reduziert.

Rechnungen, das durch die Folter Erreichbare, die Rettung des entführten Kindes oder die Entschärfung einer eine ganze Stadt bedrohenden Bombe, gegen die möglichen Schädigungen des Opfers aufzuwiegen, also Würde gegen Würde aufzuwiegen[70] liegt ein entscheidender Fehler zugrunde, weil man die hier angegebenen Größen nicht aufeinander beziehen kann. Man kann die menschliche Würde wegen ihrer Unverfügbarkeit nicht mit anderen Größen, etwa mit der Würde der bedrohten Personen, aufwiegen, weil beide Größen je für sich unverfügbar, wenn man so will »bilanzierungsfeindlich« sind. Man muss wegen der historischen Unrechtserfahrungen und der voraussehbaren Folgen langfristig denken und notfalls in Situationen »auch hohe Interessen, hohe Rechtsgüter opfern, um nicht langfristig die Zivilität, die Anständigkeit, das Leben-Können innerhalb einer Rechtsordnung zu gefährden und zu zerstören.«[71] Mit der Folteranwendung werden nichtrücknehmbare Tatsachen geschaffen, welche Geschädigten wie Schuldigen mit jeweils ihrem Anteil, der aus der sie zunächst verbindenden Situation des Folteraktes hervorgeht, für immer allein lassen. Dieser Anteil des Nichtrücknehmbaren an humaner Selbstverstümmelung, der Opfer wie Peiniger stigmatisiert, vernichtet bereits im Ansatz jeden möglichen Rechtfertigungsversuch der Folter.[72]

Im demokratischen Rechtsstaat darf nur dort Zwang ausgeübt werden, wo Autonomie eingeschränkt wird, die Handlung des einen mit der des anderen nicht mehr »nach einem allgemeinen Gesetz der Freiheit zusammen vereinigt werden kann« (*Kant*). Diese Einschränkung von Zwangsmaßnahmen auf den rechtlichen Zwang im Interesse der Autonomie ist der wesentliche

---

68 Brugger (2000), S. 165, 170.
69 ECHR, Chahal v. UK, Reports 1996-V, § 79, ECHR, D. v. UK, Reports 1997-III § 47, ECHR, Ahmed v. Austria, Reports-VI, § 40.
70 So Brugger (2000), S. 165, 171.
71 Hassemer (2003).
72 Eichhorn (1976), S. 61, 68.

Inhalt der Freiheitsrechte.[73] Dabei macht bereits die Funktion der staatlichen Zwangsausübung, das ist die Wahrung der Autonomie des Einzelnen, bewusst, dass ihr eine unüberschreitbare Grenze durch die Autonomie des Einzelnen gesetzt ist. Daher verfehlen Rechnungen wie »Würde gegen Würde, Leben gegen Leben«[74] das Wesen der polizeilichen Zwangsanwendung im demokratischen Rechtsstaat. Zwar sind die staatlichen Organe zu einem effektiven Schutz des menschlichen Lebens verpflichtet. Sie verbietet nicht nur unmittelbare staatliche Eingriffe in das Leben, sondern gebietet dem Staat auch, sich schützend und fördernd vor dieses Leben zu stellen, das heißt vor allem, es auch vor rechtswidrigen Eingriffen von seiten anderer zu bewahren. Sie befinden jedoch darüber, welche Schutzmaßnahmen zweckdienlich und geboten sind. Ihre Freiheit der Wahl der Mittel zum Schutz des Lebens kann sich in besonders gelagerten Fällen auch auf die Wahl eines bestimmten Mittels verengen, wenn ein effektiver Lebensschutz auf andere Weise nicht zu erreichen ist.[75] Dabei stellt aber der absolute Achtungsanspruch der Menschenwürdegarantie eine unabdingbare Grenze bei der grundsätzlichen Wahlfreiheit der Mittel dar, deren Verletzung trotz der besonders zentralen Aufgabe des Staates, menschliches Leben zu schützen, nicht überschritten werden darf.

4. Schlussfolgerungen

Die Schutznormlehre und die Daschner-Debatte haben zentrale, bislang für unumstößlich erachtete Gewissheiten erschüttert. Angesichts des Tempos der technologischen Entwicklung sowie auch der Abfolge der politischen Veränderungen und der politischen Brüche seit 1989/1991 ist der Tabubruch grundsätzlich kein Übel. Im Gegenteil, er zwingt uns, bisherige, als gesichert vorgestellte Grundannahmen im Lichte neuartiger Herausforderungen zu überprüfen, gegebenenfalls zu ändern und den neuen Verhältnissen anzupassen. Das absolute Folterverbot als sinnfälliger Ausdruck der *unantastbaren Menschenwürde* genießt jedoch *Artenschutz,* jedenfalls für jene, deren Menschenbild auf der Vision einer Welt freier Menschen in freien Gesellschaften in demokratisch verfassten Staaten beruht und die nicht wollen, dass der Mensch den Menschen vernichtet. Wer das absolute Folterverbot einschränken will, will ein anderes Menschenbild, eine andere Gattung und eine andere Gesellschaftsordnung und sollte den Mut besitzen, dies auch zuzugeben oder seine Meinung überprüfen.

Allerdings wird die Menschenrechtsbewegung durch die herauf gezogene Debatte gezwungen, ihre Begründungsmuster für das absolute Folter-

---

73 Schild (1978), S. 37, 44.
74 So Winfried Brugger (2000), S. 165, 171.
75 BVerfGE 39, 1 (42), 46, 160 (164f).

verbot zu überprüfen und für die Öffentlichkeit plausibel und nachvollziehbar zu machen, warum das unbeirrbare Festhalten am absoluten Folterverbot so überaus zwingend für das friedliche Miteinanderleben der Menschen und der Menschheit insgesamt ist. Sie muss auch dann standfest bleiben, wenn nach spektakulären Verbrechen in der nachfolgenden erhitzten Debatte die Verletzung des Folterverbotes als einziges effektives Mittel zur Lebensrettung eines Kindes oder gar einer unbestimmten Vielzahl von Menschen als unausweichlich dargestellt wird und der aufgebrachte kollektive Zorn sich auf jene entlädt, die gute Gründe dafür haben, selbst in derartigen Situationen an ihren Überzeugungen festzuhalten. Die durch Daschner 2002/2003 entzündete Debatte ist so neu nicht. Bereits im Folterbericht von 1973 behandelt *amnesty international* das Beispiel mit der Bombe im Jumbo Jet[76] und wird in einem 1976 herausgegebenen Sammelband das Beispiel des entführten Kindes erörtert.[77] Neu ist, dass anders als nach der Veröffentlichung der Monographie von Ernst Albrecht im Jahre 1976 Meinungsumfragen für die Zulässigkeit der »Rettungsfolter« durchgeführt werden, ein hoher Justizbeamter sich bei Misshandlungen durch Staatsorgane auf die Frage nach der strafrechtlichen Verantwortung in diffusen Windungen verliert und dass in dem führenden Standardkommentar der Verfassungsrechtler die Schutznormlehre zur Legitimation der »Rettungsfolter« »verfassungsfest« gemacht werden soll und zugleich bisherige Grundannahmen über unverbrüchliche und unantastbare Werte unserer Verfassungsordnung durch kaufmännisch bilanzierendes Rechnen aufgelöst werden.

Die den Widerspruch gegen die Zulässigkeit der »Rettungsfolter« tragenden Begründungselemente werden nachfolgend noch einmal zusammenfassend vorgestellt:

1. Seit der positivrechtlichen Verankerung universeller Werte im Völkerrecht in der Charta der Vereinten Nationen im Jahre 1945 und in den nachfolgenden universellen und regionalen Vereinbarungen hat sich das die Staatenpraxis normativ leitende allgemeine Bewusstsein zu einer zwingenden Regel verdichtet, dass Folter und andere grausame, unmenschliche oder erniedrigende Behandlung oder Strafe unter keinen denkbaren Umständen angewendet werden dürfen.

2. Als zwingende Rechtsregel hat das absolute Folterverbot nicht nur lediglich in Europa, sondern universelle Geltung und beruht es – wie die Weltmenschenrechtskonferenz 1993 und der Menschenrechtsdikurs in den Vereinten Nationen erweisen – auf einer alle heterogenen vielfältigen kulturellen und religiösen Wertvorstellungen einigenden Überzeu-

---

76   Amnesty International (1973), S. 24.
77   Eichhorn (1976), S. 61, 68.

gung vom absoluten Wert der menschlichen Person, unabhängig davon, wie stark in den jeweiligen Kulturordnungen der Einzelne in die Gemeinschaft eingebunden ist.

3. Das absolute Folterverbot ist nicht nur unabdingbarer Kernbestand des allgemeinen Menschenrechtsschutzes, sondern auch des humanitären Völkerrechts (vgl. gemeinsamer Art. 3 der Genfer Konventionen) und aller internationalen und nationalen Rechtsordnungen.

4. Der Europäische Gerichtshof für Menschenrechte hat von Beginn seiner Rechtssprechung an bis heute im absoluten Folterverbot des Art. 3 EMRK den zentralen und grundlegenden Wert demokratischer Gesellschaften gesehen und diese Überzeugung zur zwingenden Regel für die 45 Mitgliedsstaaten des Europarates und der in diesem lebenden 900 Millionen Menschen verstärkt. Da der Gerichtshof bei der Auslegung und Anwendung der Konvention in den nationalen Verfassungs- und Rechtsordnungen der Vertragsstaaten übereinstimmende Wertvorstellungen aufspürt, bringt das absolute Folterverbot des Art. 3 der Konvention einen gefestigten und überzeugungsfähigen gesellschaftlichen Konsens zum Ausdruck, der gewichtiger ist als aus aktuellem Anlass demoskopisch festgehaltene wechselhafte Stimmungsbilder.

5. Die Aufgabe demokratisch verfasster Gesellschaften ist es, für diesen gefestigten Konsens zu werben und insbesondere bei aktuellen Angriffen gegen diesen dessen Überzeugungskraft zu stärken.

6. Diametral zum erreichten Entwicklungsfortschritt des absoluten Folterverbotes hat sich die Folter seit 1945 in systematischer Weise über den Globus verbreitet und wie ein Krebsgeschwür zahlreiche Rechtsordnungen vor innen heraus zersetzt. Die Menschenrechtsbewegung muss die hierdurch erzeugte – für jedes Mitglied der Bewegung unerträgliche – Spannung ertragen und umso unbeirrter an der Notwendigkeit der Bewahrung und Verstärkung des Folterverbotes als Grundlage einer Ordnung des Friedens und der Gerechtigkeit festhalten.

7. Die heraufgezogene Debatte über die »Rettungsfolter« verdeutlicht, dass auch demokratisch verfasste Gesellschaften gegen die Versuchungen einfach und effektiv erscheinender Problemlösungen nicht gefeit sind und macht damit auch bewusst, dass positivrechtliche Schutznormen kein Geschenk des Himmels oder der Vereinten Nationen sind, sondern der fortwährenden und überzeugungskräftigen Verteidigung und Stärkung auch in pluralistisch westlichen Gesellschaften bedürfen.

8. Historisch gesicherte kollektive wie individuelle Unrechtserfahrungen haben zur Verankerung eines absoluten Folterverbotes im Völkerrecht geführt und stellen den zentralen Legitimationsgrund für das uneingeschränkte Verbot der Folter dar. Die Entwicklung der demokratischen Verfassungsstaaten seit dem 11. September 2001 zum Modell des »Präventionsstaates« belegt, dass unter den Bedingungen eines vorrangig auf die »Gefahrenabwehr« gerichteten Staatsmodels die Zulassung von Ausnahmen vom Folterverbot unumkehrbare Auswirkungen haben und die demokratische Substanz der Verfassungsstaaten von innen heraus zerfressen wird.

9. Grund- und Menschenrechten eignet der Bezug auf die *voraussetzungslose Würde der Person*. Diese wird verletzt, wenn Rechte nur dem zukommen, der sich durch Pflichterfüllung gegen die Gemeinschaft als würdig erwiesen hat. Die menschliche Würde kann wegen ihrer Unverfügbarkeit nicht mit anderen Größen, etwa mit der Würde der bedrohten Personen, aufgewogen werden, weil beide Größen je für sich unverfügbar, »bilanzierungsfeindlich« sind. Folter erfasst den Menschen total, macht ihn zum total verfügbaren Objekt, das keinerlei Möglichkeiten mehr zur Wahrnehmung eigener Rechte hat, zerstört alle Voraussetzungen der auf den Prinzip der Vernunft aufbauenden Kommunikationsstrukturen, dem unabdingbaren Prinzip des diskursiven Rechtsstaatsmodells. Die Folter überschreitet also jene Grenze, die dem modernen demokratischen Rechtsstaat um seiner selbst willen gesetzt ist und aus der er zugleich seine Legitimation erfährt.

Literatur

Albrecht, E. (1976): Der Staat. Idee und Wirklichkeit. Die Auffassung. Stuttgart-Degerloch.

Amnesty International (2004): Erneut im Fokus. Vorwürfe über polizeiliche Misshandlungen und den Einsatz unverhältnismäßiger Gewalt in Deutschland. Berlin.

Amnesty International (2002): Combating Torture – A Manual for Action. Amnesty International Publications. London.

Amnesty International (1973): Bericht über die Folter. London.

Amnesty International (Hrsg.) (1976): Folter-Stellungnahmen, Analysen, Vorschläge zur Abschaffung. Baden-Baden.

Arnim, G. von/Deile, V./Hutter, F. J. (Hrsg.) (2002): Jahrbuch Menschenrechte 2003. Frankfurt a.M.

Böckenförde, E.-W. (2003): Die Würde des Menschen ist unantastbar. In: Frankfurter Allgemeine Zeitung vom 03.09.2003.

Brugger, W. (2000): Vom unbedingten Verbot der Folter zum bedingten Recht auf Folter? In: Juristenzeitung 55 (2000), S. 165ff.

Brugger, W. (1981): Grundrechte, Grundsätze und verantwortliches Handeln aus verfassungsrechtlicher Sicht. In: Schwartländer (1981). S. 27ff.

CAT, Dadig Shek Elmi v. Australia, Entscheidung vom 14. Mai 1999 – Nr. 120/1998, in: Marx (2003), A Nr. 4.

Devries, U. (1997): Amnesty International gegen Folter. Eine kritische Bilanz. Frankfurt a.M.

Grabenwarter, C. (2003): Europäische Menschenrechtskonvention 2003. München.

Hassemer, W. (2003): Interview in der Süddeutschen Zeitung vom 27. Februar 2003.

Hirsch, G. (2003): Interview in der Süddeutschen Zeitung vom 19. August 2003.

Denninger, E. (1994): Menschenrechte und Grundgesetz. Weinheim.

Denninger, E. (2003): Freiheit durch Sicherheit? In: Kritische Justiz 2003, S. 467ff.

Eichhorn, P. (1976): Rechtfertigungsversuche der Folter. In: Amnesty International (1976), S. 61ff.

Eid, V. (1976): Folter ist radikal unmenschlich. In: Amnesty International (1976), S. 47ff.

Evans, M. D./Morgan, R. (1998): Preventing Torture. A Study of the European Convention for the Prevention of Torture and Inhuman or Degrading Treatment or Punishment. Oxford.

Harris, D. J./Boyle, M. O./Warbrick, C. (1995): Law of the Convention on Human Rights. Oxford.

Herdegen, M. (o. J.): Erläuterungen zu Art. 1 Abs. 1. In: Maunz-Dürig, Kommentar zum Grundgesetz, Rdn. 43-45.

Huber, W./Tödt, H. E. (1977): Menschenrechte. Perspektiven einer menschlichen Welt. Stuttgart.

Lepsius, O. (2004): Freiheit, Sicherheit und Terror. In: Leviathan, S. 64ff.

Marx, R. (2002): Die Menschenrechtsbewegung und der Kampf gegen terroristische Gewalt. In: Arnim et al. (2002). S. 55ff.

Maunz-Dürig, Kommentar zum Grundgesetz.

Marx, R. (2003): Handbuch zur Asyl- und Flüchtlingsanerkennung. A Nr. 4, Stand: Oktober 2003.

Schild, W. (1978): Systematische Überlegungen zur Fundierung und Konkretisierung der Menschenrechte. In: Schwartländer (1978), S. 37f.

Schwartländer, J. (Hrsg.) (1981): Menschenrechte und Demokratie. Kehl am Rhein.

Simma, B./Fastenrath, U. (Hrsg.) (1998): Menschenrechte – ihr internationaler Schutz. 4. Auflage. München.

Wittreck, F. (2003): Menschenwürde und Folterverbot. In: Die öffentliche Verwaltung 2003, S. 873ff.

Markus Rothhaar

Menschenwürde und Nothilfe
Eine Verteidigung der »Rettungsfolter« aus dem Geist des Menschenwürdeprinzips

1. Zur Einleitung: Konstellationen und Argumente

Die theoretische Grundkonstellation ist nicht neu: Ein Verbrecher bedroht, während er sich schon in der Hand der Polizei befindet, durch sein Handeln immer noch das Leben eines oder mehrerer unschuldiger Menschen. Sei es, dass er an einer belebten Stelle eine mit Zeitzünder versehene Bombe versteckt hat, deren Aufenthaltsort er nicht preisgeben will, sei es, dass er einen Menschen entführt hat und an einem Ort gefangen hält, an dem dieser innerhalb der kommenden Stunde oder Tage ersticken und/oder verdursten wird. Ist es in dieser Konstellation rechtfertigbar, den mutmaßlichen Täter zu foltern bzw. ihm Folter anzudrohen, um von ihm das Versteck der Bombe oder des Entführten zu erfahren und auf diese Weise das Leben seiner Opfer vor seiner rechtswidrigen Handlung zu retten? Was bis vor kurzem ein reines Gedankenexperiment innerhalb der juristischen und rechtsphilosophischen Fachliteratur war, wurde in den Jahren 2002/2003 unversehens zu einer realen Frage, als der Frankfurter Polizeivizepräsident Wolfgang Daschner von Magnus Gäfgen, dem während der Geldübergabe verhafteten Entführer eines 11-jährigen Kindes mittels einer Folterandrohung versuchte, die mutmaßlich lebensrettende Auskunft über den Verbleib seines Opfers zu erzwingen.

In der folgenden Debatte waren die Rollen scheinbar klar verteilt: Auf der einen Seite standen Philosophen, Politiker und Verfassungsrechtler, die einem deontologischen Ethikverständnis verpflichtet waren und die Unabwägbarkeit der Menschenwürde gemäß Art. 1 GG verteidigten. Auf der anderen Seite standen Ethiker und Verfassungsrechtler, die vermeintlich die Unabwägbarkeit der Menschenwürde einem konsequenzialistischen Kalkül unterwerfen wollten. Dieses Bild, dem nur selten widersprochen wurde,[1] wurde nicht zuletzt durch die Tatsache begünstigt, dass die meisten Verfechter der sogenannten »Rettungsfolter«, allen voran der Verfassungsrechtler Winfried Brugger selbst ihre Position mit der Gedankenfigur der Güterabwägung,

---

[1] Eine wichtige Ausnahme bildet Lübbe (2005), die zu Recht auf den deontologischen Charakter der Ausführungen Winfried Bruggers hinweist.

wenn nicht überhaupt mit explizit konsequenzialistischen Argumenten begründeten.

Dieser verfestigten Rollenverteilung soll in diesem Artikel widersprochen werden, indem zum einen gezeigt wird, dass eine Rechtfertigung der »Rettungsfolter« im Sinn einer Nothilfehandlung auch im Rahmen einer strikt deontologisch gedachten, am Grundsatz der Menschenwürde orientierten Ethik nicht nur möglich ist, sondern in ihr sogar notwendig folgt. Im Zuge dieser Überlegungen wird die Interpretation des Menschenwürdegrundsatzes, die der These zugrunde liegt, die Menschenwürde schließe auch die Notwehr- bzw. Nothilfefolter aus, als Ergebnis einer Fehlinterpretation des Kantischen Menschenwürdekonzepts aufgewiesen. Zum anderen soll gezeigt werden, dass und inwieweit gerade die Argumente der Gegner der Notwehr- bzw. Nothilfefolter, soweit sie nicht auf den Menschenwürdebegriff rekurrieren, sondern mit Dammbruch- oder *slippery slope*-Argumenten arbeiten, ihrerseits utilitaristischer Natur sind und aufgrund eben dieser utilitaristischen Natur mit einer auf das Menschenwürdeprinzip gegründeten Ethik unvereinbar sind.

Rufen wir uns die Argumente der Gegner der Nothilfefolter ins Gedächtnis, so lassen sie sich zwei grundlegende Argumentationsfiguren ausmachen. Einmal wird das Argument vertreten, die Folter als solche stelle einen Verstoß gegen die Menschenwürdegarantie des Art. 1, Abs. 1 GG dar und sei dementsprechend, da dieser Artikel die fallunabhängige Unantastbarkeit der Menschenwürde festschreibe, in jedem denkbaren Fall, auch wenn es sich um eine Folter oder Folterandrohung gegenüber einem Rechtsbrecher zur Rettung von dessen Opfer, also um Notwehr bzw. Nothilfe handelt, kategorisch verboten. Im Rückgriff auf die von dem Verfassungsrechtler Günter Dürig geprägte sogenannte »Objektformel der Menschenwürde« wird dabei argumentiert, durch die Handlung der Nothilfefolter, ja bereits deren Androhung, werde ein Mensch als »bloßes Objekt« oder »bloßes Mittel zum Zweck benutzt«, der Menschenwürdegrundsatz des Art. 1 GG verbiete aber gerade kategorisch und für jede nur denkbare Fallkonstellation, Menschen »als bloßes Mittel zum Zweck zu benutzen«.

Neben dieser Argumentation existiert sodann eine zweite Argumentationsschiene, die – in verschiedenen Varianten – auf die rechtspolitischen Folgen abhebt, die die Zulässigkeit oder Straflosigkeit von Folterhandlungen in Notwehr- und Nothilfesituationen mit sich bringen würde. Der Staat, so diese Argumentation würde sich mit der Zulassung dieses Handlungstypus auf eine »schiefe Ebene« begeben. Würden erst einmal die Nothilfefolter oder ihre Androhung nicht bestraft, so würde früher oder später auch die Folter jenseits von Notwehr- oder Nothilfesituationen zugelassen und schließlich die Rechtsstaatlichkeit als solche untergraben. Selbst wenn daher Folter oder Folterandrohung in einem Fall wie dem Fall Gäfgen ethisch gerechtfertigt wäre, dürfe sie weder zugelassen werden, noch unbestraft bleiben, da man sich damit auf eine »schiefe Ebene« begäbe, an deren unterem Ende Handlungen stünden, die in keiner Weise mehr rechtfertigbar seien.

2. Das Menschenwürdeargument

Wenden wir uns zunächst dem Menschenwürdeargument zu, so ist auf den ersten Blick ersichtlich, dass es auf einer sehr spezifischen These zum Status und Gehalt des Menschenwürdegrundsatzes und dementsprechend auch des Art. 1, Abs. 1 GG beruht: »Menschenwürde« wird hier nämlich hinsichtlich ihres rechtsdogmatischen Status im Sinne eines – zumindest auch – spezifischen subjektiven Individualgrundrechts verstanden, d. h. als ein Recht, das jedes menschliche Individuum innehat und das ganz spezifische Handlungen ihm gegenüber verbietet und andere ggf. gebietet. Was damit gemeint ist, lässt sich am besten verdeutlichen, wenn man sich die Gegenposition vor Augen führt, die ich im Weiteren die prinzipialistische oder reduktionistische Auffassung der Menschenwürde nennen möchte. Nach der reduktionistischen Position, die im philosophischen Nachdenken über Menschenwürde häufig zu finden ist, bildet Menschenwürde nichts anderes als den Geltungsgrund und das Prinzip der Menschenrechte. Die Menschenwürde wird auf der rechtspraktisch-subjektivrechtlichen Ebene dann einfach geschützt, indem die einzelnen Menschenrechte geschützt werden oder wie es Christoph Enders, einer der wenigen deutschen Verfassungsrechtler, die diese Position vertreten, im Hinblick auf das Grundgesetz prägnant formuliert: »Der Schutz der Menschenwürde wird subjektiv-rechtlich durch die Grundrechte gewährleistet.«[2]

Der prinzipialistischen Position steht die bereits skizzierte subjektiv-rechtliche Lesart entgegen, die zwar i. d. R. den Charakter der Menschenwürde als Prinzip und Geltungsgrund der Menschen- bzw. Grundrechte auch bejaht, die aber – und das ist der entscheidende Unterschied – darüber hinaus der Menschenwürde zusätzlich noch den Charakter einer spezifischen Rechtsgarantie zuspricht, deren Schutz nicht im Schutz der jeweiligen Menschen- oder Grundrechte aufgeht.[3] »Menschenwürde« im Sinne dieser Position beschreibt einen spezifischen subjektivrechtlichen Anspruch des Einzelnen, der einen eigenständigen normativen Gehalt neben und zusätzlich zu den durch die Grundrechte geschützten Rechtsansprüchen aufweist. Art. 1, Abs. 1 GG gewinnt damit letztlich den Charakter eines spezifischen subjektiven »Rechts auf Menschenwürde«. Von anderen Rechten würde sich dieses Recht allerdings wiederum grundlegend dadurch unterscheiden, dass es entspre-

---

2 Enders (1999), S. 503 f. Zum selben Ergebnis kommt etwa Menke (2006).
3 Beispielhaft für viele die Kommentare zu Art. 1 GG von Höfling (2002), Starck (1999), Herdegen (2003) und Kunig (2000).

chend seiner Auszeichnung als »unantastbar« jeder Abwägung gegen andere Grundrechte und jeder Möglichkeit der Ausnahme prinzipiell entzogen wäre. Im Fall eines Konflikts würde das »Recht auf Menschenwürde«, worin immer sein normativer Gehalt genauer bestehen möge, daher jedes andere Grund- oder Menschenrecht ausstechen. Das Argument, die Nothilfefolter oder ihre Androhung stellten ein Verstoß gegen das »Grundrecht auf Menschenwürde« gemäß Art. 1, Abs. 1 GG und seien daher aufgrund der Unantastbarkeit dieses Grundrechts in jedem Fall zu verbieten, kann nun offensichtlich überhaupt nur dann sinnvoll sein, wenn man die subjektivrechtliche Interpretation der Menschenwürdegarantie zugrunde legt. Das allein genügt allerdings noch nicht, denn zusätzlich zur subjektivrechtlichen Lesart bedarf es noch einer spezifischen These über den normativen Gehalt dieses subjektivrechtlich verstandenen »Menschenwürdegrundrechts«, um zu den Ergebnissen der Gegner der Nothilfefolter zu kommen. Worin diese besteht, wurde ebenfalls bereits oben angedeutet: Art. 1, Abs. 1 GG stellt nach dieser These ein subjektives Grundrecht dar, »nicht als bloßes Mittel zum Zweck« benutzt zu werden bzw. »nicht als bloßes Objekt behandelt zu werden«. Ebendiese Formel trägt praktisch die gesamte Begründungslast in der Begründung des Urteils, das das LG Frankfurt gegen Polizeiobermeister Daschner gefällt hat. Dort heißt es an zentraler Stelle: »Keine Person darf durch die staatliche Gewalt zum Objekt, zu einem Ausbund von Angst vor Schmerzen gemacht werden.«[4]

Die Auffassung des ethischen Menschenwürdebegriffs und damit zugleich der rechtlichen Menschenwürdegarantie des Grundgesetzes, die in dieser Passage wie im Großteil der juristischen Literatur zum Fall Daschner/ Gäfgen zum Ausdruck kommt, lässt sich also durch zwei Charakteristika hinreichend beschreiben: hinsichtlich des Status der Menschenwürdegarantie geht sie davon aus, dass es sich bei der Menschenwürdegarantie um ein subjektives Individualgrundrecht handelt, das sich von allen anderen Individualgrundrechten durch seine Unantastbarkeit unterscheidet. Hinsichtlich des normativen Gehalts wird dieses vermeintliche Individualgrundrecht sodann als ein »Recht, nicht als bloßes Mittel zum Zweck behandelt zu werden« begriffen. Diese Konzeption stellt derzeit wohl die herrschende Meinung innerhalb des deutschen Verfassungsrechtsdiskurses dar und geht, wie bereits erwähnt, auf die sogenannte »Objektformel« zurück, die Dürig im Rückgriff auf die Selbstzweckformel des Kategorischen Imperativs bei Kant in den 1950er Jahren geprägt hat. Er vertritt zwar eigentlich die prinzipialistische Auffassung, bei der Menschenwürde gemäß Art. 1 Abs. 1 GG handele es sich nicht um ein subjektives Recht, sondern um das Konstitutionsprinzip der Verfassung und das Prinzip der Grundrechte. Er bleibt dabei aber nicht stehen, sondern versucht, die Menschenwürde zugleich auch analog zu einem

---

4   Landgericht Frankfurt am Main (2005), S. 23.

subjektiven Recht für die juristische Praxis unmittelbar operabel zu machen. Der theoretische Schritt, mit dem er dies vollzieht, besteht darin, jedem einzelnen Menschenrecht einen »Menschenwürde-Kern« zuzusprechen, bei dessen Verletzung die Verletzung des Menschenrechts zugleich eine Verletzung der Menschenwürde darstellt. Als Kriterium dafür, wann es der Fall sei, dass eine Menschenrechtsverletzung den Charakter einer Menschenwürdeverletzung annehme, führt er die an Kants zweite Formulierung des Kategorischen Imperativs angelehnte »Objektformel« in die Rechtsdogmatik ein. Ein Verstoß gegen die Menschenwürde liegt demnach immer dann vor, wenn eine Menschenrechtsverletzung derart beschaffen ist, dass durch sie »der konkrete Mensch zum Objekt, zu einem bloßen Mittel, zur vertretbaren Größe herabgewürdigt wird.«[5] Ausgehend von dieser Definition hat sich in der juristischen wie in der politisch-gesellschaftlichen Debatte – bezeichnenderweise unter Absehung von der von Dürig selbst ausgesprochenen Warnung, die Objektformel sei im Grunde viel zu simplifizierend – die Auffassung herausgebildet, bei Art. 1 Abs. 1 GG handele es sich um etwas wie ein »Recht auf Nicht-Instrumentalisierung«. In der Tat nimmt praktisch jede Entscheidung, die Art. 1 Abs. 1 GG zur Anwendung bringt, auf eine »Mittel-zum-Zweck«-Formel Bezug, um zu begründen, dass eine Handlung oder ein Gesetz einen »Verstoß gegen die Menschenwürde« darstelle und daher jenseits aller Abwägbarkeit unzulässig sei. Handlung X oder Gesetz Y, so heißt es dann oft in direkter Kant-Paraphrase, sei ein Verstoß gegen Art. 1 Abs. 1 GG, weil durch sie der Mensch »als bloßes Mittel zum Zweck missbraucht« oder »zum bloßen Objekt staatlichen Handelns degradiert« würde.

Trotz der weitgehenden Akzeptanz, die die Auslegung der Menschenwürdegarantie als Instrumentalisierungs-Verbot gefunden hat, ruft dies doch nicht selten Irritationen und offene Fragen auf den Plan, von denen ich hier nur einige nennen möchte: Die erste Schwierigkeit betrifft die Frage, in welchem Verhältnis der mit Kant und Dürig als Instrumentalisierungsverbot ausgelegte Menschenwürdegrundsatz zu einem sozialen Verständnis der Menschenwürde steht, wie es in der alltagssprachlichen Rede von »menschenwürdigen Lebensverhältnissen« zum Ausdruck kommt und auf das vor allem die Sozialrechtsprechung häufig rekurriert.[6] Zum zweiten wird zuweilen die Frage aufgeworfen, ob nicht die Unterworfenheit des Bürgers unter Gesetz und Recht bei einer wörtlichen und strengen Lesart der Objektformel bereits eine Menschenwürdeverletzung darstellen müsste, da der einzelne doch da, wo er gezwungen wird, dem Gesetz gemäß zu handeln, ein »bloßes Objekt staatlichen Handelns« sei.[7] Zwar wird diese Frage natürlich üblicher-

---

5   Dürig (1958), Rn. 28.
6   Vgl. dazu Neumann (1995).
7   Diese Überlegung taucht als zentrales Argument auch in der einzigen höchstrichterlichen Entscheidung der bundesrepublikanischen Rechtsgeschichte auf, in

weise nur aufgeworfen, um sie zu verneinen; eine Begründung für dieses »Nein« wird jedoch in der Regel nicht gegeben. Eine dritte Irritation, die gelegentlich auftaucht, artikuliert sich in der Frage, ob denn im Ausgang von der Objektformel ein Verbrechen, das offensichtlich zweckfrei, um seiner selbst Willen begangen wird, überhaupt als Menschenwürdeverletzung betrachtet werden könne, wenn Menschenwürde doch ein Verbot des Behandelns »als bloßes Mittel zum Zweck« bedeute.[8]

Auf der Konzeption der Menschenwürde als eines unantastbaren subjektiven »Rechts, nicht als bloßes Mittel zum Zweck« benutzt zu werden, beruht nun, wie leicht ersichtlich ist, die gesamte Menschenwürdeargumentation der Gegner der Nothilfefolter. Geht man von einer anderen Konzeption der Menschenwürde aus, so bricht deren tragender Grund vollständig weg. Wie plausibel ist diese Konzeption aber nun eigentlich? Wie plausibel ist es, unter »Menschenwürde« – zumindest auch – ein unabwägbares subjektives Grundrecht auf Nicht-Instrumentalisierung zu verstehen, das in seiner Unabwägbarkeit sogar, wie das Landgericht Frankfurt ganz im Einklang mit der »herrschenden Meinung« des deutschen Rechtsdiskurses behauptet, selbst das Notwehr- und Nothilferecht des § 32 StGB außer Kraft setzt?[9] Und wie plausibel ist in diesem Zusammenhang überhaupt der Rekurs auf die Zweite Formulierung des Kategorischen Imperativs?

Stellt man diese Fragen an die verfassungsrechtliche Literatur, so fällt zunächst auf, dass für die subjektivrechtliche Auffassung erstaunlicherweise kaum argumentiert wird; vielmehr wird sie i. d. R. als selbstverständlich einfach vorausgesetzt, ohne dass Argumente dafür angeführt würden.[10] Demgegenüber finden sich für die These vom Prinzipien- oder Begründungscharakter der Menschenwürde eine ganze Reihe – teilweise recht verschieden gelagerter – Argumente. Einmal spricht für die prinzipialistische Lesart bereits der philologische Textbefund des Art. 1 2 GG. Nachdem das Menschenwürdeprinzip selbst in Abs. 1 formuliert wurde, heißt es in Abs. 2 in unmittelbarem Bezug auf Abs. 1:

> »Das Deutsche Volk bekennt sich darum zu unverletzlichen und unveräußerlichen Menschenrechten als Grundlage jeder menschlichen Gemeinschaft, des Friedens und der Gerechtigkeit in der Welt.«

---

der die Objektformel explizit kritisiert wird, dem sogenannten »Abhörurteil« von 1970, vgl. BVerfGE 30, 1 (25).

8   Diese Frage wirft z. B. Hasso Hofmann (1993) in kritischer Stoßrichtung gegen die Objektformel auf.

9   So explizit das LG Frankfurt in der Urteilsbegründung im Fall Daschner, vgl. Landgericht Frankfurt a.M. (2005), S. 23.

10   So bei Starck (2005), Herdegen (2003), Dürig (1958) und Kunig (2000).

Das Wort »darum« macht in dieser Passage eigentlich bereits unmissverständlich klar, dass die Verfasser eine Grund-Folge-Beziehung zwischen Menschenwürde und Menschenrechten annahmen: Weil die Würde des Menschen unantastbar ist, bekennt das deutsche Volk sich zu den Menschenrechten und verankert ihre Achtung und ihren Schutz in seiner Verfassung. Menschenwürde ist hier also offensichtlich gerade nicht als ein spezifisches Menschenrecht, sondern als der Geltungsgrund und das Prinzip aller Menschenrechte gedacht.

Eines der inhaltlich gewichtigsten Argumente für die prinzipialistische Lesart besteht in einer ganzen Reihe von Einwänden gegen die subjektiv-rechtliche Auffassung. In dem Moment, in dem man davon ausgeht, es handele sich bei der Menschenwürdegarantie um ein subjektives Recht, sind, so lautet einer davon, unvermeidlich Konstellationen möglich, in denen die Menschenwürde eines Subjekts mit der eines anderen kollidiert. Geht man nun mit der Rechtsdogmatik von der absoluten Unabwägbarkeit und Unantastbarkeit der Menschenwürde aus, so würden in derartigen Konstellationen mithin zwei absolut unabwägbare und unantastbare Rechte miteinander kollidieren. Die Voraussetzung des Individualrechtscharakters der Menschenwürde führt damit in ein logisch unauflösbares Dilemma, aus dem es scheinbar nur zwei denkbare Auswege gibt: entweder muss die Unabwägbarkeit und Unantastbarkeit der Menschenwürde aufgegeben werden[11] oder es muss die Voraussetzung aufgegeben werden, auf der das Dilemma beruht, also die These vom subjektiven Rechtscharakter der Menschenwürde. Genau die erste Konsequenz hat nun Winfried Brugger explizit in seiner Verteidigung der Nothilfefolter gezogen, indem vorschlägt, Menschenwürde in solchen Konstellationen durch zusätzliche Kriterien näher zu qualifizieren und damit abwägbar zu machen. Einschlägig als solches zusätzliches Kriterium sei hier dann in erster Linie, wer in einer Konstellation, in der Menschenwürde mit Menschenwürde kollidiere, Täter und wer Opfer sei. Seltsamerweise hat dieser Vorschlag die heftigste Kritik ausgelöst, während die »gängige« Auflösung des Dilemmas, die darin besteht, der Menschenwürdegarantie im Sinne einer negativen Pflicht bzw. eines Abwehrrechts einen grundsätzlichen Vorrang vor der Menschenwürdegarantie im Sinne einer positiven Pflicht einzuräumen, allgemein akzeptiert ist und kaum Empörung hervorruft. Seltsam ist dieses »Empörungsungleichgewicht« insofern, als die logisch-normative Struktur der Auflösung des Dilemmas in beiden Fällen exakt dieselbe ist: die als unabwägbares subjektives Recht begriffene Menschenwürde wird im Fall einer Kollision dieses Rechtes mit sich selbst, abwägbar gemacht, indem zusätzliche Kriterien eingeführt werden. Der Unterschied zwischen Bruggers Lösung und der »gängigen« Lösung besteht lediglich darin, *welche* Zusatz-

---

11   Vgl. Brugger (2000).

kriterien akzeptiert werden. Abwägbar wird die Menschenwürde aber bei beiden Lösungen gemacht.

Neben dieser Schwierigkeit führt die individualrechtliche Lesart der Menschenwürde dann des Weiteren zu einer ähnlich gelagerten Frage, nämlich der Frage nach dem Verhältnis von Menschenwürdegarantie und Lebensrecht. Unter der Voraussetzung der absoluten Unabwägbarkeit einer als subjektive Rechtsgarantie verstandenen Menschenwürdenorm verbirgt sich hier in der Tat ein brisantes Problem. Denn unter jener Voraussetzung würde diese Rechtsgarantie sogar über dem in der Rechtsordnung vermeintlich als abwägbar gesetzten Recht auf Leben in allen seinen Ausprägungen und damit selbst über seiner Kernausprägung als Verbot der vorsätzlichen Tötung Unschuldiger außerhalb von Notwehr- und Nothilfesituationen stehen[12] – eine Auffassung, die zumindest extrem kontraintuitiv ist und jenseits des deutschen Verfassungsrechtsdiskurses und des von ihm inspirierten ethischen Diskurses auch praktisch nie vertreten wurde. Kann es also tatsächlich plausibel sein, ein Recht derart zu konstruieren, dass es Notwehr und Nothilfe außer Kraft setzt und bei Rechtekollisionen sogar über dem Lebensrecht, selbst in seiner Kernausprägung als dem Verbot der vorsätzlichen Tötung Unschuldiger steht? Zumal, wenn doch nach Auffassung des Bundesverfassungsgerichts das Leben die unhintergehbare Grundlage der Menschenwürde sein soll und insofern dieser evidentermaßen normativ übergeordnet wäre? Für prinzipialistische Lesart spricht zumindest, dass von all diesen Problemen, Fragen, Schwierigkeiten und Dilemmata, die die subjektivrechtliche Lesart mit sich führt, nicht ein einziges auftaucht.

Deutlicher noch wird die Problematik der subjektivrechtlichen Auffassung, wenn man sie an ihren vermeintlichen Ursprung zurückverfolgt. Einschlägig ist dabei die »Grundlegung zur Metaphysik der Sitten«, in der die von Dürig paraphrasierte »Zweck-an-sich«-Formel als Zweite Formulierung des Kategorischen Imperativs eingeführt wird. Zur Erinnerung sei sie hier noch einmal zitiert: »Handle so, daß du die Menschheit, sowohl in deiner Person, als in der Person eines jeden andern, jederzeit zugleich als Zweck, niemals bloß als Mittel brauchest.«[13] Ihren theoretischen Anhaltspunkt hat diese Forderung bekanntlich im Begriff des »Zwecks-an-sich«, der notwendig ist, um die Möglichkeit eines allgemeinen kategorischen Imperativs zu sichern. Gäbe es nämlich nur selbst gesetzte individuelle Zwecke, so gäbe es auch immer nur »hypothetische« Imperative, d. h. nur konditionierte Imperative der Form »Wenn du A erreichen willst, dann vollziehe die Handlung t«.

12　Bei Herdegen führt vor dem Hintergrund seiner Auffassung der Menschenwürde als subjektives Recht unter anderem diese Problematik zu einer grundsätzlichen Skepsis gegenüber der Unabwägbarkeit dieses vermeintlichen subjektiven »Rechts auf Menschenwürde«, vgl. Herdegen (2003), Rn. 22 und Rn. 45.

13　Kant (1903), S. 429.

Unkonditionierte und damit allgemeingültige Handlungsimperative kann es darum nur geben, wenn es Zwecke[14] gibt, die an-sich nicht bloß vermöge einer willkürlichen Setzung existieren und die an sich bereits Handlungsweisen implizieren.[15] Die damit geforderten »Zwecke an-sich« sind, wie wir wissen, alle mit Vernunft begabten und daher moralfähigen Lebewesen – kurz: Personen. Obgleich das komplexe Verhältnis von Normenbegründung und Normengehalt in der Kantischen Moralphilosophie hier nur angerissen werden kann, wird aus dieser Schilderung doch klar, dass zum einen der Begriff des Selbstzwecks wesentlich *begründenden* Charakter hat und dass zum anderen die Zweckformel des Kategorischen Imperativs gründlich missverstanden wird, wenn man darunter so etwas wie eine spezielle, neben anderen Pflichten existierende Pflicht versteht, wie das im gegenwärtigen Verfassungsrechtsdiskurs der Fall ist.

Kant selbst gibt in der Grundlegung zur Metaphysik der Sitten eine denkbar einfache Interpretation der Forderung, einen Menschen nie »bloß als Mittel zum Zweck« zu behandeln, wonach dies nichts anderes besagt, als ihn so zu behandeln, dass er einer Handlung, deren Objekt er ist, jederzeit selbst zustimmen kann und den Zweck jener Handlung dabei sozusagen zu seinem eigenen Handlungszweck machen kann. Er würde also insofern als »Zweck an-sich« behandelt, als er sich den fremden Handlungszweck als den seinen aneignen kann. Nach dieser Auslegung stellt für Kant dann zumindest jede Verletzung der Verallgemeinerbarkeitsregel des Kategorischen Imperativs in der ersten Formulierung[16] eine Verletzung des Prinzips dar, eine andere Person nicht als »bloßes Mittel zum Zweck zu gebrauchen.« Sofern den Pflichten, die sich aus dem Kategorischen Imperativ in der ersten Formulierung ergeben, auf der Seite der Betroffenen Rechte entsprechen, gilt dann

> »daß der Übertreter der Rechte der Menschen sich der Person anderer bloß als Mittel zu bedienen gesonnen sei, ohne in Betracht zu ziehen, daß sie, als vernünftige Wesen, jederzeit zugleich als Zwecke, d. i. nur als solche, die von eben

---

14 Kant versteht den Begriff des Zwecks hier in einem sehr weit gefassten Sinn, den man vielleicht mit dem Ausdruck »Handlungsgrund« umschreiben könnte.

15 »Wenn es denn ein oberstes praktisches Prinzip, und, in Ansehung des menschlichen Willens, einen kategorischen Imperativ geben soll, so muß es ein solches sein, das aus der Vorstellung dessen, was notwendig für jedermann Zweck ist, weil es Zweck an sich selbst ist, ein objektives Prinzip des Willens ausmacht, mithin zum allgemeinen praktischen Gesetz dienen kann.« Vgl. Kant (1903), S. 428f.

16 Der Vollständigkeit halber sei sie hier noch einmal angeführt: »Der kategorische Imperativ ist also nur ein einziger, und zwar dieser: handle nur nach derjenigen Maxime, durch die du zugleich wollen kannst, daß sie ein allgemeines Gesetz werde.« Vgl. Kant (1903), S. 421.

derselben Handlung auch in sich müssen den Zweck enthalten können, geschätzt werden sollen.«[17]

Diese Beschreibung weist in sehr kondensierter Form zwei durchaus verschiedene Ebenen normativer Forderungen auf. Einmal verbietet der »Zweck an-sich«-Charakter der Person, sie einer Handlung zu unterwerfen, der sie prinzipiell nicht zustimmen kann, die also gegen den Kategorischen Imperativ in der ersten Formulierung verstößt. Zum anderen erlaubt sie eine dagegen nicht verstoßende, zur Realisierung eigener Zwecke durchgeführte Handlung genau dann, wenn jede von der Handlung betroffene Person sich den Zweck der Handlung zum eigenen Zweck setzt, ihr also zustimmt. Hier folgt offenbar die zweite Norm ebenfalls aus der Verallgemeinerbarkeitsregel, da die Maxime, man dürfe eine andere Person gegen deren Willen zu etwas zwingen, was nur der Realisierung eigener relativer Zwecke dient, sicher kein verallgemeinerbares Gesetz abgibt. Geht man von dieser von Kant selbst gegebenen Lesart aus, so wird man zugespitzt sagen können, dass die Frage, was die »Zweck an-sich«-Formel jeweils konkret verbietet oder fordert, sich letztlich allein aus der Verallgemeinerbarkeitsregel der Ersten Formulierung des Kategorischen Imperativs ergibt, dass sie aber keine neben dieser existierende spezifische Zusatz- oder Supernorm zum Ausdruck bringt. Bezieht man das auf die Diskussion um den Status des Menschenwürdegrundsatzes zurück, so entspräche diese Lesart am ehesten der juristischen Mindermeinung, nach der es sich bei der Menschenwürde um das nicht eigenständig anwendbare Prinzip der Menschenrechte handelt. Gegenüber besagter Theorie bestünde ein signifikanter Unterschied allerdings darin, dass bei Kant nicht erst ein Verstoß gegen ein fundamentales Menschenrecht eine Menschenwürdeverletzung darstellen würde, sondern überhaupt jeder Verstoß gegen eine moralische Pflicht, die sich aus dem aus dem Kategorischen Imperativ in der ersten Formulierung ergibt. In diesem Sinn ist nach Kant z. B. schon jeder Diebstahl, überhaupt jede Rechtsverletzung, eine Menschenwürdeverletzung. Dürig und seine verfassungsrechtsdogmatischen Folgen stellen demgegenüber eine der eklatantesten Fehlinterpretationen in der über 200jährigen Geschichte der Kantexegese dar.

An dieser Stelle mag man nun einwenden, dass doch Kant immerhin selbst eine ganze Reihe spezifischer Normen – z. B. das Verbot des Selbstmords oder das Verbot der Wollust – ohne Umweg über die Erste Formulierung des Kategorischen Imperativs unmittelbar aus der Zweckformel herleitet, sodass die Zweckformel doch immerhin auch unabhängig von der Ersten Formulierung des Kategorischen Imperativs als Ausgangspunkt zur Herleitung spezifischer Normen dienen mag. So richtig dieser Einwand auf den ersten Blick scheinen mag, übersieht er allerdings die systematische Einordnung derjenigen Normen, die Kant hier unmittelbar aus der Zweckformel

---

17 Kant (1903), S. 430.

herleitet. Wie der Blick in die »Metaphysik der Sitten« zeigt, fallen nämlich alle Beispiele, in denen Kant in der skizzierten Weise statt auf die Verallgemeinerbarkeitsformel auf die Zweckformel rekurriert, in die Tugendlehre und gerade explizit nicht in die Rechtslehre. Der Grund dafür liegt darin, dass die Selbstzwecklichkeit jeder Person bei den Tugendpflichten – und zwar bei den Tugendpflichten gegen sich selbst wie bei den Tugendpflichten gegen Andere – als materiales Prinzip genommen ist. Als solches verpflichtet es den einzelnen dergestalt, dass er selbst sich die Selbstzwecklichkeit jeder Person zum materialen Zweck seines Handelns machen muss. Das geschieht in concreto, indem er sich die eigene Vollkommenheit und die Glückseligkeit der Anderen zum Handlungszweck setzt. Beides geht das Recht aber eben im wörtlichen Sinn nichts an, da das Grundprinzip des Rechts anders als das der Tugendlehre rein formal ist. Im Recht kommt es nämlich nach Kant gerade nicht darauf an, aus welchem Handlungsgrund jemand handelt, sondern nur darauf, dass seine Handlungen die »äußerliche« Eigenschaft aufweisen, mit den Handlungen aller Anderen nach einem allgemeinen Gesetz vereinbar zu sein. Das Kantische Rechtsprinzip stützt sich insofern alleine auf den Verallgemeinerbarkeitsaspekt des Kategorischen Imperativs. Die Zweckformel spielt für das Rechtsprinzip nur insofern eine Rolle, als die Selbstzwecklichkeit jeder Person, wie wir gesehen haben, die Bedingung der Möglichkeit jedes Verallgemeinerbarkeitspostulats ist. Als materiales Prinzip gehört die Zweckformel dagegen ganz in die vollständig jenseits des Rechts gelegene Tugendlehre; im Recht hat sie nichts zu suchen.

Die Frage nach der möglichen Legitimität der Nothilfefolter selbst und nach der Rolle des Menschenwürdeprinzips in diesem Zusammenhang gehört nun freilich genau in den Rahmen einer Rechtslehre. Wie bereits ausgeführt wurde, betrachtet die individualrechtliche Lesart der Menschenwürdegarantie diese als eine unantastbare Rechtsgarantie, die als solche nicht allein das Tötungsverbot, sondern, wie im Fall Gäfgen, selbst das Notwehr- und Nothilferecht einschränkt oder gar außer Kraft setzt. Es mag nun tatsächlich auf den ersten Blick so scheinen, dass es eine solche Position sich auf Kant zumindest insofern berufen kann, als Kant einen grundlegenden Vorrang negativer vor positiven Pflichten postuliert und begründet. Wenn die Folter dann, so könnte man annehmen, in Erfüllung einer positiven Pflicht oder Hilfspflicht geschehe, während sie selbst qua Menschenwürdeprinzip die Verletzung einer negativen Pflicht darstellt, ergäbe sich von Kant her gedacht die Schlussfolgerung, dass das Menschenwürdeprinzip zumindest das Nothilferecht außer Kraft setzte. Genau dieser Gedankengang ist aber falsch, da er darauf beruht, einen für jede Rechtslehre entscheidenden Unterschied zu ignorieren: den Unterschied zwischen einer positiven Pflicht auf der einen Seite und der dem Recht eigentümlichen Befugnis, die Einhaltung negativer Pflichten mit Gewalt zu erzwingen. Das letztere ist etwas fundamental anderes als eine positive Pflicht. Eine Theorie der Zwangsbefugnis zur Einhaltung negativer Pflichten findet sich exemplarisch bei Kant, bildet aber letztlich die Basis jeder ernstzunehmenden Rechtsphilosophie und Rechtslehre. Kant führt hierzu aus, dass das Befugnis, die Einhaltung negativer Pflichten gewaltsam zu erzwingen, sich analytisch und mithin notwendigerweise aus dem Satz vom Widerspruch ergibt:

> »Der Widerstand, der dem Hindernisse einer Wirkung entgegengesetzt wird, ist eine Beförderung dieser Wirkung und stimmt mit ihr zusammen. Nun ist alles, was unrecht ist, ein Hinderniß der Freiheit nach allgemeinen Gesetzen: der Zwang aber ist ein Hinderniß oder Widerstand, der der Freiheit geschieht. Folglich: wenn ein gewisser Gebrauch der Freiheit selbst ein Hinderniß der Freiheit nach allgemeinen Gesetzen (d. i. unrecht) ist, so ist der Zwang, der diesem entgegengesetzt wird, als Verhinderung eines Hindernisses der Freiheit mit der Freiheit nach allgemeinen Gesetzen zusammen stimmend, d. i. recht: mithin ist mit dem Rechte zugleich eine Befugniß, den, der ihm Abbruch thut, zu zwingen, nach dem Satze des Widerspruchs verknüpft.«[18]

Kant bezieht diese Ausführungen zwar nicht ausdrücklich auf das Notwehr- und das Nothilferecht, ebenso wenig wie er sie explizit auf das Strafrecht bezieht, nach dem gesagten ist es aber eigentlich deutlich, dass jene Zwangsbefugnis exakt diese beiden Ausformungen hat: Notwehr- und Nothilferecht einerseits und Strafrecht andererseits. Dies gilt insofern, als beides nur unterschiedliche Formen der Ausübung von Zwangsgewalt zur Erzwingung der Einhaltung der Rechtspflichten sind. Die These, der Vorrang negativer vor positiver Pflichten begründe ein Verbot oder eine Einschränkung von Notwehr- und Nothilferecht, beruht also auf einer offensichtlichen Verwechslung der Befugnis, die Einhaltung negativer Pflichten zu erzwingen mit einer positiven Pflicht. Tatsächlich liegen jene Zwangsbefugnisse aber vollständig quer zur Unterscheidung zwischen negativen und positiven Pflichten. Oder genauer gesagt: sie liegen auf einer gänzlich anderen Handlungsebene, nämlich auf einer Handlungsebene zweiter Stufe, da es sich um Handlungen handelt, die auf illegitime Handlungen der ersten Stufe antworten. Welche Handlungen erster Stufe verboten, erlaubt oder geboten sind, ergibt sich, auch in der Rechtslehre, in letzter Instanz aus dem Menschenwürdeprinzip der Selbstzwecklichkeit jedes Menschen. Hinsichtlich der Legitimität der auf Handlungen erster Stufe bezogenen Handlungen zweiter Stufe ergibt sich daraus wiederum analytisch, dass jede Handlung legitim und sogar geboten ist, die geeignet ist, die Einhaltung einer Rechtspflicht, d. h. einer unabwägbaren negativen Pflicht gegen einen anderen zu erzwingen. Dabei ist es gleichgültig, mit welchem Mittel diese Einhaltung erzwungen wird, da sich die Legitimität *jeder* rechtserzwingenden Handlung ja analytisch und nicht etwa synthetisch aus dem Begriff der Rechtspflicht selbst ergibt. Der Rechtswidrigkeit der Handlung erster Stufe entspricht aufgrund dieses lo-

---

18   Kant (1907), S. 231.

gisch-analytischen Zusammenhangs 1:1 die unhintergehbare Rechtmäßigkeit *jeder* gegen den rechtswidrigen Angreifer unternommenen Handlung zweiter Stufe, die auf eine Verhinderung oder Beendigung seiner rechtswidrigen Handlung erster Stufe abzielt.

Welchen großen Stellenwert Kant selbst diesem Zusammenhang einge-räumt hat, lässt sich an einer berühmten Äußerung ersehen, die er vermutlich anlässlich von Bestrebungen der preußischen Regierung getan hat, das Not-wehrrecht nach Verhältnismäßigkeitsgesichtspunkten einzuschränken. Darin heißt es unmissverständlich: »Obrigkeiten, welche die Selbstverteidigung mit großer Beschädigung des andern verbieten, müssen wissen, daß sie dem Menschen sein heiligstes Recht nehmen.«[19] Die Formulierung »heiligstes Recht« mag auf den ersten Blick pathetisch oder übertrieben klingen, vor dem skizzierten Hintergrund der Rechtslehre ist das aber keineswegs der Fall. Da nämlich die Zwangsbefugnis zur Verhinderung oder Beendigung der Verletzung von Rechtspflichten in normativer Hinsicht mit der Existenz dieser Rechtspflichten selbst strikt identisch ist, bedeutet eine Aufhebung oder nur die kleinste Einschränkung der ihnen korrespondierenden Zwangs-befugnisse nichts weniger als die Aufhebung der Rechtspflichten und der ihnen korrespondierenden Rechte selbst[20] und mithin die Aufhebung von Recht und Rechtsstaatlichkeit überhaupt.

Die Unterscheidung zwischen Handlungen erster und zweiter Stufe und damit zwischen Rechtsverletzungen und Antworten auf Rechtsverletzungen ist für jedes Rechtssystem, so auch offensichtlich für das deutsche, konstitu-tiv. Verwischt man diese fundamentale Differenz, so ist in der Tat nicht mehr nachvollziehbar, warum Notwehr, Nothilfe (z. B. in Form des so genannten »finalen Rettungsschusses«), Strafe und sonstige Instrumente zur Rechtser-zwingung wie z. B. die Beugehaft[21] auf der Basis eines vom Menschenwürde-

---

19 Kant (1934), S. 269, Reflexion 7195.

20 Formeln wie »illegal, aber straffrei« sind daher rechtstheoretisch unmöglich, soweit damit gemeint sein sollte, dass die Rechte und damit der Status als Rechtssubjekt des von einer rechtsverletzenden Handlung Betroffenen aner-kannt bleiben könnten, wenn zugleich der Täter nicht mit einer Strafe rechnen muss. Die Aufhebung der Strafe für eine Tat, die die tatsächlichen oder ver-meintlichen Rechte eines Wesens verletzt, ist strikt identisch mit der Nicht-Anerkennung dieses Wesens als Rechtssubjekt und Inhaber des Menschenwür-destatus. Die Formel »illegal, aber straffrei« ist daher eine beispiellose rechts-theoretische Abstrusität.

21 Darauf weist mit Blick auf die Beugehaft z. B. Walter (2008) hin. Walter legt in seinen Überlegungen nahe, dass es sich um einen Wertungswiderspruch handelt, die Beugehaft zuzulassen, die Nothilfefolter aber zu verbieten, wenn das Argu-ment für das Verbot der Nothilfefolter darin bestehen soll, dass bei der Nothilfe-folter ein Mensch »als bloßes Mittel zum Zweck zur Beendigung eines Rechts-bruchs benutzt« werde. Denn genau das sei bei der Beugehaft ebenso der Fall.

prinzip ausgehenden Rechtssystems überhaupt zulässig sein können. Lässt man die Differenz nämlich außer Acht, so müssten alle diese, auch im deutschen Recht völlig legitimen Handlungen der Rechtserzwingung wie Notwehr, Bestrafung etc., als Menschenwürdeverletzungen kategorisch verboten werden, da in ihnen ein Mensch »als bloße Mittel zum Zweck« – nämlich zum Zweck der Rechtserzwingung und der Herstellung von Gerechtigkeit! – benutzt wird.

Zu welchen merkwürdigen argumentativen Verrenkungen es führt, wenn die rechtskonstituierende Differenz zwischen Handlungen erster und Handlungen zweiter Stufe außer Acht gelassen wird, lässt sich bei zahlreichen Autoren studieren, die die Nothilfefolter mit der Begründung für unzulässig halten, durch die Zufügung von Schmerzen werde die Möglichkeit des Betroffenen zur freien Selbstbestimmung eingeschränkt.[22] Dieses Argument ist insofern ausgesprochen merkwürdig, als es doch gerade das Wesen des Rechts ist, das Selbstbestimmungsrecht mittels Zwangsmaßnahmen dahingehend einzuschränken, dass es die »Freiheit«, Verbrechen zu begehen negiert. Recht definiert sich genau durch diese Negation der »Freiheit«, Verbrechen zu begehen und mithin durch die Zwangsbefugnis. Wenn das aber der Fall ist, wenn die Differenz zwischen Handlungen erster und zweiter Stufe für das Recht insgesamt konstitutiv ist, wenn diese in allen anderen Hinsichten im deutschen Rechtssystem auch ganz selbstverständlich akzeptiert ist und nicht als unzulässiges »Als-bloßes-Mittel-zum-Zweck-Behandeln« betrachtet wird, ist nicht zu sehen, warum das ausgerechnet für den einen Fall der Nothilfefolter nicht gelten sollte.[23] Zumindest müsste hier ein zusätzliches Argument angeführt werden, das mit Ausnahme des bereits oben widerlegten Menschenwürdearguments in der gesamten einschlägigen Literatur schlicht nicht zu finden ist.

Exemplarisch tritt die Problematik einer Nichtbeachtung der rechtskonstitutiven Differenz zwischen unmoralischer und moralerzwingender Gewalt auch bei der Folterdefintion Heiner Bielefeldts zu Tage. Bielefeldt sieht das wesentliche Merkmal der Folter darin, dass sie darauf abziele, »den Willen des Betroffenen zu brechen«[24]. Legte man diese sehr allgemeine Definition zu Grunde, so fiele in der Tat ein beträchtlicher Teil von durchweg als legitim anerkannten staatlichen oder privaten Handlungen unter den Begriff der (unzulässigen) Folter, und damit einer unabwägbar verbotenen Menschenwürdeverletzung, darunter etwa auch die Schmerzandrohung oder die bereits er-

---

22 Stellvertretend für viele Autoren seien hier Brunkhorst (2006) für die Philosophie und Meixner/Fredrich (2001), Rn. 14 für die Rechtswissenschaft herausgegriffen.

23 Volker Erb zeigt in seinem Essay »Nicht Folter, sondern Nothilfe« aus rechtswissenschaftlicher Perspektive präzise auf, dass und warum das Handeln Wolfgang Daschners als Nothilfe auch juristisch gerechtfertigt war, vgl. Erb (2004).

24 Bielefeldt (2009), S. 166 ff.

wähnte Beugehaft. Beispielsweise wäre dann bereits die Aussage »Lass meinen kleinen Bruder in Ruhe oder ich hau dir auf die Rübe!« eine Folterhandlung, die als Menschenwürdeverletzung mit aller Härte des Strafrechts verfolgt und geahndet werden müsste. Die ausgesprochene Kontraintuitivität dieser auch vom LG Frankfurt vertretenen Auffassung[25] verweist auf ein grundlegenderes Problem in den Prämissen der Gegner der Nothilfefolter, das offenbar darin liegt, dass das »Brechen« eines auf eine moralisch falsche, die Rechte Dritter verletzenden Willensaktes nicht von willkürlicher Gewaltausübung unterschieden wird. Es ist jedenfalls in keiner Weise nachvollziehbar, was moralisch falsch daran sein sollte, einen auf ein Verbrechen wie den Mord an einem Kind ausgerichteten Willensakt zu »brechen«, d. h. das Handeln des Täters durch Zwangsmaßnahmen entgegen dessen ursprünglichem Willen in eine andere Richtung zu lenken.

Fassen wir diese Befunde zusammen und beziehen wir sie auf die Ausgangsfrage nach der Zulässigkeit der Nothilfefolter zurück, so ergibt sich mithin folgendes Bild: bei der Menschenwürde qua Selbstzwecklichkeit jedes Menschen handelt es sich um den Geltungsgrund und das Prinzip der einzelnen Pflichten und damit letztlich auch um den Geltungsgrund des Rechtsprinzips, sodass jede auf der ersten Handlungsebene angesiedelten Verletzung einer Pflicht wie sie sich aus dem Kategorischen Imperativ bzw. aus dem Rechtsprinzip ergibt, eine Verletzung der Menschenwürde darstellt. Jeder Verletzung einer Rechtspflicht – anders ist es bekanntlich im Fall der Tugendpflichten – entspricht dann analytisch eine Befugnis, die Einhaltung der Rechtspflicht notfalls auch mit Gewalt zu erzwingen. Legitimität und Geltungsgrund dieses Zwangsrechts sind aufgrund der streng logisch-analytischen Korrespondenz von Rechtspflicht und Zwangsbefugnis identisch mit der Legitimität und dem Geltungsgrund der Rechtspflichten selbst. Insofern der Geltungsgrund der Rechtspflichten nun in letzter Instanz die Menschenwürde ist, kann zum einen eine in Notwehr oder Nothilfe ausgeführte Handlung a priori *nie* eine Menschenwürdeverletzung darstellen, gleich welchen Mittels sie sich bedient. Im Umkehrschluss aber bedeutet es, dass jede Aufhebung oder Einschränkung des Notwehr- und Nothilferechts a priori *immer* eine Menschenwürdeverletzung darstellt. Anders gesagt: aus dem Menschenwürdeprinzip folgt das Rechtsprinzip, aus dem Rechtsprinzip die einzelnen Rechtspflichten, aus den Rechtspflichten die Zwangsbefugnisse zu ihrer Durchsetzung und mithin das Notwehr- und Nothilferecht. Notwehr- bzw. Nothilferecht resultieren also in letzter Instanz aus dem Menschenwürdeprinzip selbst und sind durch dieses legitimiert, so dass jede Einschränkung des Notwehrrechts ein unmittelbarer Verstoß gegen das Menschenwürdeprinzip selbst ist.

---

25   Vgl. LG Frankfurt (2005), S. 23.

Es muss also festgehalten werden, dass eine mögliche Zulassung der Nothilfefolter keineswegs ausschließlich konsequenzialistisch gerechtfertigt werden kann. Ganz im Gegenteil ergibt sich, wie die Analyse der Kantischen Rechtslehre zeigt, die Legitimität der Nothilfefolter gerade im Rahmen einer strikt deontologisch[26] gedachten Moral- und Rechtsphilosophie, und das sogar mit weitaus größerer logischer Stringenz und Plausibilität als im Rahmen eines konsequenzialistischen Ansatzes. Ja, man wird sagen müssen, dass gerade von einer strikt deontologisch gedachten Ethik und Rechtslehre her gedacht die Zulassung der Nothilfefolter nicht nur erlaubt, sondern zwingend gefordert ist. Aus dem deontologischen, anti-konsequenzialistischen Charakter der hier entwickelten Rechtfertigung der Nothilfefolter ergibt sich freilich auch, dass eine »Nothilfefolter«, die sich nicht gegen den Rechtsbrecher selbst, sondern gegen einen unschuldigen Dritten wenden würde, in jedem Fall illegitim wäre. Könnte man beispielsweise die Explosion einer von einem Terroristen versteckten Atombombe, die Millionen Menschen töten würde, nur dadurch verhindern, dass man einen unschuldigen Verwandten jenes Terroristen folterte, so müsste dies unterbleiben und der Tod der Millionen in Kauf genommen werden. Denn die Folter eines Unschuldigen kann im Rahmen einer deontologischen Ethik und Rechtslehre niemals legitim sein.

Gegen die hier entwickelten Überlegungen ließe sich nun einwenden, die Situation der Nothilfefolter unterscheide sich von »klassischen« Notwehr- und Nothilfesituationen dadurch, dass es in einer klassischen Notwehr- oder Nothilfesituation sicherer als bei den meisten Fällen der Nothilfefolter sei, dass derjenige, gegen den beispielsweise ein sogenannter »finaler Rettungsschuss« geübt wird, ein rechtswidriger Angreifer im Sinne des § 32 StGB ist. Dieser Einwand dürfte sicherlich für viele Fälle zutreffen, er stellt aber keinen prinzipiellen, sondern lediglich einen pragmatischen Einwand dar. Als solcher vermag er dann auch nur genau die Unzulässigkeit der Nothilfefolter für eben diejenigen Fälle zu begründen, in denen keine hinreichende Sicherheit darüber besteht, dass es sich bei einer Person, die der Nothilfefolter unterworfen werden soll, um einen rechtswidrigen Angreifer handelt. Das bedeutet aber, dass der Unterschied zu klassischen Notwehr- und Nothilfesituationen nur ein gradueller, aber kein grundsätzlicher ist. Da er mithin nur einzelfallbezogen besteht und gerade nicht prinzipiell, ist auch kein prinzipieller, für alle Fälle geltender Ausschluss der Nothilfefolter aus dem Kanon der Notwehr- und Nothilfehandlungen zulässig. Auch in einer klassischen

---

26   Vor dem Hintergrund des Gesagten lassen sich Winfried Bruggers Überlegungen zur Priorität der Menschenwürde des Opfers vor der des Täters zwanglos deontologisch rekonstruieren. Bei Bruggers konsequenzialistischer Selbstdeutung, wie sie insbesondere in Brugger (2006) hervortritt, handelt es sich im Grunde um ein Selbstmissverständnis.

Notwehr- oder Nothilfesituation besteht nie eine 100 %ige Sicherheit, dass der vermeintliche rechtswidrige Angreifer tatsächlich ein rechtswidriger Angreifer ist, während es umgekehrt bei der Anwendung der Nothilfefolter Fälle geben kann, in denen die Sicherheit, dass es sich bei dem Betroffenen um einen rechtswidrigen Angreifer handelt, deutlich höher ist als in vielen »klassischen« Notwehr- und Nothilfefällen. Die Rechtsprechung geht mit praktischen Schwierigkeiten der Notwehr und Nothilfe dieser Art seit Jahrhunderten um und hat hier hinreichend praktikable, gerechte und ethisch vertretbare Kriterien, Sicherungsmechanismen und Beweislastregeln etabliert, ebenso wie sie eine funktionierende Praxis im Umgang mit selbst schwerwiegendsten Notwehrirrtümern entwickelt hat. Es ist schlicht nicht zu sehen, was gegen eine Übertragung der entsprechenden Kriterien auf die spezifische Situation der Nothilfefolter sprechen sollte. Zwar würde unter Anlegung dieser Kriterien, Sicherungsmechanismen und Beweislastregeln die Nothilfefolter vermutlich in vergleichsweise wenigen Fällen als legitim anerkannt werden können, das ändert aber nichts daran, dass sie in ebendiesen Fällen als legitim anerkannt werden muss.

Der konkrete Fall Daschner/Gäfgen ist in dieser Hinsicht im übrigen insofern aufschlussreich, als der entführte Junge von seinem Entführer Gäfgen bereits ermordet worden war. Objektiv lag daher keine Nothilfesituation mehr vor. Allerdings hatte der Rechtsbrecher den anders lautenden Irrtum selbst verursacht und hätte ihn jederzeit aufklären können. Die Situation ist von daher mit einer Situation vergleichbar, in der ein Entführer eine Geisel mit der täuschend echt aussehenden Nachbildung einer Waffe bedroht. Da ein Nothelfer, der etwa durch gezieltes Erschießen des Geiselnehmers die Gefahr für das Opfer beseitigt, nicht wissen kann, dass es sich um eine Nachbildung handelt und der betreffende Irrtum zudem durch den Rechtsbrecher selbst verursacht wurde, liegt die Verantwortung für den Todesschuss allein beim Rechtsbrecher selbst. Selbiges gilt für Magnus Gäfgen. Wäre es in diesem Fall tatsächlich zur Folter gekommen, so wäre diese in verantwortungstheoretischer Hinsicht einzig und allein Gäfgen selbst zuzuschreiben gewesen. Wolfgang Daschner dagegen hätte, wie Volker Erb richtig ausführt,[27] aufgrund eines nicht vermeidbaren und von ihm nicht verschuldeten Erlaubnistatbestandsirrtums frei gesprochen werden müssen.

---

27 Vgl. Erb (2004): »Den entsprechenden Irrtum (Juristen nennen ihn einen ›Erlaubnistatbestandsirrtum‹) hatte der Entführer nun aber selbst ausgelöst (nämlich durch die Begehung des Verbrechens und durch die Lügen nach seiner Festnahme) und konnte ihn im Übrigen jederzeit aufklären. Wolfgang Daschner hatte hingegen keine Möglichkeit zu erfahren, dass das Kind tot war, solange der Mörder das Gegenteil behauptete. Unter diesen Umständen ist der Irrtum als unvermeidbar und nicht fahrlässig einzustufen, was die Straflosigkeit von Daschners Verhalten zur Folge haben muss.«

3. Das *slippery slope*-Argument

Nachdem nun gezeigt wurde, dass die Nothilfefolter mit einem strikt deontologischen Ethikansatz nicht nur vereinbar, sondern von ihm sogar gefordert wird, soll noch aufgewiesen werden, inwiefern die oben zitierten »Dammbruchargumente« gegen die Nothilfefolter umgekehrt gerade auf konsequenzialistisch-utilitaristischen Prämissen beruhen, die mit dem Menschenwürdeprinzip und den Menschenrechten unvereinbar sind. Dammbruch- oder *slippery slope*-Argumente existieren in den verschiedensten Varianten; die Variante, die für die hier diskutierte Problematik einschlägig ist, sieht in ihren Grundzügen so aus: Handlungen vom Handlungstyp A sind ethisch legitim oder doch zumindest nicht ethisch illegitim.[28] Die Zulassung von Handlungen des Typs A wird aber – zwangsläufig oder mit hoher Wahrscheinlichkeit – dazu führen, dass Handlungen vom Handlungstyp B verstärkt vollzogen werden, selbst wenn sie nach wie vor verboten sind oder sogar dazu, dass sie in der Zukunft zugelassen werden. Handlungen vom Typ B sind aber ethisch illegitim. Um zu verhindern, dass Handlungen vom Typ B verstärkt vollzogen werden oder dass sie in Zukunft zugelassen werden, müssen daher bereits Handlungen vom Handlungstyp A verboten werden bzw. bleiben.

Auf den konkreten Fall bezogen, bedeutet das folgendes: Die Folterandrohung durch den Polizeibeamten Daschner sei zwar ethisch richtig oder doch zumindest ethisch nicht illegitim gewesen. Er dürfe aber dennoch auf keinen Fall freigesprochen werden und schon gar nicht dürfe ein Gesetz gemacht werden, das Folterandrohung bzw. Folter in der besagten Fallkonstellation zulasse. Werde die Folter nämlich erst einmal in Fallkonstellationen, in denen sie normativ zu rechtfertigen sei, zugelassen oder unbestraft bleiben, so käme es zu einem Dammbruch bzw. einer »schiefen Ebene« und die Folter würde bald auch in Fällen praktiziert, in denen sie ethisch nicht mehr zu rechtfertigen ist. Um die möglichen Opfer ethisch ungerechtfertigter Folter in der Zukunft zu schützen, müsse die Folter daher auch in Fallkonstellationen verboten bleiben, in denen sie ethisch zu rechtfertigen oder sogar ethisch geboten sei. Wolfgang Daschner sei daher zu bestrafen, auch wenn er ethisch gesehen das Richtige oder doch zumindest nichts Falsches und Illegitimes getan habe.[29]

---

28   Zu den verschiedenen Formen von Dammbruchargumenten vgl. Guckes (1997).

29   Derartige Argumentationen finden sich beispielhaft bei Kinzig (2003), Mushoff (2003), Roxin (2005) und Brunkhorst (2006). Eine besonders aufschlussreiche Variante liefert der letztere: Nach Brunkhorst ist die Anwendung der »Rettungsfolter« in Fällen wie dem Fall Daschner/Gäfgen zwar ethisch legitim und von jedem Menschen mit Gewissen sogar gefordert. Derjenige, der sie anwendet, müsse dann um der Wahrung des Demokratieprinzips Willens mit der unnachgiebigsten Härte des Gesetzes – Brunkhorst denkt sogar die Todesstrafe an – für seine Handlung bestraft werde. Zugleich müsse die Gesellschaft freilich demje-

Aus dieser Beschreibung wird zunächst deutlich, dass es sich bei *slippery slope*-Argumenten des geschilderten Typs um ein – letztlich vermutlich inkonsistentes – Amalgam konsequenzialistischer und deontologischer Bruchstücke ethischer Theoriebildung handelt. Entsprechend dem klassisch deontologischen Theoriemodell werden bestimmte Handlungstypen B, in diesem Fall alle Folterhandlungen außer der Nothilfefolter, als unzulässig charakterisiert. In einem zweiten Schritt wird dann aber konsequenzialistisch bzw. utilitaristisch argumentiert, indem gefordert wird, nicht allein diese Handlungen B zu untersagen, sondern auch alle Handlungen A, deren Zulassung zur Folge haben könnte, dass sich die Menge der Handlungen vom Handlungstyp B in der Welt quantitativ erhöht (selbst wenn Handlungstyp B verboten bleibt).

Eine handlungspraktische Orientierung des Gesetzgebers an Argumenten dieser normenlogischen Struktur ist nun sicherlich in genau den Fällen angemessen und richtig, in denen durch das Verbot oder die Zulassung bestimmter Handlungen nicht die Rechte Dritter verletzt werden. Denn sicherlich würde kaum jemand ernsthaft behaupten wollen, der Gesetzgeber solle, wenn er die Wahl zwischen zwei oder mehr gesetzlichen Regelungen hat, deren vermutete Effektivität hinsichtlich der Unterbindung spezifischer illegitimer Handlungen unterschiedlich hoch ist, nicht eben die effektivste Regelung auswählen. Das gilt aber eben nur mit der Einschränkung, dass durch die gewählte Regelung niemandes fundamentale Rechte verletzt werden. Da die fundamentale Rechte jedes Menschen in jeder sich ernsthaft auf das Menschenwürdeprinzip berufenden Ethik und Rechtslehre aber eine unhintergehbare Priorität gegenüber Erwägungen der Nutzenmaximierung haben, sind gesetzliche Regelungen, die die Rechte des einzelnen Menschen negieren, um auf diese Weise die Beachtung der Rechte anderer Menschen quantitativ zu maximieren, im Rahmen einer auf dem Menschenwürdeprinzip beruhenden Rechtsethik unzulässig.

Wo dies dennoch geschieht, wird die menschenwürdebasierte Rechtsethik offensichtlich zugunsten einer utilitaristischen und insofern mit dem Menschenwürdegrundsatz unvereinbaren Rechtsethik verlassen. Genau dies ist in dem oben skizzierten *slippery slope*-Argument der Fall, und zwar einerseits im Hinblick auf die Rechte des Entführungsopfers Jakob von Metzler, andererseits im Hinblick auf die Rechte des Polizeibeamten Daschner. Das Recht des Entführungsopfers, nicht ermordet zu werden nämlich wird – indem es verboten wird, ihm in Form der Nothilfefolter Nothilfe zu leisten –

---

nigen dankbar sein, der das Opfer auf sich nimmt, von ihr für eine eigentlich doch richtige Gewissensentscheidung bestraft zu werden. Trotz des heroisierenden, die antike Tragödie und die christliche Erbsündenlehre bemühenden Tons von Brunkhorsts Ausführungen laufen diese im Kern doch auf einen simplen Utilitarismus hinaus.

negiert, um auf diese Weise die Rechte eventueller unschuldiger Folteropfer in der Zukunft zu wahren. Dem Opfer wird gleichsam zugemutet, sich ermorden zu lassen, damit auf diese Weise die mögliche Verletzung der Rechte eventueller Folteropfer in der Zukunft verhindert wird. Das ist nichts als ein platter Utilitarismus, der mit dem Menschenwürdeprinzip kategorisch unvereinbar ist.

Umgekehrt wird das Recht des Polizeibeamten, nicht als Unschuldiger bestraft zu werden, negiert, indem er bestraft wird, obgleich seine Handlung nicht als illegitim bewertet wird.[30] Gerade dies aber, die »Bestrafung« eines Unschuldigen um des »größeren Ganzen« willen, gilt und galt der gesamten Tradition deontologischer Ethik, immer als einer der Handlungstypen, die aufgrund ihrer unaufhebbaren intrinsischen Ungerechtigkeit niemals rechtfertigbar und zulässig sein können. So führt etwa Elizabeth Anscombe in ihrem Aufsatz »*Modern Moral Philosophy*« die »Bestrafung« Unschuldiger geradezu als Paradebeispiel einer Handlung an, die lediglich konsequenzialistisch rechtfertigbar, im Rahmen jedes beliebigen deontologischen Ethikmodells aber nur als ausnahmslos verboten darstellbar ist.[31]

4. Fazit: Menschenwürde und Nothilfe

Was bedeutet die Widerlegung von Menschenwürde- und Dammbruchargument nun für die Praxis? Brauchen wir, wie vielfach – in kritischer Absicht – behauptet wurde, ein »Foltergesetz«, das uns genau vorschreibt, wann Zwang zur Rettung von Verbrechensopfern eingesetzt oder angedroht werden darf? Brauchen wir am Ende gar »staatlich geprüfte Folterer«? Auch hier lautet die Antwort natürlich wieder: Nein. Wir haben mit § 32 StGB, der Notwehr und Nothilfe regelt und der hier noch einmal in seiner ganzen Klarheit und nüchternen Prägnanz zitiert sei, schon seit eh und je alle Gesetze, die wir brauchen:

30　An dieser Stelle könnte man natürlich einwenden, dass Handlungen des Typs Nothilfefolter bereits unabhängig von der *slippery slope*-Problematik nicht legitim seien. Geht man davon allerdings aus, so erübrigt sich auch jeder argumentative Umweg über ein *slippery slope*-Argument. Wer von der deontologischen Illegitimität der Nothilfefolter ausgeht – etwa aufgrund des weiter oben diskutierten Menschenwürdearguments – der braucht kein *slippery slope*-Argument. Das *slippery slope*-Argument wird mithin nur da überhaupt relevant, wo man davon ausgeht, dass die Nothilfefolter vor der Beachtung eines Folgenkalküls als solche zumindest nicht illegitim wäre.

31　Vgl. Anscombe (1958), S. 10 und S. 16.

§ 32 Notwehr

(1) Wer eine Tat begeht, die durch Notwehr geboten ist, handelt nicht rechtswidrig.

(2) Notwehr ist die Verteidigung, die erforderlich ist, um einen gegenwärtigen rechtswidrigen Angriff von sich oder einem anderen abzuwenden.

Neue Gesetze sind insofern nicht erforderlich. Was wir aber offenbar brauchen, sind Gerichte, die in der Lage sind, Notwehr bzw. -hilfe als auch als Notwehr bzw. -hilfe zu erkennen und die sich nicht von selbstverschuldeten Missinterpretationen der Natur und des normativen Gehalts von Art. 1 Abs. 1 GG verwirren lassen.

Literatur

Anscombe, G. E. M. (1958): Modern Moral Philosophy. In: Philosophy 33, 124 (1958), S. 1–19.

Arnold, J./Burkhardt, B./Gropp, W./Heine, G./Koch, H. G./Lagodny, O./Perron, W./ Walther, S. (Hrsg.) (2005): Menschengerechtes Strafrecht. Festschrift für Albin Eser zum 70. Geburtstag. München.

Beestermöller, G./Brunkhorst, H. (Hrsg.) (2006): Rückkehr der Folter. Der Rechtsstaat im Zwielicht? München.

Brugger, W. (1996): Darf der Staat ausnahmsweise foltern? In: Der Staat 35, S. 67ff.

Brugger, W. (2000): Vom unbedingten Verbot der Folter zum bedingten Recht auf Folter? In: Juristenzeitung 55 (2000), S. 165ff.

Brugger, W. (2006): Einschränkung des absoluten Folterverbots bei Rettungsfolter? In: Aus Politik und Zeitgeschichte 36 (2006), S. 9–15.

Brunkhorst, H. (2006): Folter, Würde und repressiver Liberalismus. In: Beestermöller/Brunkhorst (2006), S. 88–100.

Dürig, G. (1958): Kommentar zu Art. 1, Abs. 1. In: Maunz/Dürig et al. (1958), Rn. 1–58.

Enders, C. (1999): Die Menschenwürde in der Verfassungsordnung. Freiburg.

Erb, V. (2004): Nicht Folter, sondern Nothilfe. In: DIE ZEIT, 09.12.2004.

Erb, V. (2006): Folterverbot und Notwehrrecht. In: Lenzen (2006), S. 19–38.

Guckes, B. (1997): Das Argument der schiefen Ebene. Schwangerschaftsabbruch, die Tötung Neugeborener und Sterbehilfe in der medizinethischen Diskussion. München.

Herdegen, M. (2003): Kommentar zu Art. 1, Abs. 1. In: Maunz/Dürig et al. (2003), Rn. 1–114.

Höfling, W. (2002): Kommentar zu Art. 1, Abs. 1. In: Sachs (2002), Rn. 1–60.

Hofmann, H. (1993): Die versprochene Menschenwürde, Archiv des öffentlichen Rechts 118 (1993), S. 352–377.

Kant, I. (1903.): Grundlegung zur Metaphysik der Sitten. Akademie-Ausgabe, Bd. IV. Berlin.

Kant, I. (1907): Metaphysik der Sitten. Akademie-Ausgabe, Bd. VI. Berlin.

Kant, I. (1934): Moralphilosophie, Rechtsphilosophie und Religionsphilosophie, Akademie-Ausgabe, Bd. XIX. Berlin

Kinzig, J. (2003): Not kennt kein Gebot? In: Zeitschrift für die gesamte Strafrechtswissenschaft, Band 115, 3 (2003), S. 791–814.

Kunig, P. (2000): Kommentar zu Art. 1, Abs. 1. In: Münch/Kunig (2000), Rn. 1–71.

Landgericht Frankfurt am Main (2005): Schriftliche Urteilsgründe in der Strafsache gegen Wolfgang Daschner. Im Internet unter: http://www.lg-frankfurt.justiz.hessen.de/irj/servlet/prt/portal/prtroot/slimp.CMReader/HMdJ_15/LG_Frankfurt_Internet/med/acb/acb50880-b973-6411-aeb6df144e9169fc,22222222-2222-2222-2222-222222222222,true.pdf.

Lenzen, W. (Hrsg.) (2006): Ist Folter erlaubt? Juristische und philosophische Aspekte. Paderborn.

Lübbe, W. (2006): Konsequenzialismus und Folter – Kommentar zu R. Poscher. In: Lenzen (2006), S. 67–76.

Von Mangoldt, H./Klein, F./Starck, C. (Hrsg.) (2005): Kommentar zum Bonner Grundgesetz. 5. vollständig neu bearbeitete Auflage. München.

Maunz, T./Dürig, G. et al. (1958): Grundgesetz. Kommentar (Stand 1958). München.

Maunz, T./Dürig, G. et al. (2003): Grundgesetz. Kommentar (Stand 2003). München.

Meixner, Kurt/Fredrich, Dirk (2001): Kommentar zum Hessischen Gesetz über die öffentliche Sicherheit und Ordnung, 9. Auflage. Stuttgart/München.

Menke, C. (2006): Von der Würde des Menschen zur Menschenwürde: Das Subjekt der Menschenrechte. In: WestEnd. Neue Zeitschrift für Sozialforschung 3 (2006), S. 3–21.

Von Münch, I./Kunig, P. (2000) Grundgesetz-Kommentar, 5. Auflage. München.

Mushoff, T. (2003): Kein Ende der Begehrlichkeiten. Folter droht zur polizeilichen Zwangsmaßnahme zu werden. In: Forum Recht (2003), Heft 3, S. 97 ff.

Neumann, V. (1995): Menschenwürde und Existenzminimum. In: Neue Zeitschrift für Verwaltungsrecht (1995), S. 426–432.

Roxin, C. (2005): Kann staatliche Folter in Ausnahmefällen zulässig oder wenigstens straflos sein? In: Arnold et al. (2005), S. 461–471.

Sachs, M. (2002) Grundgesetz. Kommentar. 3. Auflage. München.

Starck, C. (2005): Kommentar zu Art. 1, Abs. 1. In: Mangoldt et al. (2005), Rn. 1–123.

Walter, T. (2008): Kollisionen mit der Menschenwürde. Frankfurter Rundschau vom 09.02.2008.

Heiner Bielefeldt

Menschenwürde und Folterverbot
Eine Auseinandersetzung mit den jüngsten Vorstößen zur Aufweichung des Folterverbots

1. Zum Stand der Debatte in Deutschland

Das Verbot der Folter und grausamer, unmenschlicher oder erniedrigender Behandlung bzw. Bestrafung gehört zu den wenigen Menschenrechtsnormen, die »absolute«, ausnahmslose Rechtsgeltung beanspruchen. Dass das Folterverbot keine Ausnahmen zulässt, ist in den Menschenrechtsabkommen der Vereinten Nationen, in den Genfer Konventionen zum humanitären Völkerrecht sowie in der Europäischen Menschenrechtskonvention und in anderen regionalen Menschenrechtsabkommen unzweideutig geregelt. Auch in Notstandssituationen gilt es ohne Abstriche. Exemplarisch zitiert sei aus der Antifolterkonvention der Vereinten Nationen von 1984, die in Artikel 2 klarstellt: »Außergewöhnliche Umstände gleich welcher Art, sei es Krieg oder Kriegsgefahr, innenpolitische Instabilität oder ein sonstiger öffentlicher Notstand, dürfen nicht als Rechtfertigung für Folter geltend gemacht werden.«[1]

Bekanntlich hat allerdings in den letzten Jahren weltweit und auch in Deutschland eine Diskussion darüber eingesetzt, ob unter bestimmten Umständen nicht doch die Anwendung von Folter gerechtfertigt sei. Im Hintergrund steht die Erfahrung terroristischer Bedrohung seit dem 11. September 2001, die weltweit Anlass zu verschärften sicherheitspolitischen Maßnahmen wurde und vielerorts auch zu rechtspolitischen Forderungen nach einer Relativierung des Folterverbots geführt hat. In Deutschland entzündete sich die Diskussion vor allem am Fall des Vizepräsidenten der Frankfurter Polizei, Wolfgang Daschner, der im Herbst 2002 einem Kindesentführer Folter androhte, um ihm Informationen über das Versteck des (wie sich dann herausstellen sollte: bereits ermordeten) Kindes abzuzwingen. Der Strafprozess

---

[1] Zitiert nach Tomuschat (2002), S. 292. Ausdrücklich geregelt ist die Notstandsfestigkeit des Verbots der Folter und anderer Formen grausamer, unmenschlicher und erniedrigender Behandlung oder Bestrafung in Artikel 7 in Verbindung mit Artikel 4 Absatz 2 des Internationalen Pakts über bürgerliche und politische Rechte von 1966 bzw. in Artikel 3 in Verbindung mit Artikel 15 der Europäischen Menschenrechtskonvention von 1950.

gegen Daschner vor dem Frankfurter Landgericht endete im Dezember 2004 mit einem milden Urteil, nämlich einer Verwarnung mit Strafvorbehalt, in dem das Gericht zugleich aber das absolute Folterverbot bekräftigte.[2] Mehr als vier Jahre nach dem strafprozessualen Abschluss des Falls Daschner ist die Diskussion zum Thema in der allgemeinen politischen Öffentlichkeit vorerst abgeklungen. In verschiedenen Wissenschaftsdisziplinen – Rechtswissenschaft, Politikwissenschaft, politischer Philosophie, Soziologie – geht sie unterdessen weiter und manifestiert sich in einer wachsenden Zahl von Publikationen.

Nach wie vor hält eine klare Mehrheit derer, die sich – zumal in der Rechtswissenschaft – zum Thema äußern, an der Absolutheit des Folterverbots fest.[3] Dass sich vor allem auch Menschenrechtsorganisationen wie amnesty international nachdrücklich zum absoluten Folterverbot bekennen, kann nicht überraschen.[4] Die Gegner dieser Position bilden aber schon lange keine kleine Minderheit mehr. Außerdem beanspruchen sie, für eine schweigende Mehrheit in der Bevölkerung zu sprechen und sehen sich intellektuell und moralisch in der Offensive. Dabei werden im Einzelnen recht unterschiedliche Positionen vorgetragen: Selten kommen in Deutschland bislang Plädoyers für eine ausdrückliche *öffentlich-rechtliche Normierung staatlicher Folterbefugnisse* zum Zwecke der Gewinnung lebensrettender Informationen zu Wort. Seit langem steht der Öffentlichrechtler Winfried Brugger für diese Position,[5] der sich inzwischen – wenn auch oft vorsichtiger formuliert – einige seiner Kollegen angeschlossen haben.[6] Der Philosoph Rainer Trapp hat kürzlich eine Monographie vorgelegt, in der er detailliert gesetzliche Regelungen für die (wie er es nennt) »selbstverschuldete finale Rettungsbefragung« vorschlägt und begründet.[7] Einen anderen Weg rechtlicher Rechtfertigung der Folter schlägt der Strafrechtler Volker Erb ein, indem er sich auf das *Notwehrrecht im Strafgesetzbuch* bezieht, das auch für staatliche Amts-

---

2   Vgl. Baumann (2005), S. 322-324.

3   Aus der Fülle neuerer Literatur seien nur exemplarisch genannt: Bruha/Tams (2006), S. 16-22, Meyer-Ladewig (2006) S. 59ff, Grabenwarter (2005), S. 134ff, Davy (2005), S. 177-204, Schulze-Fielitz (2000), S. 683-710, bes. S. 706ff, Schild (2005), S. 69-93, Enders (2005), S. 133-148, Hong (2006), S. 24-35, Brunkhorst (2006), S. 88-100, Günther (2006), S. 101-108, Marx (2006), S. 151-178.

4   Vgl. das Manifest der deutschen Sektion von amnesty international (vom 26.09.2005) »Nein zur Folter, Ja zum Rechtsstaat«.

5   Vgl. Brugger (1996), S. 67ff, (2000), S. 165ff, (2004) S. 56ff und (2006) S. 9-15.

6   Vgl. z. B. die Neukommentierung von Artikel 1 Absatz 1 (Menschenwürde) durch Herdegen (2003), Rdnr. 45, Wittreck (2003), S. 873-882, Welding (2003), S. 222-227, Hofmann (2004), Rdnr. 17, Starck (2005), Rdnr. 79.

7   Trapp (2006).

träger gelte.[8] Das Notwehrrecht, das die Berechtigung zur Nothilfe zugunsten bedrohter Dritter einschließt, findet nach Erb seine Schranke lediglich im Verhältnismäßigkeitsprinzip, nicht jedoch in einer absoluten Norm wie dem Folterverbot. Deshalb könnten sich, so Erb, auch Polizeibeamte auf das Notwehrrecht berufen, um ggf. Gewaltanwendung bis hin zur Folter positiv zu rechtfertigen. Erb geht noch einen Schritt weiter, indem er rechtspolitisch sogar einen *Vorrang* des Notwehrrechts gegenüber dem Folterverbot behauptet, dessen absolute Formulierung er als einen Irrweg und als sicherheitspolitische Selbstabdankung des Staates kritisiert.[9] Wiederum eine andere Position beziehen Autoren wie Dieter Birnbacher[10] und Uwe Steinhoff,[11] die zwar an der Ausnahmslosigkeit des *rechtlichen* Folterverbots festhalten, gleichwohl aber eine *moralische Rechtfertigung der Folter* in bestimmten Fallkonstellationen für möglich halten. Der damit gesetzte Konflikt zwischen moralischer und rechtlicher Ordnung wird dabei gelegentlich in Analogie zum »zivilen Ungehorsam« verstanden, in dem der Handelnde aus moralischer Überzeugung den Bruch mit dem positiven Recht – einschließlich aller damit gegebenen persönlichen Risiken – auf sich nimmt.[12] Der Verweis auf den zivilen Ungehorsam ist allerdings insofern verfänglich, als solche Akte historisch gerade mit dem Ziel durchgeführt und begründet wurden, die bestehende Rechtsordnung zu *verändern*, den wahrgenommenen Widerspruch zwischen moralischer und rechtlicher Ordnung also aufzuheben.

Thema des vorliegenden Essays ist der Umgang mit dem Begriff der Menschenwürde, wie er sich in den neuesten Positionierungen gegen die Absolutheit des Folterverbots feststellen lässt. Die Menschenwürde ist für die Begründung des Folterverbots schlechthin konstitutiv.[13] Insofern versteht es sich von selbst, dass auch die Befürworter einer Relativierung des Folterverbots sich mit diesem Thema mehr oder weniger detailliert befassen. In komplementären Argumentationsstrategien werden dabei die beiden Prämissen, auf denen die rechtliche und rechtsethische Begründung des Folterverbots beruht, in Frage gestellt. Die erste Prämisse besagt, dass der Menschenwürde ein unbedingter normativer Vorrang gebührt, da sie, wie es in Artikel 1 Absatz 1 des Grundgesetzes heißt, als »unantastbar« zu achten ist. Die zweite Prämisse lautet, dass Folter in jedem Fall eine Missachtung der Menschen-

---

8   Vgl. Erb (2005), S. 149-167, ähnlich Wagenländer (2006).
9   Vgl. Erb, S. 161.
10   Vgl. Birnbacher (2006), S. 135-148.
11   Vgl. Steinhoff (2006), S. 173-197.
12   Vgl. z. B. von der Pfordten (2006), S. 149-172, hier S. 169.
13   Zwar werden auch verschiedene pragmatische Argumente für das Folterverbot vorgebracht, etwa die Erfahrung, dass Folter zur Gewinnung lebenswichtiger Informationen wenig tauglich sei; sie können eine »absolute« Verbotsnorm letztlich aber nicht begründen. Die Absolutheit des Folterverbots gründet deshalb ausschließlich in der gebotenen Achtung der Menschenwürde.

würde bedeutet. Beide Prämissen, aus deren Synthese sich die Absolutheit des Folterverbots ergibt, werden – entweder je für sich oder auch gemeinsam – in den jüngsten Vorstößen zur Aufweichung des Folterverbots mit unterschiedlichen Argumenten bezweifelt.

Im vorliegenden Text setze ich mich mit den Anfragen an das Folterverbot in mehreren Schritten auseinander: Zunächst gilt es, die Bedeutung des unbedingten Vorrangs der Menschenwürde zu klären (II). Anschließend geht es darum zu zeigen, dass Folter mit der gebotenen Achtung der Menschenwürde in keinem Fall kompatibel sein kann (III) und dass das Folterverbot deshalb nur als absolutes Verbot denkbar ist (IV). Im Weiteren beschäftige ich mich mit einer möglichen Konfliktkonstellation, in der die Würde des (mutmaßlichen) Täters gegen die Würde des Opfers steht (V). Nach einer Auseinandersetzung mit dem Einwand, das ausnahmslose Folterverbot sei Ausdruck eines lebensfremden oder gar lebensfeindlichen moralischen Absolutismus (VI), enden die Ausführungen mit einigen kurzen Anmerkungen dazu, wie man über das Thema Folterverbot jenseits von Tabuisierung und Enttabuisierung angemessen sprechen kann (VII).

2. Die Menschenwürde als Prämisse rechtlicher Kommunikation

In seinen Nachbetrachtungen zum Fall Daschner mahnt Wolfgang Lenzen eine Neubestimmung des Verhältnisses von Menschenwürde und Lebensschutz an. Er bezeichnet das Gebot der unbedingten Achtung der Menschenwürde als eine »Heilige Kuh« und spricht sich dafür aus anzuerkennen, »dass die ominöse Menschenwürde keineswegs pauschal das höchste, unantastbare und am meisten zu schützende Gut darstellt«.[14] Sein Aufsatz mündet in das Plädoyer:

> »Für Politiker und Verfassungsrechtler ist es einfach an der Zeit, die Menschenwürde von ihrem allzu hohen Sockel herunterzuholen und ohne Wenn und Aber den Spruch des Bundesverfassungsgerichts zu akzeptieren, dass das Leben eines unschuldigen Menschen einen Höchstwert darstellt.«[15]

Ähnliche Vorbehalte gegen den herausgehobenen normativen Status der Menschenwürde finden sich in der aktuellen Literatur zum Folterverbot häufig. So betont Peter Nitschke:

> »Das Recht auf Existenzsicherung ist auch ein Menschenrecht. Vielleicht sogar das oberste: Ohne Sicherheit der Existenz können alle weiteren Rechte gar nicht zum Einsatz kommen. Wenn die personalen Träger der Würde des Menschen ausgelöscht werden, hilft die Würde nicht weiter.«[16]

---

14 Lenzen (2006), S. 199-224, hier S. 215.
15 Ebd., S. 217.
16 Nitschke (2005), S. 7-34, hier S. 11.

Auch Rainer Trapp hält das Postulat der unbedingten Achtung der Menschenwürde für eine gleichermaßen lebensfremde wie lebensfeindliche Ideologie; als eine absolute Forderung drohe es geradezu zu einem »Moloch« zu geraten, »dem äußerstenfalls auch beliebig viele Unschuldige als Opfer darzubringen sind«.[17]

In den zitierten Positionierungen werden Menschenwürde und Lebensschutz als Rechtsgüter kategorial auf *ein und derselben Ebene* verortet, weshalb sie potenziell in Konkurrenz zueinander zu stehen scheinen. Das Postulat der Unantastbarkeit – und von dorther auch der Unabwägbarkeit – der Menschenwürde wirkt sich unter dieser impliziten Prämisse dahingehend aus, dass im Falle einer Kollision zwischen Menschenwürde und Lebensschutz letzterem von vornherein überhaupt kein eigener normativer Stellenwert zukommt. Der unbedingte Vorrang der Menschenwürde hätte, sofern man sie eben als *ein Rechtsgut unter Rechtsgütern* versteht, in der Tat zur Folge, dass dadurch der Wert aller anderen Rechtsgüter – und ergo auch des Lebensrechts – vernichtet würde. Jeder vernünftige Mensch müsse doch, schreibt Trapp, »das schreiende Unrecht in aller Deutlichkeit erkennen, das jene absolute […] Bevorzugung der Menschenwürde vor allen anderen Rechtsgütern hier zur Folge hätte«.[18] Deshalb unternehmen er und andere Kritiker des absoluten Folterverbots eine Dekonstruktion des Begriffs der unantastbaren Würde, deren Ziel darin besteht, auch die Menschenwürde für Abwägungen insbesondere gegen den gebotenen Schutz menschlichen Lebens zu öffnen.

Sofern man die Menschenwürde als ein Rechtsgut unter anderen Rechtsgütern auffasst, sie also kategorial auf derselben Ebene wie den Lebensschutz und sonstige hohe Rechtsgüter verortet, hat die Auszeichnung der Würde durch das spezifische Merkmal der »Unantastbarkeit« bzw. der »Unabwägbarkeit« in der Tat die ethisch contraintuitive Wirkung, alle anderen Rechtsgüter im Konfliktfall zu entwerten. Während sonstige Rechtsgüter im Kollisionsfall mit der Maßgabe gegeneinander abgewogen werden können, einen möglichst *schonenden Ausgleich* aller in Konkurrenz stehenden rechtlichen Belange zu erreichen, ist bei einem – unterstellten – Konflikt mit der Menschenwürde ein solcher Ausgleich von vornherein nicht möglich, so dass am Vorrang der Menschenwürde im Falle eines Falles scheinbar sämtliche rechtlichen Güter, Werte und Belange zunichte werden.

Die Prämisse, auf der die vorgetragene Kritik beruht, nämlich dass die Menschenwürde ein Rechtsgut darstellt und von dorther in Kollision zu anderen Rechtsgütern geraten kann, ist jedoch problematisch. Der unbedingte Vorrang der Menschenwürde, wie er durch den Begriff der Unantastbarkeit markiert wird, ergibt nämlich erst dann Sinn, wenn man die Achtung der

---

17 Trapp (2006), S. 143.
18 Ebd., S. 166f.

Würde kategorial auf einer anderen Ebene festmacht. Sie ist kein Rechtsgut,[19] sondern hat den *Status einer unhintergehbaren Prämisse rechtlichen Denkens und Argumentierens überhaupt.*[20] Als Anspruch wechselseitiger Respektierung der Menschen als Rechtssubjekte bildet sie das Apriori der Rechtsgemeinschaft und des Rechtsstaats. Die Achtung der Würde ist deshalb als Prämisse immer (zumindest implizit, unausgesprochen) mit im Spiel, wenn rechtliche Normen konstituiert, angewendet und ggf. auch gegeneinander abgewogen werden. Sie macht zuletzt das eigentlich »Rechtliche« der Rechtsnormen und des Umgangs mit ihnen aus. Insbesondere fundiert sie die Menschenrechte, die in Artikel 1 des Grundgesetzes *explizit* aus dem Postulat der unantastbaren Menschenwürde begründet werden:[21] Die Achtung, die jedem Menschen aufgrund seiner inhärenten Würde geschuldet ist, manifestiert sich in menschenrechtlichen *Freiheitsgewährleistungen*, die – da die Würde keine interne Abstufungen zulässt – jedem Menschen *nach Maßgabe der Gleichheit* zukommen.[22]

Die Achtung der Würde bildet somit das Definitionsmerkmal des Rechtsstaats, der die Bindung an die Menschenwürde nicht (auch nicht punktuell) abstreifen kann, ohne sich selbst als Rechtsstaat aufzugeben. In diesem Sinne ist die Unantastbarkeit der Menschenwürde wörtlich zu verstehen: Mit ihr steht und fällt die Rechtsstaatlichkeit. Relativierungen der Menschenwürde sind einer rechtlichen Rechtfertigung eben deshalb von vornherein unzugänglich, weil die Achtung der Würde die unhintergehbare Prämisse rechtlicher Kommunikation überhaupt darstellt.[23]

Es ist folglich verfehlt, das Recht auf Leben durch die Unabwägbarkeit der Menschenwürde relativiert oder gefährdet zu sehen, wie dies in den zitierten exemplarischen Äußerungen von Lenzen, Nitschke und Trapp der Fall ist. Es

---

19 Sie ist auch, anders als dies in der herrschenden Auffassung in der Literatur vertreten wird, kein Grundrecht neben anderen Grundrechten. Vgl. überzeugend Geddert-Steinacher (1990), bes. S. 164ff. Vgl. auch Werner (2004), S. 191-220.
20 Vgl. Habermas (2005), S. 62.
21 Vgl. Artikel 1 Absatz 1 und 2: »Die Würde des Menschen ist unantastbar. Sie zu achten und zu schützen ist Verpflichtung aller staatlichen Gewalt. Das Deutsche Volk bekennt sich darum zu unverletzlichen und unveräußerlichen Menschenrechten als Grundlage jeder menschlichen Gemeinschaft, des Friedens und der Gerechtigkeit in der Welt.«
22 Vgl. Bielefeldt (1998), S. 68ff. Dass der Begründungszusammenhang zwischen Menschenwürde und Menschenrechten nicht platonisierend als inhaltlicher Ableitungszusammenhang verstanden werden kann, betont zu Recht Menke (2006), S. 3-21.
23 Diese Einsicht findet auch Ausdruck in Artikel 79 Absatz 3 des Grundgesetzes, der u. a. die Menschenwürde als rechtlich unüberwindliche Schranke jeder Verfassungsänderung statuiert.

gibt keinen potenziellen Antagonismus zwischen Menschenwürde und Lebensschutz. Im Gegenteil: Das Recht auf Leben wird in seinem *menschenrechtlichen Charakter durch die gebotene Achtung der Würde eines jeden Menschen überhaupt* erst positiv konstituiert. Nur der an die Achtung der Menschenwürde gebundene Rechtsstaat kann die Gewährleistung des Schutzes menschlichen Lebens als eine menschenrechtliche Aufgabe verstehen und durchführen. Genau darin unterscheidet sich der *menschenrechtliche Lebensschutz*, wie ihn der Rechtsstaat gewährleistet, von den Schutzmaßnahmen, die womöglich auch eine Mafiaorganisation für ihre Klientel wirksam ergreifen könnte.

Die Unabwägbarkeit der Menschenwürde impliziert, dass der Rechtsstaat auch in seinem Einsatz für den Schutz menschlichen Lebens (und andere Rechtsgüter) *stets im Modus des Respekts der Menschenwürde* verfahren muss, der sich konkret in der Einhaltung der Menschenrechte bewährt. Obwohl es keinen direkten Antagonismus zwischen Menschenwürde und Lebensrecht geben kann, ist es deshalb durchaus möglich, dass Konflikte zwischen dem Menschenrecht auf Leben und anderen, ebenfalls in der Würde begründeten Menschenrechten entstehen. Das einschlägige Beispiel bietet das Folterverbot, das, indem es staatliche Maßnahmen zum Lebensschutz einerseits positiv menschenrechtlich orientiert, ihnen andererseits auch definitive Grenzen setzt. Die von Lenzen, Nitschke, Trapp und anderen aufgeworfene Frage nach dem Stellenwert des Lebensrechts in möglichen Krisensituationen bleibt deshalb bestehen (und wird uns in den weiteren Abschnitten dieses Aufsatzes noch beschäftigen). Sie ist allerdings falsch formuliert, da sie eine direkte Konkurrenz zwischen Würde und Lebensrecht des Menschen unterstellt, die so nicht besteht.[24]

Die Menschenwürde ist die unhintergehbare Prämisse nicht nur der rechtlichen Kommunikation, sondern auch jeder *moralischen* Kommunikation und Reflexion. Sowenig die Würde ein Rechtsgut unter anderen Rechtsgütern ist, sowenig stellt sie einen moralischen Wert neben anderen Werten dar.[25] Als zumindest implizite Prämisse jedes moralischen »Wertens« steht sie selbst jenseits aller Werte. Kant verortet sie auf ein und derselben Ebene mit dem Prinzip moralischer Gesetzgebung überhaupt: dem kategorischen Imperativ. Der grundlegende moralische Imperativ (»handle nur nach der Maxime, durch die du zugleich wollen kannst, dass sie ein allgemeines Gesetz werde«[26]) kann deshalb auch als Prinzip der Achtung der Menschenwürde formuliert werden: »Handle so, dass du die Menschheit sowohl in deiner Person, als in der Person eines jeden anderen jederzeit zugleich als

---

24 Vgl. unten, Abschnitt V.
25 Vgl. Schild (2005), S. 81.
26 Kant (o. J.), S. 421.

Zweck, niemals bloß als Mittel brauchst.«[27] Während alle anderen Werte im Konfliktfall gegeneinander abgewogen werden können, gilt dies für die Würde deshalb gerade nicht. Mit Kants Worten: »Im Reich der Zwecke hat alles entweder einen *Preis* oder eine *Würde*. Was einen Preis hat, an dessen Stelle kann auch etwas anderes als *Äquivalent* gesetzt werden; was dagegen über allen Preis erhaben ist, mithin kein Äquivalent verstattet, das hat Würde.«[28]

3. Negierung der Würde in der Folter

Dass Folter in jedem Fall eine Missachtung der Menschenwürde darstellt, weil sie dem Betroffenen seinen Anspruch auf Respektierung als Rechtssubjekt und ergo als Selbstzweck aberkennt, wird in einigen der jüngst erschienenen Publikationen bestritten. Matthias Herdegen hält es »im Einzelfall« für möglich, »dass die Androhung oder Zufügung körperlichen Übels, die sonstige Überwindung willentlicher Steuerung oder die Ausforschung unwillkürlicher Vorgänge wegen der auf Lebensrettung gerichteten Finalität eben nicht den Würdeanspruch verletzen«.[29] Mit Blick auf den Zweck der Erzwingung lebensrettender Informationen durch Folter schreibt Birnbacher: »Der der schmerzhaften Befragung Unterworfene wird nicht – im Sinne der juristischen ›Objektformel‹ – zu einer bloßen *Sache* oder zum *Spielball* von Willkür, Mutwillen und Grausamkeit gemacht. Er behält vielmehr die Freiheit, sich durch Preisgabe der zur Rettung erforderten Information jederzeit – nicht nur im Vorfeld, sondern auch während der Prozedur – zu entziehen.«[30] Noch weiter geht Trapp, wenn er behauptet:

> »Bei rechtzeitiger Kooperation wäre der Gefolterte sogar während der gesamten Folter niemals bloßes Objekt staatlichen Handelns. Er könnte während jenes ganzen Zeitraums bestimmen, ob die Folter überhaupt beginnt bzw. ab wann sie beendet wird. Auch der zunehmende, die Motivlage immer stärker in eine Richtung hin verändernde Druck hebt die Entscheidungsfreiheit nicht völlig auf.«[31]

Trapp ersetzt den negativ belegten Begriff der Folter für die ihn interessierenden Krisenkonstellationen, bei denen es um Lebensrettung geht, deshalb durch den (schon im Titel seiner Monographie hervorgehobenen) Begriff der »selbstverschuldeten Rettungsbefragung«.

Wie Birnbacher und Trapp im Ernst von der »Entscheidungsfreiheit« eines der Folter unterworfenen Menschen sprechen können, bleibt allerdings unerfindlich. Denn fest steht, dass sowohl die »gewaltsame lebensrettende

---

27 Ebd., S. 429.
28 Ebd., S. 434.
29 Herdegen (2003), Rdnr. 45.
30 Birnbacher (2006), S. 141.
31 Trapp (2006), S. 127.

Kooperationserzwingung«, wie Birnbacher sie nennt,[32] als auch die Trappsche »selbstverschuldete Rettungsbefragung« Zwangsmaßnahmen vorsehen, die erklärtermaßen unmittelbar auf die *Ausschaltung der Willenssubjektivität* des Betroffenen zielen. Es geht nicht, wie etwa in der Beugehaft oder in vielen anderen Zwangsmaßnahmen des Staates, lediglich darum, einem Menschen unangenehme Konsequenzen seines normwidrigen Handelns (oder Nicht-Handelns) aufzuerlegen, die seine Willensentscheidung *beeinflussen* sollen, ohne den Willen unmittelbar zu brechen. Es geht auch nicht darum, die äußere Handlungsfreiheit des Menschen (also physische Manifestationen seines Willens) durch polizeiliche Maßnahmen wie beispielsweise Fesselungen einzuschränken oder im Extremfall – einem Todesschuss – ganz zu unterbinden.[33] Vielmehr besteht die Stoßrichtung der Folter genau darin, die physische und psychische Verletzbarkeit des Menschen strategisch *zur unmittelbaren Brechung seiner inneren Willensfreiheit* auszunutzen. Deshalb ist die Folter die direkte Negation der Subjektstellung des Menschen und ergo seiner Würde.

Dieses spezifische Merkmal der Folter kommt auch in Trapps Konzeption der »selbstverschuldeten Rettungsbefragung« zum Tragen. Wenn Trapp dennoch von einer »Entscheidungsfreiheit« des Betroffenen spricht, erweist sich diese Wortwahl als sophistisches Verschleierungsmanöver. Nachgerade zynisch ist die Behauptung, der der schmerzhaften Befragungsprozedur unterworfene Mensch erlitte lediglich den »Nachteil, vor die Wahl zwischen freiwilliger und erzwungener Pflichterfüllung gestellt zu werden«.[34] Denn die vermeintliche Wahlfreiheit kann in dieser Situation nichts anderes als die »Freiheit« zum Zusammenbruch sein, die entweder unter unerträglichen Schmerzen oder aus Angst vor solchen Schmerzen früher oder später beinahe zwangsläufig erfolgt. Und genau dies ist erklärtermaßen die Intention der vorgeschlagenen Zwangsmaßnahmen.

Auch zwischen Folterer und Folteropfer besteht eine Art von Interaktion, die allerdings durch eine extreme Asymmetrie gekennzeichnet ist. Denn dem Folterer steht neben Einschüchterung, Drohung, Versprechungen, psychologischen Tricks und anderen Maßnahmen auch der Rückgriff auf unmittelbare Gewalt offen; darin besteht der spezifische Charakter der Foltersituation. »Die Ungleichheit der Positionen«, schreibt Norbert Brieskorn, »ist allein etwas derart Abartiges […], dass das menschliche Beziehungsverhältnis zu einer Karikatur seiner selbst verkommt.«[35] Dass der Folterer beim Einsatz seiner Mittel strategisch auf das Verhalten des zu Folternden reagiert,

---

32 Birnbacher (2006), S. 140.
33 Zur Differenz zwischen Folter und polizeilicher Zwangsanwendung zur Unterbindung bestimmter Handlungen vgl. Günther (2006), S. 106.
34 Trapp (2006), S. 166.
35 Vgl. Brieskorn (2006), S. 45-54, hier S. 52.

heißt deshalb gerade nicht, dass diesem die Stellung eines respektierten Subjekts eingeräumt würde, das ernsthaft darüber »bestimmen« könnte, »ob die Folter überhaupt beginnt bzw. ab wann sie beendet wird«, wie Trapp es formuliert. Die kommunikative Interaktion zwischen Folterer und Gefoltertem kann nur Mittel extrem einseitiger Einflussnahme unter Einschluss des Rückgriffs auf Gewalt sein, nicht aber den Charakter einer Anerkennung der Rechtssubjektivität des Gefolterten annehmen, der sonst eben nicht mehr mit Folter bedroht oder ihr unterworfen werden dürfte.

Die knappste Definition der Folter hat Jörg Splett vorgelegt, indem sie als »Aufhebung der Willensfreiheit (auf physischem oder psychischem Weg) bei Erhaltung des Bewusstseins« bezeichnet.[36] Die beiden Komponenten – Aufhebung der Willensfreiheit und Erhaltung des Bewusstseins – sind dabei zusammen zu sehen. Anders als etwa bei einer ärztlichen Operation unter Narkose, in der Willensaufhebung und Bewusstseinsaufhebung miteinander einhergehen, besteht die Besonderheit der Foltersituation darin, dass der Betroffene die Ausschaltung seiner Willensfreiheit bewusst erlebt und erleben *soll*. Er wird gleichsam Zeuge seiner eigenen Verdinglichung zu einem vollends manipulierbaren Bündel von Schmerz, Angst und Scham und soll genau daran zerbrechen. Die Folter bedeutet deshalb eine *unmittelbare und vollständige Negierung der Achtung der Menschenwürde.*

> »Die Demütigung des einen Menschen, seine Entwürdigung durch den anderen Menschen, den Folterer (sowie die Organisation, die hinter ihm steht) [...], ist etwas Entsetzliches für das Opfer wie für die Folterer – denn beide finden sich zerstört wieder – in ihren menschlichen Gefühlen, ihrem Würdebewusstsein und ihren Beziehungen.«[37]

Ein Staat, der sich als Rechtsstaat der Achtung der Menschenwürde verpflichtet weiß, kann unter keinen Umständen eine Ermächtigung zum Einsatz der Folter oder anderer Formen grausamer, unmenschlicher und erniedrigender Behandlung oder Bestrafung vorsehen. Weder kann er seine öffentlichrechtlichen Normen für die Ermöglichung von Folter in Krisensituationen öffnen; noch kann er das Folterverbot unter Rückgriff auf die Figur strafrechtlicher Rechtfertigung von Notwehr und Nothilfe relativieren.[38] Zu Recht schreibt Christoph Enders:

---

36   So Jörg Splett in einem unveröffentlichten Manuskript, zitiert bei Beestermöller (2006), S. 115ff, hier S. 123.
37   Brieskorn (2006), S. 52.
38   Darüber hinaus hat der Staat weitere Pflichten zur aktiven Bekämpfung von Folter (von der Verpflichtung zur strafrechtlichen Verfolgung von Foltervorwürfen, über die Statuierung von Beweisverwertungsverboten, den Schutz vor Ausweisung oder Abschiebung in eine potenzielle Foltersituation bis hinein zur Ausschöpfung präventiver Möglichkeiten), die hier nicht näher erörtert werden können.

»Eine Existenz ohne Recht kann eine Überlebensstrategie des Einzelnen und wohl auch von Staaten sein, aber niemals die Sache eines Rechtsstaats. Und wer eine – auch nur punktuelle – Existenz ohne Recht propagiert, verabschiedet sehenden Auges nicht nur den Rechtsstaat, sondern negiert damit die allein in ihm als Ordnungsprinzip anerkannte Würde des Menschen.«[39]

4. Die Ausnahmslosigkeit des Folterverbots

Ein vielfach vorgebrachter pragmatischer Einwand gegen die Aufweichung des Folterverbots besteht in der Befürchtung eines Dammbruchs: Wenn der Staat sich erst einmal darauf eingelassen habe, für bestimmte Krisensituationen vom strikten Folterverbot abzugehen, werde dies ein Anlass für immer neue und weitergehende Ausnahmen sein.[40] Nun trifft das Dammbruchargument die Intentionen der Relativierer des Folterverbots insofern nicht, als sie für sich in Anspruch nehmen, alternative rechtsstaatliche Grenzziehungen zu etablieren. Bildhaft gesprochen: Sie wollen mit der Relativierung des Folterverbots nicht alle Dämme brechen lassen, sondern die rechtsstaatlichen Dämme lediglich ein gutes Stück weit zugunsten lebensrettender staatlicher Sicherheitsmaßnahmen verschieben.

Trapp, dessen Ausführungen diesbezüglich die bislang größte Detailschärfe aufweisen, schlägt eine Rechtsnorm zur Ermöglichung der »selbstverschuldeten Rettungsbefragung« vor, in der richterliche und medizinische Aufsicht ebenso geregelt sind wie die Video-Aufzeichnung des Zwangseinsatzes zum Zwecke späterer Beweislegung und ggf. Aufarbeitung. Die der Zwangsbefragung unterzogene Person müsse aufgrund von Indizienlage oder Geständnis mit an Sicherheit grenzender Wahrscheinlichkeit über die unmittelbar notwendige lebensrettende Information verfügen. Außerdem will Trapp dem Gewalteinsatz verbindliche Grenzen ziehen:

»Die äußerstenfalls eingesetzten Zwangsmittel dürfen hierbei a) nicht stärker als für die Erreichung des nachstehenden Zwecks erforderlich sein, b) an jener Person keine bleibenden körperlichen Schäden hervorrufen oder gar absehbar ihr Leben bedrohen, c) keine Drittpersonen gegen deren Willen einbeziehen, und d) müssen dem alleinigen Zweck dienen, die befragte Person zu Handlungen zu veranlassen, die diese 1) ohne den Einsatz jener Zwangsmittel nicht zu tun bereit ist, und die 2) ex-ante mit hoher Wahrscheinlichkeit erforderlich und geeignet sind, mindestens eine dritte Person aus einer lebensbedrohlichen Lage zu befreien, die allein oder in Mittäterschaft durch vorheriges moralwidriges Handeln der befragten Person kausal allererst herbeigeführt wurde.«[41]

---

39 Enders (2005), S. 148.
40 Vgl. in diesem Sinne Poscher (2006), S. 215-231.
41 Trapp (2006), S. 44.

Trapp erhebt den Anspruch, dass die so definierte und mit einigen weiteren Kautelen versehene »selbstverschuldete Rettungsbefragung« rechtsstaatlich möglich sei, also nicht zu einem allgemeinen rechtsstaatlichen Dammbruch führe. Es stellt sich allerdings die Frage, welche Überzeugungskraft die von ihm postulierten Grenzziehungen haben. Nehmen wir beispielsweise das Postulat, dass die Zwangsmaßnahmen »keine bleibenden körperlichen Schäden hervorrufen« dürfen. Wie verbindlich kann diese (um von Trapps euphemistischer Sprache abzugehen) *folterimmanente Grenzziehung* sein, wenn der Staat um des Primats der Gefahrenabwehr erst einmal dazu übergegangen ist, überhaupt Zwangsmaßnahmen zum Zwecke unmittelbarer Willensbrechung vorzusehen und ggf. tatsächlich zu ergreifen? Kann man sich ernsthaft vorstellen, dass in einer Situation, in der der erhoffte Zusammenbruch eines mutmaßlichen Terrorhelfers womöglich kurz bevorsteht, die Folterer, bildhaft gesprochen, die Daumenschreiben nicht doch noch über die erlaubte Grenze hinaus enger ziehen würden, um endlich ans Ziel zu kommen? Jan Philipp Reemtsma formuliert es drastisch:

> »Warum soll man einem Menschen, den man legitimer- und legalerweise windelweich prügelt, damit er das Versteck einer Bombe oder einer Geisel preisgibt, wenn er das nicht tut, nicht die Arme brechen? Und warum, wenn er immer noch nicht spricht [...] ihm nicht die Fingernägel ausreißen, die Genitalien zerquetschen, Zigaretten in seinen Augen ausdrücken?«[42]

Bei Trapp finden sich zu solchen Fragen keine näheren Ausführungen. Zwar postuliert er die genannte Grenze für den Einsatz der Folter, nennt aber keine Gründe dafür, warum diese Grenze eigentlich gelten soll. Er führt auch nicht aus, wie die gesetzte Grenze dem Druck einer Foltersituation, in der sich die Folterer einer enormen Erfolgserwartung ausgesetzt sehen dürften, faktisch standhalten soll. Wie sollte er auch, nachdem er den Stellenwert der Menschenwürde gezielt relativiert hatte, in der Lage sein, überzeugende Gründe dafür angeben, dass die Vermeidung bleibender körperlicher Schäden nun als eine verbindliche und wirksame Schranke für die Intensität des Zwangseinsatzes fungieren kann?

Als weitere Einschränkung postuliert Trapp, dass »keine Drittpersonen gegen deren Willen« in die Zwangsbefragung einbezogen werden dürfen. Es soll hier nicht bezweifelt werden, dass Trapp es mit dieser Grenzziehung ernst meint. Wohl aber stellt sich die Frage, ob er im Rahmen seines Ansatzes dafür plausible Gründe anführen kann. Er bekennt sich dazu, die Ausweitung des Zwangs auf unschuldige Dritte (Familienangehörige, Freunde oder sonstige Personen, die auf den mutmaßlichen Täter Einfluss nehmen könnten) für ethisch unzulässig zu halten, merkt aber ergänzend an: »Diese hätten es dann allerdings ethisch mit zu verantworten, wenn infolge des Scheiterns aller den Behörden dann noch verbleibenden Methoden der Ret-

---

42   Reemtsma (2005), S. 120f.

tungsversuch am Ende misslingt.«[43] Könnte nun nicht, so wäre zu fragen, die hier von Trapp angesprochene mögliche »ethische Mitverantwortung« Dritter am Scheitern einer Rettungsaktion die Einbruchstelle dafür werden, die Zwangsmaßnahmen schließlich doch noch auf solche Drittpersonen auszuweiten? Wiederum geht es nicht darum, ein »hidden curriculum« in Trapps Ausführungen zu unterstellen. Bezweifelt werden muss indessen die prinzipielle Möglichkeit, in einem Argumentationszusammenhang, in dem die unbedingte Geltung der Achtung der Menschenwürde expressis verbis bestritten worden ist, überhaupt noch irgendwelche starken normativen Gesichtspunkte zur Folterbegrenzung plausibel vorzubringen.

Ähnliches ist bezüglich des Verhältnismäßigkeitsprinzips zu sagen, auf das Brugger sich beruft, um die von ihm für manche Krisensituationen befürwortete Anwendung der Folter normativ zu kanalisieren. Auch im Fall des Foltereinsatzes, schreibt er, »gilt selbstverständlich der Grundsatz der Verhältnismäßigkeit: Die List steht vor der Täuschung, die Drohung vor der Anwendung; bei der Anwendung sind geringere vor intensiver eingreifenden Mitteln auszuwählen.«[44] Das Verhältnismäßigkeitsprinzip hat bei der ggf. notwendigen Balancierung kollidierender menschenrechtlicher Ansprüche seinen sinnvollen (allerdings auch von vornherein begrenzten!) Ort. Als Mittel einer gleichsam folterimmanenten Abwägung und Grenzziehung aber muss es deshalb versagen, weil durch die Folter die unhintergehbare Prämisse rechtlicher Kommunikation – die unbedingte Achtung der Menschenwürde – durchbrochen wird. Ohne Rückbindung an die Achtung der Menschenwürde verliert deshalb auch das rechtsstaatliche Verhältnismäßigkeitsprinzip sein inneres Maß. Es büßt seine Maßstabsfunktion ein und gibt keinen Halt und keine Orientierung mehr.[45] Eine staatliche Folterbefugnis im Rahmen der rechtsstaatlichen Verhältnismäßigkeit wäre schon begrifflich ein Monstrum und in der Praxis nichts anderes als ein Freibrief für staatliche Willkür.[46]

Als Zwischenergebnis dieser Überlegungen ist festzuhalten: Die Verschiebung der rechtsstaatlichen Dämme, für die Trapp, Brugger und andere

---

43 Trapp (2006), S. 51.

44 Vgl. Brugger (2006), S. 15.

45 Dies verkennt Nitschke, wenn er die Menschenwürde dem Grundsatz der Verhältnismäßigkeit unterstellt (a. a. O., S. 19).

46 Der oberste Gerichtshof in Israel hat deshalb in seinem Urteil vom 6. September 1999 die staatliche Billigung sogenannten »gemäßigten physischen Zwangs« zum Zwecke von Informationsgewinnung im Kampf mit potenziellen Terroristen verworfen und sich dabei auf das absolute Folterverbot berufen. Vgl. Weber, (2004), S. 96ff. Menschenrechtsgruppen innerhalb und außerhalb Israels hatten zuvor beklagt, dass aus der unter bestimmten Auflagen erteilten staatlichen Genehmigung zum Einsatz von Zwangsmitteln bei Verhören beinahe der Regelfall im Umgang mit palästinensischen Polizeihäftlingen geworden war.

Relativierer des Folterverbots plädieren, funktioniert (einmal abgesehen von den zu erwartenden verheerenden Folgen einer etwaigen Umsetzung in der Praxis) schon in der Theorie nicht. Die Vorstellung, dass es jenseits des Folterverbots moralische oder rechtliche Kriterien geben könnte, mit denen man die Folter einerseits erlauben und andererseits zugleich verbindlich in Grenzen halten könnte, ist offenkundig absurd. Der Schritt zur Folter führt so gesehen nicht nur zu einem Dammbruch; es ist der *Schritt in ein rechtsstaatliches Niemandsland, in dem keine Möglichkeit mehr besteht, überhaupt noch wirksame Dämme gegen staatliche Willkür zu errichten*, weil die vorgeschlagenen alternativen normativen Grenzlinien keine innere Plausibilität aufweisen können. Mit anderen Worten: Auf dem »slippery slope«, auf den Trapp und Brugger sich mit der Relativierung des Folterverbots begeben, gibt es kein Halten mehr, so dass die von ihnen unternommenen Versuche einer rechtsstaatlichen Rechtfertigung und zugleich Hegung der Folter scheitern müssen.

5. Achtungspflicht und Schutzpflicht des Staates

Wie alle Menschenrechte hat auch das Recht auf Leben seinen Grund in der Menschenwürde. Die Achtung und der Schutz der Würde, nach Artikel 1 Absatz 1 des Grundgesetzes »Verpflichtung aller staatlichen Gewalt«, manifestiert sich deshalb konkret auch in staatlichen Achtungs- und Schutzpflichten zugunsten des Lebensrechts. Der Staat ist gehalten, alle ihm zu Gebote stehenden Mittel zum Schutz menschlichen Lebens einzusetzen. Die Anwendung von Folter steht ihm als Rechtsstaat aber nicht zur Verfügung, weil sie mit der Prämisse von Rechtlichkeit und Rechtsstaatlichkeit nicht kompatibel ist. Von daher ist es möglich, dass zwischen der Verpflichtung zum staatlichen Lebensschutz und dem Verbot der Folter eine normative Konkurrenz entsteht. In diesem Fall handelt es sich zwar nicht – wie in den eingangs zitierten Äußerungen von Lenzen, Nitschke und Trapp unterstellt – um einen direkten Konflikt zwischen Lebensrecht und Menschenwürde, weil eben auch das Menschenrecht auf Leben in der Achtung der Würde begründet ist. Der Konflikt besteht vielmehr zwischen zwei Menschenrechtsnormen, die *beide* zuletzt auf die Achtung der Menschenwürde zurückgehen – wobei der innere Zusammenhang zwischen Menschenwürde und Folterverbot so unauflöslich ist, dass das Folterverbot keine Ausnahmen und keine Abwägungen zulässt.

Wie aber wäre eine mögliche Fallkonstellation zu bewerten, bei der staatlich eingesetzte Folter dem Zweck dienen soll, die Folter durch Dritte – etwa die Folterung einer durch Terroristen entführten Geisel – zu verhindern oder zu beenden? Brugger hält es für evident, dass spätestens in einem solchen Fall die Berufung auf die Menschenwürde normativ zu einem »Unentschieden« führe, so dass andere Gesichtspunkte zum Tragen kommen müssten. Ausschlaggebend sei in einer solchen Situation der *Vorrang des Opfers* und seiner Würde vor der Würde des Täters: »Zwar würde durch die Folter die Würde des Entführers verletzt, aber in einer solchen Situation von Würde gegen Würde kann und muss die Rechtsordnung sich auf die Seite des Opfers stellen und dem Täter die Preisgabe des Verstecks zumuten.«[47]

Bruggers Begriff des »Unentschieden« unterstellt, dass in der genannten Krisensituation ein Konflikt zwischen zwei Rechtsgütern besteht, der eine Abwägung erforderlich macht. Die Würde ist jedoch nicht einem dinglichen »Gut« vergleichbar, das sich mit anderen Gütern (und sei es der Würde eines anderen Menschen) auf die Waage legen ließe und dem man, wenn die Waage sich nicht in Richtung einer eindeutigen Entscheidung neigt, andere, zusätzliche Gewichte beifügen könnte. Angemessen beschreiben lässt sich der Konflikt deshalb nicht als ein solcher zwischen konkurrierenden Rechtsgütern – der Würde des Opfers gegen die Würde des Täters –, sondern als Spannungsverhältnis zwischen staatlicher *Schutz*pflicht und staatlicher *Achtung*pflicht bezüglich der Menschenwürde, die beide in Artikel 1 Absatz 1 des Grundgesetzes verankert sind; dies macht die besondere Schwierigkeit und Dramatik einer solchen Konfliktlage aus.

Die beiden grundlegenden staatlichen Pflichten sind gleichursprünglich und gleichermaßen verbindlich: Weder kann sich der Rechtsstaat unter Berufung auf die Achtungpflicht von seiner Schutzpflicht zugunsten der Menschenwürde dispensiert sehen, noch kann er umgekehrt mit Verweis auf seine Schutzpflicht gegen das Gebot der Achtung der Würde verstoßen. Ein Unterschied zwischen beiden Pflichten besteht allerdings darin, dass dem Staat bei der Wahrnehmung seiner Schutzpflicht ein *Gestaltungsspielraum* bleibt, während die Achtungpflicht seinem Handeln *unüberschreitbare Grenzen* setzt. Aus dieser Differenz resultiert dann aber, dass im beschriebenen Konfliktfall die Achtungpflicht keinesfalls zugunsten der Schutzpflicht relativiert werden kann.[48] Mit dem Festhalten am strikten Folterverbot ist der Staat keineswegs zur Untätigkeit verurteilt, sondern kann die ihm zu Gebote stehenden Mittel – im Rahmen seiner (faktischen und rechtlichen) Möglichkeiten – aktiv für den Schutz eines von Tod und Folter bedrohten Entführungsopfers einsetzen. Ein Vorrang der Schutzpflicht[49] hieße demgegenüber, dass die Achtungpflicht im besagten Fall durch staatliche Anwendung von Folter *gänzlich suspendiert* würde. Dies aber wäre rechtsstaatlich unmöglich.

Nicht einmal die *Schutz*pflicht zugunsten der von Dritten bedrohten Menschenwürde kann deshalb Maßnahmen rechtfertigen, durch die der Staat

---

47 Brugger, (2006), S. 14. Vgl. ähnlich Wittreck (2003), Birnbacher (2006), S. 142, Trapp, (2006), S. 167, Steinhoff (2006), S. 185, vorsichtig zustimmend auch Dreier (2004), Rdnr. 133.

48 Vgl. in diesem Sinne auch Hong (2006), S. 30ff.

49 Dafür treten z. B. ein: Starck (2005) Rdnr. 79, Wagenländer (2006), S. 155ff.

die *Achtung* der Menschenwürde aufkündigen würde; denn auch bei der Erfüllung der menschenrechtlichen Aufgabe des Lebensschutzes bleibt der Staat an die Achtung der Würde – als die Prämisse jeder Rechtlichkeit – notwendig gebunden. Der Einsatz von Folter wäre aber, wie dargestellt, mit der Würde des Menschen in jedem Fall unvereinbar, weshalb das Folterverbot auch in sicherheitspolitischen Krisenlagen unverbrüchlich gilt.

Sowenig ein Rechtsstaat auf Geiselnahme antworten kann, indem er seinerseits Menschen (etwa Verwandte oder mutmaßliche Sympathisanten der Terroristen) in Geiselhaft nimmt, sowenig kann er terroristischen Folterpraktiken eigene Folter oder Folterdrohung entgegensetzen. Wer in dieser Bindung des Staates eine Schwäche (oder gar eine strukturelle Unterlegenheit gegenüber »zu allem bereiten« Terrorgruppen) sieht, hat nicht verstanden, worin die Stärke des Rechtsstaats besteht. Ernst Benda betont:

> »Dass so der staatlichen Gefahrenabwehr und erst recht präventiven Maßnahmen gegen befürchtete, aber noch nicht eingeleitete terroristische Angriffe klare Grenzen gesetzt sind, könnte nur der beklagen, dem um eines legitimen Ziels willen jedes Mittel recht ist. Es ist die Aufgabe des Rechtsstaatsprinzip, dieser Irrmeinung entgegenzutreten.«[50]

6. Moralischer Absolutismus?

Die hier vertretene Position wird in der Literatur gelegentlich als »moralischer Absolutismus« bezeichnet und, um mit Uwe Steinhoff zu sprechen, als »ein gefährlicher und irriger Standpunkt« entlarvt.[51] Im Verdikt des moralischen Absolutismus klingen näherhin zwei voneinander unterscheidbare, aber oft miteinander verbundene Vorwürfe an: Zum einen sei ein ausnahmsloses Folterverbot wirklichkeitsfremd, naiv und unrealistisch. Zum anderen steht diese Position im Verdacht eines normativen Rigorismus, der die Menschen überfordere und dadurch selbst ungerecht werde.[52] Beide Vorwürfe hatte einst schon Arnold Gehlen in seiner Streitschrift gegen die moderne »Hypermoral« vereint.[53]

Zunächst zum Einwand der Wirklichkeitsfremdheit: Die strikte Bindung des Staates an die Menschenrechte im Allgemeinen und an das ausnahmslose Folterverbot im besonderen stellt keineswegs nur ein Hindernis für staatliche Sicherheitspolitik dar. Sie verleiht dem sicherheitspolitischen Handeln des Staates moralische Glaubwürdigkeit, Verlässlichkeit und Legitimität und

---

50 Benda (2004).
51 Steinhoff (2006) S. 187.
52 Erb vermeint in der Ausnahmslosigkeit des Folterverbots sogar den »Geist des Totalitarismus« zu erkennen, weil eine abstrakte Norm darin höher gestellt werde als individuelles menschliches Leben (a. a. O., S. 165).
53 Vgl. Gehlen (1986).

wird damit selbst die wichtigste Quelle für politisches Vertrauen. Das Vertrauen der Menschen in den Rechtsstaat wiederum ist eine unverzichtbare »Ressource« auch der Sicherheitspolitik (wie insbesondere zahlreiche aktuelle Gegenbeispiele aus der Praxis der internationalen Terrorismusbekämpfung illustrieren, in denen Vertrauensverluste, die sich bis hin zu Verschwörungsängsten auswachsen können, enorme Gewaltbereitschaft freisetzen).

Dass dem Staat aus seiner Bindung an die Menschenrechte in diesem Sinne auch sicherheitspragmatische Vorteile erwachsen können, bildet zwar nicht die eigentliche normative Begründung für die Menschenrechte und das Folterverbot; deren Status kann nicht davon abhängig gemacht werden, dass die plausiblerweise zu erwartenden sicherheitspolitischen Gewinne tatsächlich erfolgen. Gleichwohl wäre es empirisch falsch und politisch unverantwortlich, die Achtung der Menschenrechte und insbesondere des Folterverbots in einen abstrakten Gegensatz zu sicherheitspolitischen Erfordernissen zu stellen. »Es ist nicht gut«, mahnt Benda, »wenn von den mit der Terrorbekämpfung betrauten Stellen der Eindruck gefördert oder auch nur toleriert wird, die zur Sicherung der rechtsstaatlichen Ordnung des Grundgesetzes dem staatlichen Handeln gezogenen Schranken seien zwar hinzunehmen, doch sie verhinderten oder erschwerten eine wirksame Gefahrenabwehr. Andere Staaten, die solche Grenzen nicht oder nur in geringerem Maße kennen, sind nicht effektiver oder erfolgreicher.«[54]

Das Eintreten für das absolute Folterverbot schließt im Übrigen das Verständnis für etwaige tragische Dilemma-Situationen keineswegs aus. Dies sei gegen den Vorwurf des moralischen Rigorismus gesagt. Es ist möglich, dass Menschen in Grenzsituationen geraten und dann in einer Weise handeln, die sich zwar nicht rechtlich oder moralisch *rechtfertigen*, eventuell aber *entschuldigen* lässt.[55] So ist es sicherlich denkbar, dass der Staat zum Beispiel gegenüber einem Polizeibeamten, der in einer tatsächlich eingetretenen ausweglosen Konfliktsituation zu Mitteln der Folter gegriffen hat, die Umstände seines Handelns strafmildernd berücksichtigt. Freilich sollte man dabei Vorsicht walten lassen: Es darf nicht dazu kommen, dass durch einen voreiligen Strafverzicht der Eindruck erweckt wird, der Staat würde den Einsatz von Folter stillschweigend doch billigen oder gar ermutigen (wie dies in vielen Staaten der Welt geschieht). Wer Folter anwendet oder ihren Einsatz befiehlt, muss wissen, dass er dafür in jedem Fall vor Gericht gestellt wird, wie dies auch die Antifolterkonvention der Vereinten Nationen vorschreibt.[56] Nur ein öffentlicher Strafprozess kann die Frage klären, ob tatsächlich eine tragische Dilemma-Situation vorgelegen hat, in der die Anwendung von Folter zwar

---

54 Benda (2004).
55 Vgl. Schild (2005), S. 92.
56 Vgl. Artikel 4 der UN-Antifolterkonvention.

nicht gerechtfertigt wäre (dies ist prinzipiell unmöglich), vielleicht aber im konkreten Fall rückwirkend *entschuldigt* werden könnte.

7. Zwischen Tabuisierung und Enttabuisierung

Den Verteidigerinnen und Verteidigern des ausnahmslosen Folterverbots wird nicht selten vorgehalten, dass sie mit der Behauptung einer absoluten Norm ein Tabu statuieren und damit jede rationale Diskussion blockieren. »Ganz besonderen Erfolg«, so polemisiert Trapp, »verspricht jenes [...] Tabuisieren im argumentfreien Raum bei empfindsamen Gemütern, zu deren Vorzügen nicht primär die Fähigkeit zählt, die sie leitenden Werturteile vernünftig begründen zu können [...]«.[57] Während der Begriff des Tabus bzw. der Tabuisierung in aller Regel negativ konnotiert ist, belegt Ralf Poscher den Begriff mit einem affirmativen Sinngehalt. Er sieht in den Folterpraktiken von Abu Ghraib einen Beleg dafür, dass nicht erst eine ausdrückliche staatliche Folterermächtigung, sondern »bereits die Unsicherheit über die Geltung des Folterverbots« dazu führt, dass unter dem Druck von Kriegs- und Krisensituationen Folter faktisch stattfindet.[58] Poscher spricht sich angesichts der nachweisbaren Gefahren eines Dammbruchs deshalb für die »rechtliche Tabuisierung« der Folter aus, wie sie im absoluten Folterverbot enthalten sei.[59]

Handelt es sich beim Folterverbot demnach um ein Tabu? Der Begriff des Tabus bzw. der Tabuisierung ist irreführend, da das Folterverbot durchaus einen sinnvollen Gegenstand von Argumentation und Diskurs bildet. Auch Poscher bezieht sich ja auf Erfahrungsgründe, um sein Plädoyer für die Tabuisierung der Folter zu untermauern. Ein argumentativ begründetes und in der Diskussion als sinnvoll aufweisbares »Tabu« ist aber kein eigentliches Tabu mehr. Und dennoch trifft der Begriff des Tabus einen wichtigen Aspekt im Umgang mit dem Thema: Denn im Folterverbot geht es unmittelbar um die Achtung der Menschenwürde, die ihrerseits den Status einer *unhintergehbaren Prämisse rechtlicher und moralischer Kommunikation überhaupt* hat. Daher ist das Thema Folterverbot eben nicht ein Debattengegenstand wie jeder andere. Es ist zwar, genau genommen, kein Tabu, weist aber doch gewisse *Ähnlichkeiten mit einem Tabu* auf.

Die Achtung der Menschenwürde ist in dem Sinne »unhintergehbar«, als sie nicht von etwaigen übergeordneten Prämissen her begründet werden kann, sondern den letzten Referenzpunkt rechtlicher und moralischer Argumentation überhaupt bildet. Alle Versuche, die Menschenwürde direkt zu »begründen«, enden daher unvermeidlich in Tautologien. Während sich eine

---

57 Trapp (2006), S. 223.
58 Poscher (2006), S. 219.
59 Ebd., S. 220.

Begründung der Menschenwürde, streng genommen, als undurchführbar erweist, ist es allerdings sehr wohl möglich, den Stellenwert der Würde für Recht und Moral reflexiv und diskursiv zu klären. Eine solche Klärung geschieht in der Weise eines *Nach*-Denkens, insofern sie notwendig Bezug nimmt auf jene »immer schon« vorausgesetzte Prämisse normativer Kommunikation, deren im wahrsten Sinne des Wortes »grundlegender« Stellenwert sich auch darin zeigt, dass sie sich ihrerseits nicht von außen begründen lässt.[60]

Die Unhintergehbarkeit der Menschenwürde hat auch eine emotionale Seite. Sie manifestiert sich zum Beispiel in einer Art *intuitiver Scheu*, sich argumentativ auf solche fiktiven Szenarien einzulassen, die darauf abzielen, die unbedingte Achtung der Menschenwürde zu unterminieren. Derartige Gedankenexperimente spielen in der Debatte um das Folterverbot eine zentrale Rolle. Um eine moralische Erlaubnis zum eventuellen Foltereinsatz herzuleiten, konstruiert etwa Uwe Steinhoff eine Entscheidungssituation, in der ein Diktator einen Gefangenen vor die Wahl stellt, entweder einen von zehn Mitgefangenen zu töten oder einen Gefangenen zwei Stunden lang zu foltern; ein Ausweg aus dieser Entscheidungslage soll nicht möglich sein, weil der Diktator im Weigerungsfall androht, alle zehn Gefangenen zu töten. Steinhoff meint, mit diesem Gedankenexperiment die bloße Relativität des Folterverbots aufweisen zu können.[61] Die intuitive emotionale Abwehr dagegen, sich auf ein solches konstruiertes Szenario argumentierend einzulassen, hat nichts mit Blauäugigkeit oder intellektuellem Unvermögen zu tun. Man mag sogar einräumen, dass die von Steinhoff konstruierte makabere Situation Realität werden könnte. Im Blick auf eine solche Eventualität positiv eine normative Kriteriologie erarbeiten zu wollen, die es möglich machen soll, Würdeverletzungen bilanzierend gegeneinander aufzurechnen, ist jedoch ein monströses Unterfangen; es führt rechtlich und ethisch ins Abseits. In der emotionalen Weigerung, sich auf derartige Gedankenspiele einzulassen, könnte man in der Tat eine gewisse Entsprechung zu jenem Gefühl der *Scheu* sehen, das den Menschen überfällt, wenn er an ein Tabu rührt.

Eine solche Empfindung der Scheu ist dem Umgang mit dem Thema Folter angemessen, und sie sollte kultiviert werden. Dies schließt die Bereitschaft zur diskursiven Erörterung strittiger Fragen im Zusammenhang des Folterverbots keineswegs aus. Die von Trapp und anderen konstruierte Entgegensetzung von tabuisierenden Denkverboten und diskursiver Unbefangenheit ist eine Scheinalternative. Denn über Folter kann man nicht zugleich angemessen und unbefangen reden. Und mag es einerseits auch unangebracht sein, eine Kontroverse über das Folterverbot zu »tabuisieren«, so wäre es andererseits ganz gewiss ein Missverständnis von Aufklärung, wollte man im

---

60   Zur Struktur einer solchen Argumentation vgl. Bielefeldt (2003), S. 40ff.
61   Vgl. Steinhoff (2006), S. 177.

Namen vermeintlich aufklärerischer »Enttabuisierung« alle Befangenheiten in der Rede über Folter abstreifen.

Das Folterverbot ist ein sehr spezielles Thema, betrifft es doch unmittelbar das Selbstverständnis des Rechtsstaats. Darüber zu sprechen und politisch zu streiten, ist sinnvoll. Es zu zerreden, wäre hingegen fatal. Es gehört zu den schwierigsten Aufgaben der Menschenrechtsbildung, das Folterverbot in einer solchen Weise zu erörtern, dass Zweifel und Anfragen offen zu Wort kommen können, ohne dass das Folterverbot in der Beliebigkeit der widerstreitenden Meinungen hängen bleibt. Voraussetzung dafür ist, dass sich alle Beteiligten jederzeit vor Augen halten, über welche *Realität* sie sprechen, wenn sie sich auf eine Debatte über Folter einlassen.

Literatur

Bahr, P./Heinig, H. M. (Hrsg.) (2006): Menschenwürde in der säkularen Verfassungsordnung. Rechtswissenschaftliche und theologische Perspektiven. Tübingen.

Baumann, S. (2005): Der »Fall Daschner«. In: Jahrbuch Menschenrechte 2006, Frankfurt a. M., S. 322–324.

Beestermöller, G. (2006): Folter – Daumenschrauben an der Würde des Menschen. Zur Ausnahmslosigkeit eines absoluten Verbotes. In: Beestermöller/Brunkhorst (2006), S. 115ff.

Beestermöller, G./Brunkhorst, H. (Hrsg.) (2006): Rückkehr der Folter. Der Rechtsstaat im Zwielicht? München.

Benda, E. (2004): Wer stark ist, foltert nicht. Im Kampf gegen den Terror genügen die Mittel des wehrhaften Rechtsstaats. In: Die Welt, 26. Juli 2004.

Bielefeldt, H. (1998): Philosophie der Menschenrechte. Darmstadt.

Bielefeldt, H. (2003): Symbolic Representation in Kant's Practical Philosophy. Cambridge.

Birnbacher, D. (2006): Ethisch ja, rechtlich nein – ein fauler Kompromiss? Ein Kommentar zu R. Trapp. In: Lenzen (2006), S. 135–148.

Brieskorn, N. (2006): Folter. In: Beestermöller/Brunkhorst (2006), S. 45–54.

Brugger, W. (1996): Darf der Staat ausnahmsweise foltern? In: Der Staat 35 (1996), S. 67ff.

Brugger, W. (2000): Vom unbedingten Verbot der Folter zum bedingten Recht auf Folter? In: Juristenzeitung 55 (2000), S. 165ff.

Brugger, W. (2004): Freiheit und Sicherheit. Eine staatstheoretische Skizze mit praktischen Beispielen. Baden-Baden.

Brugger, W. (2006): Einschränkung des absoluten Folterverbots bei Rettungsfolter? In: Aus Politik und Zeitgeschichte 36/2006, S. 9–15.

Bruha, T./Tams, C. J. (2006): Folter und Völkerrecht. In: Aus Politik und Zeitgeschichte 36/2006, S. 16–22.

Brunkhorst, H. (2006): Folter, Würde und repressiver Liberalismus. In: Beestermöller/Brunkhorst (2006), S. 88–100.

Davy, U. (2005): Darf Deutschland wirklich ausnahmsweise foltern? Eine europäische Antwort. In: Grewe/Gusy (2005), S. 177–204.

Dreier, H. (Hrsg.) (2000): Grundgesetzkommentar. Tübingen.

Dreier, H. (2004): Grundgesetz-Kommentar. Bd. 1, 2. Auflage. Tübingen.

Enders, C. (2005): Die Würde des Rechtsstaats liegt in der Würde des Menschen. Das absolute Verbot staatlicher Folter. In: Nitschke (2005), S. 133–148.

Erb, V. (2005): Folterverbot und Notwehrrecht. In: Nitschke (2005), S. 149–167.

Geddert-Steinacher, T. (1990): Menschenwürde als Verfassungsbegriff. Aspekte der Rechtsprechung des Bundesverfassungsgerichts zu Art. 1. Abs. 1 Grundgesetz. Berlin.

Gehlen, A. (1986): Moral und Hypermoral. Eine pluralistische Ethik. 5. Auflage. Wiesbaden.

Grabenwarter, C. (2005): Europäische Menschenrechtskonvention. Ein Studienbuch, 2. Auflage. München.

Grewe, C./Gusy, C. (Hrsg.) (2005): Menschenrechte in der Bewährung. Die Rezeption der Europäischen Menschenrechtskonvention in Frankreich und Deutschland im Vergleich. Baden-Baden.

Günther, K. (2006): Darf der Staat foltern, um Menschenleben zu retten? In: Beestermöller/Brunkhorst (2006), S. 101–108.

Habermas, J. (2005): Die Zukunft der menschlichen Natur. Auf dem Weg zu einer liberalen Eugenik? Erweiterte Auflage. Frankfurt a.M.

Herdegen, M. (2003): Neukommentierung von Artikel 1 Absatz 1 (Menschenwürde). In: Maunz/Dürig u. a. (Hrsg.): Grundgesetzkommentar (Ergänzungslieferung, München 2003), Rdnr. 45.

Hofmann, H. (2004): Artikel 1. In: Schmidt-Bleibtreu/Klein: Kommentar zum Grundgesetz. 10. Auflage, Rdnr. 17.

Hong, M. (2006): Das grundgesetzliche Folterverbot und der Menschenwürdegehalt der Grundrechte – eine verfassungsjuristische Betrachtung. In: Beestermöller/Brunkhorst (2006), S. 24–35.

Kant, I. (o. J.): Grundlegung zur Metaphysik der Sitten. Akademie-Ausgabe, Bd. IV.

Kettner, M. (Hrsg.) (2004): Biomedizin und Menschenwürde. Frankfurt a.M.

Lenzen, W. (Hrsg.) (2006a): Ist Folter erlaubt? Juristische und philosophische Aspekte. Paderborn.

Lenzen, W. (2006b): »Folter«, Menschenwürde und das Recht auf Leben – Nachbetrachtungen zum Fall Daschner. In: Lenzen (2006a), S. 199–224.

Mangoldt H. von/Klein, F./Starck, C. (Hrsg.) (2005): Kommentar zum Grundgesetz. 5., vollständig neu bearbeitete Auflage. München.

Marx, R. (2006): »Globaler Krieg gegen Terrorismus« und territorial gebrochene Menschenrechte. In: Kritische Justiz (2006), S. 151–178.

Maunz, T./Dürig, G. et al. (2003): Grundgesetz. Kommentar (Stand 2003). München.

Menke, C. (2006): Von der Würde des Menschen zur Menschenwürde: Das Subjekt der Menschenrechte. In: WestEnd. Neue Zeitschrift für Sozialforschung, 3. Jg. (2006), S. 3–21.

Meyer-Ladewig, J. (2006): Europäische Menschenrechtskonvention. Handkommentar. 2. Aufl. Baden-Baden.

Nitschke, P. (Hrsg.) (2005): Rettungsfolter im modernen Rechtsstaat. Eine Verortung. Bochum.

Nitschke, P. (2005): Die Debatte über Folter und die Würde des Menschen – eine Problemskizze. In: Nitschke (2005), S. 7–34.

Poscher, R. (2006): Menschenwürde im Staatsnotstand. In: Bahr/Heinig (2006), S. 215–231.

Reemtma, J. P. (2005): Folter im Rechtsstaat? Hamburg.

Schulze-Fielitz, H. (2000): Kommentar zu Artikel 104 GG. In: Dreier (2000), S. 683–710.

Schild, W. (2005): Folter einst und jetzt. In: Nitschke (2005), S. 69–93.

Schmidt-Bleibtreu, B./Klein, F. (2004): Kommentar zum Grundgesetz. 10. Auflage. München.

Starck, C. (2005): Art. 1, Abs. 1. In: Mangoldt et al. (2005), Rdnr. 79.

Steinhoff, U. (2006): Warum Foltern manchmal moralisch erlaubt, ihre Institutionalisierung durch Folterbefehle aber moralisch unzulässig ist. In: Lenzen (2006), S. 173–197.

Tomuschat, C. (Hrsg.) (2002): Menschenrechte. Eine Sammlung internationaler Dokumente zum Menschenrechtsschutz. 2. Auflage. Bonn.

Trapp, R. (2006): Folter oder selbstverschuldete Rettungsbefragung? Paderborn.

von der Pfordten, D. (2006): Ist staatliche Folter als fernwirkende Nothilfe ethisch erlaubt? In: Lenzen (2006), S. 149–172.

Wagenländer, G. (2006): Zur strafrechtlichen Beurteilung der Rettungsfolter. Berlin.

Weber, A. (2004): Menschenrechte. Texte und Fallpraxis. München.

Welding, S. O. (2003): Die Folter als Maßnahme in Notfällen. Zur Rechtfertigung einer exekutiven Abwägungskultur. In: Recht und Politik 39 (2003), S. 222–227.

Werner, M. H. (2004): Menschenwürde in der bioethischen Debatte – eine Diskurstopologie. In: Kettner (2004), S. 191–220.

Wittreck, F. (2003): Menschenwürde und Folterverbot. Zum Dogma von der ausnahmslosen Unabwägbarkeit des Art. 1 Abs. 1 GG. In: Die Öffentliche Verwaltung 56 (2003), S. 873–882.

III. Spuren der Folter
das Istanbul-Protokoll
Filmtranskript

Filmtranskription

Spuren der Folter – das Istanbul-Protokoll

Dr. Türkcan Baykal: Im Jahre 1993 empfing die Ärztekammer in Izmir einen Telefonanruf. Informationen über den verdächtigen Tod eines jungen Mannes in Gewahrsam der Polizei des Distrikts Aydin erreichten die Menschenrechtskommission.

Prof. Dr. Veli Lök: Baki Erdogan wurde unter Folter getötet. Sein Autopsie-Bericht sagte jedoch aus, dass es keine Anzeichen einer Misshandlung gab und dass die Todesursache Tuberkulose war. Dies ist eine falsche Aussage. Wir haben sie in Betracht gezogen. Zu diesem Zeitpunkt wurden alle Dokumente, die Baki Erdogans Familie gesammelt hatte, sehr wichtig. Sowohl das Video, das vor der Beerdigung aufgenommen wurde, als auch die Dokumente des Krankenhauses halfen uns, eine Misshandlung zu beweisen. Wir haben dies in unserem alternativen Bericht festgehalten.

Baykal: Als wir unseren Bericht vorbereiteten, fanden wir heraus, dass es ein Minnesota-Protokoll gab, welches von den Vereinten Nationen angenommen und als Teil einer Schulungsserie herausgegeben wurde.

»Persönliche Bewerbung für Baki Erdogan zu der Menschenrechts-Kommission«

Dieses Protokoll war wie ein Handbuch, das Standards zu der Frage beinhaltete, wie man medizinische Untersuchungen bei außergerichtlichen Hinrichtungen und zweifelhaften Sterbefällen während der Haft durchführen soll sowie zu dem Vorgehen bei einer Autopsie. Wir analysierten den Fall von Baki Erdogan unter dem Licht des Minnesota-Protokoll.

Lök: Das Ergebnis lautete, dass die Familie die Misshandlung nachweisen konnte und so den Fall gewann.

Spuren der Folter – das Istanbul-Protokoll

Baykal: Wir begannen zu denken: »Es wäre sehr nützlich, wenn wir solche Standards für Fälle hätten, in denen Menschen Folter überlebt haben.«

Lök: In einem Land wie der Türkei, in dem Folter existiert und wo Menschen, die versuchen, Misshandlungen durch Berichte nachzuweisen, unter großem Druck stehen, ermutigte die Tatsache, dass es möglich war durch einen Alternativbericht vor Gericht zu einem ordentlichen Ergebnis zu kommen, unsere Kollegen und internationale Organisationen in Bezug auf das Istanbul-Protokoll.

Und so begann die Vorbereitung des Istanbul-Protokolls und dauerte von 1996 bis 1999.

»Das Istanbul-Protokoll legt die Grundsätze fest, die eine effektive Untersuchung und Dokumentation von Folter und anderer grausamer, unmenschlicher oder entwürdigender Behandlung oder Strafe leiten sollen.«

Lök: 75 Wissenschaftler, Menschenrechtsaktivisten, Rechtsanwälte und Freiwillige aus 15 Nationen und 40 Organisationen stellten das Istanbul-Protokoll im Jahre 1999 fertig und reichten den Bericht am 9. August 1999 beim UN-Hochkommissar für Menschenrechte ein. So wurde das Istanbul-Protokoll nach Beendigung aller formalen Verfahren zu einem UN-Dokument, das in allen Ländern wirksam ist. Und auf diese Weise wurde das Istanbul-Protokoll verwirklicht.

Negative Berichte

Prof. Dr. Sebnem Korur Fincanci: Wenn wir von negativen Berichten sprechen, muss ich etwas in der Zeit zurückgehen: Es war das Jahr 1984. Ich war Assistent am Institut für Forensische Medizin. Die Generalversammlung diskutierte den Fall von Mustafa Ayrullahoglu. Es wird behauptet, dass sein Tod durch Folter herbeigeführt wurde. In der Achselhöhle und an den Fußsohlen gibt es Wunden. Es wurde entschieden, dass er auf seinen Füßen hoch und runter sprang und dabei seine Achseln und seinen Kopf gegen die Wände schlug …
Negative Berichte wie dieser traten immer wieder auf. Es gab ein Komitee voll von Professoren, die sie sehr ernst diskutierten. Natürlich glauben sie nicht, dass Menschen ihre Achseln an Wände schlagen können oder auf ihren Füßen herumhüpfen, bis sie Verletzungen davontra-

gen. Aber da sind verschiedene Kräfte im Spiel. Selbstverständlich steckt da mehr dahinter. Sie liefern zehn Personen zur gleichen Zeit zur Untersuchung ab. Der Gerichtsmediziner hebt seinen Kopf und fragt: »Irgendwelche Auffälligkeiten?«. Natürlich sind eventuell auch der Täter, Polizeioffiziere oder Sicherheitsleute im selben Raum anwesend! Keiner der Häftlinge traut sich, irgendetwas zu sagen, außer: »Ich habe keine Beschwerden.« Es gibt einzeilige Berichte, die sagen »kein Beweis von Prügel oder der Anwendung von Gewalt«. Mitunter kümmern sie sich nicht einmal darum, den Bericht auf ein separates Blatt Papier zu schreiben und kritzeln lediglich ein paar Wörter auf das Papier, das von der Polizeibehörde kommt.

Alternative Berichte

Lök: Alternative Berichte waren die Prototypen der Berichte, die auf Grundlage des Istanbul-Protokolls ausgearbeitet wurden. Um ein aussagekräftiges Ergebnis zu erlangen, machten wir Gebrauch von den fortschrittlichsten Methoden der Medizintechnologie. Um die Prügelstrafe und Schläge nachzuweisen, benutzten wir die Szintigraphie. Knochenszintigraphie wurde erstmalig von unserer Gruppe in der Literatur benutzt. Mit der Knochenszintigraphie war es uns möglich, Folter, Schläge und Prügelstrafe nachzuverfolgen, die bereits Monate oder sogar Jahre zuvor zugefügt wurden,. Die Täter waren schockiert, als wir unsere Berichte, die auf den Ergebnissen der Szintigraphie basierten, vorlegten. Als sie sich selbst dann vor Gericht wiederfanden, änderten sie ihre Methoden. Sie begannen, Hoden zu quetschen, was große Schmerzen verursacht. Um diese Art der Misshandlung nachzuweisen, entwickelten wir die Methode der dynamischen Szintigraphie. Nach Anwendung unserer Szintigraphiemethode wurden die Prügelstrafe und Schläge nicht mehr angewandt. Sofern ich mich erinnern kann, hatten wir 20 oder mehr Fälle von Hodenquetschungen. Unsere dynamische Szintigraphie zeigte die physischen Veränderungen in den Hoden, und uns gelang es, positive Befunde zu erzielen, welche die Misshandlung nachwiesen. Als wir diesen Bericht einreichten, waren die Täter erneut geschockt. Sie gaben diese Methode auf und begannen sofort mit der Folter durch Elektroschocks. Als wir eine Biopsie durchführten, indem wir von dem Teil des Körpers eine Probe nahmen, an dem Elektroschocks angewendet worden waren, erreichten wir erneut positive Befunde, was die Täter noch mehr schockierte. Dann begannen sie, Elektroschocks auf nassem Untergrund durchzuführen. Die Fälle von physischer Misshandlung gingen jedoch allmählich zurück und dieses Mal begannen sie sich auf die psychologische Folter zu konzentrieren.

Als schließlich auch Nachweise für psychologische Folter zusammen-getragen wurden, wurde der Manisa-Fall zum Beispiel für alternative Berichte. Wir konnten die 16 Jugendlichen des Manisa-Falles nicht so-fort untersuchen. Monate und sogar Jahre zogen ins Land. Sie wandten sich an uns, nachdem sie aus dem Gefängnis entlassen wurden.

»Heute werden verdächtige Polizeioffiziere vor Gericht gestellt«

Unsere Berichte, die auf psychologischen Befunden basierten, wurden vorerst von den Gerichten nicht beachtet. Nur die formalen und falschen Berichte, die besagten, dass keine Misshandlung stattgefunden hätte, wurden berücksichtigt und die Täter wurden nicht angeklagt. Dank des großen Einsatzes vieler Anwälte stand der Fall die ganze Zeit an der öf-fentlichen Tagesordnung.

»Die Berichte der Gerichtsmedizin wurden zur Diskussion freigegeben«

Letztendlich akzeptierte das oberste Gericht unsere alternativen Be-richte über die psychologischen Symptome als Beweis. Jetzt konnten die Täter bestraft werden.

Es gibt Bestrafung, aber kein Gefängnis für Folterer der Polizei...

Dies war ein wichtiger Sieg, der es möglich machte, Täter zu bestrafen und sie auch noch Jahre nach dem Vorfall zu inhaftieren.

»Behandlung durch Folter« wird bestraft werden

Und dies hatte einen wichtigen Abschreckungseffekt auf die Täter.

Ethik

Prof. Dr. Ionna Kucuradi: Wieso werden Menschenrechte verletzt? Warum gibt es in dieser Welt Folter? Meiner Ansicht nach passiert dies, weil die Leute nicht wissen, was Menschenrechte sind und was diese bedeu-ten. »Menschenrechte« werden immer in Rechtsbegriffen definiert. Tat-sächlich bedeuten Menschenrechte an erster Stelle ethische Prinzipien. In anderen Worten, sie sind viel eher die Rechte, die jeder von uns ver-teidigen sollte, als dass sie unsere Rechte wären, die geschützt werden müssten... . Sich dieser Tatsache nicht bewusst zu sein, ebnet den Weg zur Folter. Eines Tages wurde ich in einer Live-TV-Show gefragt: »Sehen Sie als Lehrerin eine Verbindung zwischen Misshandlung und Philosophie? Was ist die Verbindung?« Ich war verblüfft. Dann antwortete ich: »Wenn wir als Menschen die Wirklichkeit der Folter mit etwas ethischem Wissen betrachten, dann können wir sehen, dass es nicht die Ehre der Gefolterten ist, die verletzt wird, sondern diejenige der Folterer. Der Täter beschädigt seine eigene Menschenwürde. Wenn wir uns dessen bewusst sind, können wir dann foltern? Sicherheitskräfte, die dies lernen, können keine Folter mehr anwenden, und sie lernen es. Denn die grundlegende Bedingung, um die Menschenrechte zu schützen, ist, sich unserer Menschlichkeit bewusst zu sein. Das heißt, wir müssen uns selbst als Menschen ansehen und deshalb auch die Person, die misshandelt werden soll, als menschliches Wesen akzeptieren, unabhängig davon, in welcher Lage er oder sie ist. Sind wir fähig, dies zu tun? Wir benötigen Wissen, um ethisch leben zu können. Ethisches Wissen. Aus diesem Grund ist das Istanbul-Protokoll so wichtig für Ärzte, Richter und jeden, der sich für das Thema interessiert oder davon betroffen ist. Denn nur gegen die Menschenrechtsverletzungen zu kämpfen und sie schützen zu wollen, ist nicht genug. Wissen ist ebenfalls nötig. Das Istanbul-Protokoll gibt uns eine solche Möglichkeit, zeigt uns den Weg. Deshalb ist es so wichtig. Es stattet die Ärzte und Anwälte, die ethisch richtig leben und arbeiten möchten, mit einem sehr wichtigem, fundamentalem Wissen aus. Die Menschen darin zu unterrichten, ein menschliches Wesen zu sein, ist sehr wichtig.

»Der Arzt verbarg die Spuren der Folter«

Diese Erfahrung machte ich in meinen Seminaren über Menschenrechte. Ich unterrichtete Master-Studenten über Menschenrechte. Sie waren in meinen Kursen über Menschenrechte. Viele Sicherheitskräfte, Polizisten oder Leute aus der Gendarmerie. Ich wünschte, Sie hätten das gesehen. Sie fühlten zweifellos ihre Menschlichkeit. Sie hatten noch keine Misshandlung begangen, aber ich bin mir sicher, dass sie niemals jemanden foltern werden. Sie werden alles tun was in ihrer Macht steht, um Folter zu verhindern.

Spuren der Folter

Bakkalci: Der hauptsächliche Zweck von Interviews mit Folteropfern kann in einem Satz zusammengefasst werden: Er besteht darin, an die Realität heranzukommen, an die wirklichen Gegebenheiten. Das ist der Hauptgrund. Folter wird sehr grob als physisch oder psychologisch eingestuft.

Diese Klassifizierung jedoch ist keine korrekte Herangehensweise. Wenn wir beispielsweise sexuelle Folter betrachten, so kann sie auch dann, wenn es keinen körperlichen Übergriff gibt, selbstverständlich große körperliche und psychologische Probleme verursachen.

Lök: Wir starten die Untersuchung der Opfer, indem wir zuerst ihre Geschichte anhören, die Anamnese aufnehmen und erst dann fahren wir mit der physischen Untersuchung fort. Die Geschichte ist sehr wichtig, da man nach Befunden suchen kann, entsprechend der Art der Misshandlung der die Person ausgesetzt war.

»18 Arten von Folter wurden erklärt« – *»18 Arten von Folter wurden in der Türkei durchgeführt.«*

Ein Beispiel mag hier hilfreich sein. Als wir einen Medizinstudent untersuchten, der Elektroschocks erhalten hatte, gelang es uns nicht, physische Befunde zu erzielen. Nach einer sorgfältigen Untersuchung jedoch fanden wir einen kleinen Brandfleck zwischen zwei Zehen, von dem sogar er selbst nichts wusste. Dies führte zu einem positiven Biopsie-Bericht, was wiederum heißt, zu einem Bericht, der darlegte, dass er gefoltert wurde. Wir wollen hiermit die Bedeutung einer sorgfältigen Untersuchung hervorheben. Wenn jemand beispielsweise Schmerzen in der Brust hat und diese Schmerzen werden offensichtlich, sobald wir Duck auf die Brust ausüben, und wenn dieses Problem später durch Szintigraphie festgestellt wird, dann bedeutet dies, dass wir sehr wichtige Daten für die Diagnose besitzen. Ich muss an dieser Stelle festhalten, dass sichtbare Symptome, sofern es welche gibt, innerhalb weniger Tage oder Wochen verschwinden. Dies bedeutet, dass wir die Hauptbefunde der Folter herausfinden und beweisen müssen,

»Alternative Berichte beweisen die Misshandlung«

die der Folterer sehr sorgfältig angewandt hat, um keine Spuren zu hinterlassen. Wir müssen herausfinden, was wirklich den Schmerz des Opfers verursacht

Dr. Alp Ayan: Körperliche Symptome von Folter verschwinden möglicherweise schnell. In einigen Fällen können sie mit der Zeit verblassen, innerhalb von Jahren

Dr. Alp Ayan: Die psychologischen Symptome jedoch bestehen möglicherweise fort, wenn die Fälle nicht mit angemessener sozialer Unterstützung angegangen werden. Die Feststellung von Folter ist also wichtig. Die Einzelheiten, die gemäß einer psychologischen Begutachtung gefunden und berichtet werden, sind nicht weniger wichtig, als die physischen Symptome.

Falls …

Dr. Metin Bakkalci: Wir hoffen, dass niemand von Ihnen jemals ein Opfer von Folter wird. Aber wenn es passiert…

Richter Nalan Erkem: Wenn Sie gefoltert oder der Misshandlung ausgesetzt werden während Sie in Polizeigewahrsam sind oder irgendwo, wo sie festgehalten werden, sollten Sie zuerst versuchen, Hilfe von einem Anwalt zu bekommen.

Wenden Sie sich an einen Anwalt.

Falls Ihnen dieses Recht verwehrt wird, dann sollte der erste Ort, den Sie aufsuchen, die Menschenrechtsstiftung der Türkei sein, damit es Ihnen möglich wird, die Spuren der Folter zu beweisen.

Ayan: Wir, als die Menschenrechtsstiftung der Türkei, haben Büros in fünf Städten: Istanbul, Ankara, Izmir, Adana, Diyarbakir, wo Folteropfer behandelt und rehabilitiert werden können.

Wenden Sie sich an einen Arzt

Erkem: Falls Sie an dem Ort, an dem Sie sind, keinen Zugang zur Menschenrechtsstiftung der Türkei haben, so haben Sie das Recht, den nächsten Arzt aufzusuchen, ihm zu erzählen, was Sie durchgemacht haben und die Feststellung und Dokumentation Folterspuren zu verlangen. Sie haben auch das Recht, sich Hilfe von einem Anwalt einzuholen. Falls Sie sich diesen nicht leisten können, kann ein Anwalt – wie im Protokoll dargelegt – von der Anwaltschaft kostenlos zugeteilt werden. Zusätzlich würde ich Ihnen raten, dass Bilder der Folterspuren gemacht werden, falls Sie keine medizinische Hilfe in Anspruch nehmen können. Dies wird ebenfalls im Protokoll vorgeschlagen.

Machen Sie Bilder der Folterspuren; diese müssen auch Ihre Identität zeigen

Diese Bilder müssen auch Ihre Identität zeigen, sodass, wenn Sie sich an das Gericht wenden, der forensische Experte interpretieren kann, unter welcher gewaltsamen Behandlung die Wunden entstanden sind.

Kooperation

Anwalt Noyan Özkan: Es gibt einen sehr kritischen Zeitabschnitt zwischen dem Zeitpunkt der Misshandlung und der ersten Begegnung mit dem Anwalt. Dies ist die Zeitspanne, in der die Folter oder Misshandlung üblicherweise stattfindet.

Erkem: Was die Folterfälle heraushebt, ist, dass sie die Fälle mit den geringsten Beweisen sind. In diesem Sinne wird eine detaillierte Aussage des Opfers das grundlegende Beweisstück darstellen, da es am besten weiß, was es durchmachen musste. Wir sollten daher mit allen Einzelheiten etwas darüber erfahren, was während des Gewahrsams passiert ist, wie es passiert ist und über die beteiligten Personen, um in den Verhandlungen erfolgreich sein zu können. Wir sollten dies mit äußerster Sorgfalt und äußerstem Feingefühl durchführen, sodass wir das Opfer nicht verletzen oder aus dem Gleichgewicht bringen.

Özkan: Ja! Nach der Folter, die nicht nur die persönliche Würde, sondern auch die Würde der Gesellschaft zerstört, wenn das strafrechtliche Verfahren beginnt, werden Beweisstücke sehr wichtig, aber unglücklicherweise ist es schwierig sie zu erlangen. An diesem Punkt sollten die Vorkommnisse sorgfältig untersucht werden. Die Kooperation von Ärzten und Anwälten während der Sammlung von Beweisen und während des gesamten Falls ist sehr wichtig. Aus diesem Grund glaube ich, dass das Istanbul-Protokoll äußerst wichtig ist.

Lök: Wir haben dies erfahren. Ärzte und Anwälte arbeiteten zusammen, um Folter zu bekämpfen, sie abzuschaffen. Ein sehr gutes Beispiel dafür ist die Arbeitsgruppe zur Verhinderung von Folter in Izmir. Diese Gruppe war erfolgreich darin, zahlreiche Fälle von Misshandlung in kurzer Zeit vor Gericht zu bringen.

Straflosigkeit

Anwalt Hülya Ücpinar: Wenn Mitglieder von Sicherheitskräften wie Soldaten oder Polizeibeamte keinerlei Bestrafung erfahren, für das, was sie
getan haben, nennt man dies Straflosigkeit.

Coskun Üsterci: Straflosigkeit ist einer der Hauptgründe für die Tatsache,
dass Folter eine andauernde, systematische Realität und ein universelles
Problem in unserem Land und auf der ganzen Welt ist.

Özdemir: Straflosigkeit ist tatsächlich die Kooperation zwischen dem Täter
und den gerichtlichen Mechanismen. Es ist gewissermaßen eine Art
passiver Folter. Wenn wir Straflosigkeit hören, denken wir an Skrupel-
losigkeit und Verzweiflung.

Erkem: Leute, die aufgrund anderer Delikte bestraft werden, werden ins Gefängnis gesteckt, selbst wenn es sich nur um einen kleinen Diebstahl
handelt. In der Türkei werden jedoch selbst brutale Folterer nicht einmal
festgenommen. Unglücklicherweise kommt der Täter mithilfe bewusster
und auch unbewusster Unterstützung ohne Strafe davon. Diese Straflosigkeit ist der Hauptgrund für die weite Verbreitung von Folter.

Lök: Straflosigkeit ist generell ein Problem in Ländern, in denen Misshandlungen übersehen ignoriert werden. Somit wird es zu einer Angelegen-
heit der ganzen Welt. Wir müssen eine Lösung für dieses Problem finden.

Bakkalci: Schauen Sie, in diesem Land wurde 1991 in Ankara ein Student,
Birtan Altunabs, zu Tode gefoltert. Dies wurde durch Berichte von Ärzten, Dokumente und Ansichten der Verwandten nachgewiesen. Heute,
im Dezember 2006, ist es eigentlich unbegreiflich, wenn man sich vor-
stellt, dass die Folterer, die diesen jungen Studenten töteten, seither immer noch nicht bestraft wurden. Aber unglücklicherweise ist dies die
Wahrheit, und die Akte wurde noch nicht geschlossen.

Fincanci: Der Preis der Straflosigkeit wird von allen gezahlt. Wenn ein
Verbrechen wie dieses unbestraft bleibt, bezahlen alle Mitglieder einer
Gemeinschaft dafür.

235

Heute und morgen

Özkan: Unglücklicherweise ist unser Land auf der von Amnesty International zusammengestellten Liste, die diejenigen Länder anführt, die am häufigsten die Menschenrechte verletzen – hinsichtlich von Folter und Misshandlungen in Polizeigewahrsam. Dies ist eine Schande. Ich bin wirklich beschämt über diese Situation, aber ich hoffe, dass die Dinge sich verbessern werden. Wie werden die Dinge sich verbessern? Momentan arbeiten das Rechtssystem und die anderen Systeme, die es unterstützen, nicht ordnungsgemäß. Deren Budgets sind begrenzt, aber falls Gesetze geändert und Budgets angehoben werden, würden diese Vorfälle dann enden? Würden sie weniger werden? Ich bezweifle es. Denn in der türkischen Gesellschaft gibt es eine generelle Tendenz, die Gewalt und Misshandlung fördert. Und vielleicht beginnt dies schon in den heimischen Wänden: Mütter schlagen ihre Kinder, Männer schlagen ihre Frauen, Schlägereien gibt es in Schulen und Kasernen. Früher oder später werden wir jedoch erfolgreich sein. Ich glaube, dass wir, selbst wenn wir in der Türkei im Allgemeinen keinen Erfolg haben, doch in einigen lokalen Bereichen, Regionen oder Städten erfolgreich sein werden.

Göregenli: Individuen, die der Folter oder irgendeiner Art von Gewalt ausgesetzt waren, oder die in Mitleidenschaft gezogenen sozialen Kreiseeffected social circles müssen innerhalb einer Gesellschaft ihre Erfahrung rechtfertigen, wenn sie der Mittel beraubt sind, um gegen Folter anzukämpfen. Dies ist so, da Menschen unbedingt eine Begründung für ihr Leiden brauchen. Gewalt und Folter sind physisch und psychologisch derart außergewöhnliche Erfahrungen, dass ein Weg gefunden werden muss, diese zu erklären. Ich denke, dass diese verbreitete Gewohnheit mit der Unfähigkeit zu tun hat, gegen Folter zu kämpfenoder mit dem Verlust des Glaubens, dass sie eines Tages gestoppt werden könnte.

Günselia Kaya: Ich erinnere mich noch genau, dass im Jahre 1989 der Vorsitzende der Menschenrechtsvereinigung dafür angeklagt wurde, dass er sagte, »der Folterer ist der Teufel«. Er wurde schon mehrfach dafür angeklagt, weil er feststellte: »Es gibt Folter.« Er wurde vor Gericht gestellt, um ihn von seinem Kampf für die Menschenrechte abzuhalten. Nun sind wir einen Schritt weiter, da wir die Existenz von Folter nicht mehr diskutieren. Wir diskutieren, wie wir Folter verhindern und stoppen können.
Wenn es Folter in der Polizeistation A, Tod durch Folter in der Polizeistation B, eine Entführung in Schule C gibt, und darauf folgend wird die Person gezwungen, unter Androhung von Folter zu einem Verräter

(Spitzel) zu werden, wenn dies systematisch wurde, dann bedeutet das, dass es Dinge gibt, die Akademiker tun können; es gibt Dinge, die Journalisten tun können, Dinge, die Schriftsteller, Dinge, die Bürger tun können.

Lök: Folter ist ein Verbrechen gegen die Menschlichkeit, das die Gesundheit von Menschen zerstört, das sie unter ihrem schlechten gesundheitlichen Zustand leiden lässt. Wir haben über die Pflichten von Ärzten und Anwälten geredet, aber dies alleine ist nicht genug. Folterer sollten tatsächlich bestraft und die Straflosigkeit gestoppt werden. Wenn wir alle zusammen kämpfen, dann können wir am Ende eine Welt ohne Folter haben.

Ein Film von Tulay Karacaorenli. Wir danken der Autorin und Regisseurin für die freundliche Erlaubnis zum Abdruck des Filmtranskripts und die gute Zusammenarbeit.

Autorinnen, Autoren und Herausgeber

Dr. Alp Ayan
Türkiye İnsan Hakları Vakfı, İzmir Temsilciligi
Mimar Sinan Caddesi
1432 Sokak Eser Apt. No. 5/10
Alsancak- İzmir/Türkiye

Dr. Winfried Beck
Verein demokratischer Ärztinnen und Ärzte
Geschäftsstellenleiter
Kantstr. 10
63477 Maintal

Prof. Dr. phil. Heiner Bielefeldt
Direktor des Deutschen Instituts für Menschenrechte
Zimmerstraße 26/27
10969 Berlin

Burcu Coskun
Medizinische Universität Wien
Universitätsklinik für Psychiatrie und Psychotherapie / AKH
Währinger Gürtel 18-20
A-1090 Wien

Prof. Dr. Wilfried Embacher
Univ.-Prof. Dr. Richard SOYER u.a. (GbR)
Kärntner Ring 6
A-1010 Wien

Dr. Fabian Friedrich
Klinische Abteilung für Biologische Psychiatrie
Universitätsklinik für Psychiatrie und Psychotherapie / AKH
Währinger Gürtel 18-20
A-1090 Wien

Holger Furtmayr, M.A.
    Institut für Geschichte und Ethik der Medizin
    Professur für Ethik in der Medizin
    Friedrich-Alexander-Universität Nürnberg-Erlangen
    Glückstraße 10
    91054 Erlangen

Prof. Dr. med. Andreas Frewer, M.A.
    Institut für Geschichte und Ethik der Medizin
    Professur für Ethik in der Medizin
    Friedrich-Alexander-Universität Nürnberg-Erlangen
    Glückstraße 10
    91054 Erlangen

Heinz Fronek, Psychologe
    asylkoordination österreich
    Laudongasse 52/9
    A-1080 Wien

Dr. med. Hans Wolfgang Gierlichs
    Hahner Str. 29
    52076 Aachen

Dr. med. Ferdinand Haenel
    Psychiater und Psychotherapeut
    Leiter der Tagesklinik des Berliner Zentrums für Folteropfer
    Turmstr. 21
    10559 Berlin

RVGH a.D. Hans Jakober
    Holderstr. 8
    71691 Freiberg

Dr. med. Kerstin Krása
    Institut für Geschichte und Ethik der Medizin
    Professur für Ethik in der Medizin
    Friedrich-Alexander-Universität Nürnberg-Erlangen
    Glückstraße 10
    91054 Erlangen

Prof. Robert Jay Lifton, M.D.
Harvard Medical School
Cambridge Hospital
Psychiatry
1493 Cambridge St
Cambridge, MA 02139
USA

Dr. Reinhard Marx
Mainzer Landstraße 127a
60327 Frankfurt am Main

Dr. Frank Ulrich Montgomery
Präsident der Ärztekammer Hamburg
Vizepräsident der Bundesärztekammer
Menschenrechtsbeauftragter der Bundesärztekammer
Arbeitsgemeinschaft der deutschen Ärztekammern
Herbert-Lewin-Platz 1
10623 Berlin

Roman Reindl-Schwaighofer
Universitätsklinik für Psychiatrie und Psychotherapie
Medizinische Universität Wien / AKH
Währinger Gürtel 18-20
A-1090 Wien

Dr. phil. Markus Rothhaar
Professur für Ethik in der Medizin
Universität Erlangen-Nürnberg
derzeit Fellow am Zentrum für interdisziplinäre Forschung (ZiF)
Haus 6/10A
Wellenberg 1
33615 Bielefeld

Prof. Dr. Thomas Wenzel
Universitätsklinik für Psychiatrie und Psychotherapie
Medizinische Universität Wien / AKH
Währinger Gürtel 18-20
A-1090 Wien